はじめの一歩の

薬理学

第2版

著／石井邦雄・坂本謙司

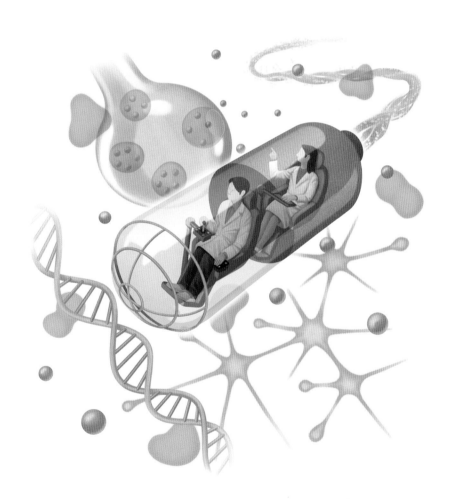

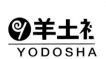
羊土社
YODOSHA

はじめに
- 第2版に寄せて -

　本書の初版が発行されてから，ほぼ6年が経った．幸いこの間，多くの読者から好評をもって迎えられたことは，著者にとってこの上ない喜びである．医療系の大学や専門学校に教科書として採用されたことから，本書によって薬理学の勉学をスタートした学生は少なくない．それに加えて「薬はなぜ効くのか」ということに興味を抱く方々にも，広く目を通していただくことができた．これらの事実は，入門者に薬理学をやさしく理解してもらうという初版の出版意図が，ある程度，社会に受け入れられたことの証左であろう．

　最近の医療の発達は目覚ましい．様々な生命科学関連領域の進歩に伴い，新しい疾患概念の確立やそれを契機とする新薬の登場など，薬理学を取り巻く環境も大いに賑わいを見せている．そして，そのような状況を反映して，薬の概念も大きく変貌しつつある．

　薬は古代から用いられてきたが，その多くは植物由来であった．それらは，民間薬や漢方薬として現代に受け継がれている．やがて近代になると，化学の発達とともに，植物や微生物が産生する物質から有効成分が分離され，その構造を修飾することにより，様々な化学合成薬が作られてきた．その目的は，より薬効が強力で副作用の少ない薬を作ることであった．今，私たちが薬として一番イメージしやすいのは，このような薬であろう．確かに現在，利用可能な約2,000種類に及ぶ医薬品の成分は，主としてこのような低分子量の化学合成薬である．

　しかし近年，そのような範疇に入らない薬が増えてきた．例えば，バイオ医薬品と呼ばれる一群の薬がそれである．バイオ医薬品とは，製造工程に生物を用いるタンパク質などの高分子量の医薬品で，具体的にはヒト・インスリンをはじめとする生体成分や各種の抗体医薬などである．これらは，化学合成薬では改善できなかった病気の治療に著効を示す場合がある．さらに最近では，iPS細胞のように生きた細胞が病気の治療に用いられるようになってきた．果たして細胞は薬と言えるのだろうか．薬とは一体何だろうか．このような薬に対する根源的な疑問が湧いてくる昨今である．

このように，医療は急速に変化しつつある．そのような時代背景の中で，第2版まで6年という歳月はいささか長かったかもしれない．この間に，数々の新しい薬が一般的に用いられるようになってきたからである．

　この改訂版では，若干の反省も込めて，新規作用機序を有する新薬を積極的に取り入れた．しかし，ページ数にも限りがあり，記述を簡素化する必要があったことから，もう少し丁寧な解説をしたいという箇所も少なからず残っている．言葉足らずに感じる部分もあることと思うが，むしろそれを広大な薬理学へ踏み出す第一歩と捉えていただければ幸いである．

　この改訂版から，帝京大学薬学部の坂本謙司教授に執筆に加わっていただいた．本書に新しい風を吹き込んでくれたことに心からの謝意を表する．本書をより良いものとするため，内容に疑問や不備が感じられたら，忌憚のないご意見を頂戴したい．本書が旧版同様，多くの読者のお役に立てることを祈っている．

　2019年11月

石井　邦雄

はじめに

　薬は医療になくてはならないものである．昔から薬なくして医療は成り立たなかったが，特に近年はその傾向が強くなっている．薬というのは，私たちが病気と闘い，また健康を保つうえで，大切な人類の宝とでも言うべき財産である．薬理学というのは，そんな薬が，どのようにして身体の中で効果を現すのかを解き明かす学問であるが，学生の間では，苦手意識を抱く人が多いようである．それは何故だろうか．

　その原因として，色々な可能性が考えられるが，まず第一に，医療に用いられている薬の種類がとても多いということが挙げられよう．現在，処方箋に基づいて使用される医療用医薬品の成分は2,000種類以上あるが，いきなりそんな数の薬を前にしたら，誰だってやる気が失せるに違いない．名前を覚えるだけでも大変だ！それが偽らざる気持ちだと思う．そして二番目は，化学構造式だろうか．2,000もの薬の化学構造式を頭に叩き込まなければいけないとしたら，どんなに薬理学に興味があっても，気が遠くなって当然だ．

　でも，これらは誤解である．実は，薬理学の基礎を身につけるためにきちんと理解する必要がある薬は精々100種類くらいだし，創薬研究者や特殊な領域の薬剤師でもない限り，薬の化学構造式を覚える必要はない．これは本当である．そう言われて，薬理学に少しは親しみを感じて頂けただろうか．

　医療を円滑に進めるうえで，すべての医療従事者がある程度の薬理学の素養を身につけているということは，極めて重要である．一方，最近は，少しでも高度な医療を受けようとすると，誰もがインフォームド・コンセントを求められるし，また時々は薬の副作用が世の中を騒がせたりもするので，一般の人たちにも，薬の作用に興味を抱く人が増えてきた．したがって，薬理学の知識や考え方は，医療に携わる人たちだけでなく，広く一般の人たちにも提供されるべきであろう．

　本書は，初めて薬理学に接する人に，楽しみながら薬理学の世界に入って行けることを意図して企画された．主な用途として，看護師や臨床検査技師などのメディカル・スタッフを育成する医療系学部における薬理学の教科書を視野に入れているが，それだけ

でなく，薬についてもっと知りたいと考えている一般の人たちにも利用して頂けたらと思っている．また，医学部・薬学部の学生や，実際に医療の現場で活躍している医療従事者の方々が，薬の作用機序の確認用に使うこともできるように，内容には十分な配慮をするとともに，薬理学のエッセンスを，なるべく分かりやすい言葉でコンパクトにまとめるよう心掛けた．

　本書は，どこから読み始めても構わない．各章は独立した内容で構成されているので，いきなり自分が興味を持っている病気やその治療薬に関する記述を読んでも，それなりの理解は得られるはずである．ただ，できることなら，まず初めに第1章を読んで頂きたい．第1章で薬理学の基本的な考え方を学んでから他の章を読んだ方が，理解しやすいと思うからである．本書によって薬理学への第一歩を踏み出し，広大な薬理学という学問領域に少しでも興味を抱いて頂けるなら，著者として望外の幸せである．

　このような形で著者の薬理学教育への思いを形にしてくれた羊土社の方々に，心よりお礼を申し上げたい．特に，企画から具体的な内容の相談に至るまで，根気よく懇切丁寧に対応して下さった山下志乃舞氏と，仕上げの過程で多くの的確な助言を頂いたばかりでなく，美しいイラストを作成して下さった間馬彬大氏には，言葉では言い尽くせないほどお世話になった．この場をお借りして，厚く感謝の意を表したい．

　最後に，家族（特に妻）への謝辞を申し述べることをお許し頂きたい．家族の応援がなかったら，本書を書き上げることはできなかっただろう．執筆のために，家族と過ごすべき多くの時間を削らざるを得なかったが，本書の完成により多少なりとも時間的な余裕ができたなら，その埋め合わせをしたいと考えている．応援，ありがとう．

　2013年11月

石井邦雄

はじめの一歩の 薬理学 第2版

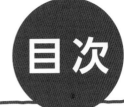

目次

14章　抗癌薬

■ **正誤表・更新情報**

https://www.yodosha.co.jp/textbook/
book/5505/index.html

本書発行後に変更，更新，追加された情報や，訂正箇所の
ある場合は，上記のページ中ほどの「正誤表・更新情報」
からご確認いただけます．

■ **お問い合わせ**

https://www.yodosha.co.jp/
textbook/inquiry/index.html

本書に関するご意見・ご感想や，弊社の教科書
に関するお問い合わせは上記のリンク先から
お願いします．

はじめの一歩の 薬理学

第2版

1章 薬理学総論

薬理学の目的は，薬の作用機序を明らかにすることである．つまり，薬がどのようにして身体の中で薬効や副作用を現すのか，その原因となる生体内の反応を解明することである．では薬の作用機序を明らかにすることで，私たちの暮らしにどのような貢献ができるのだろうか．

まず思いつくのは，薬を正しく使えるようになるということである．病気や怪我を必要最小量の最適な薬で治療できれば，薬の副作用の多くは避けることができるようになる．また，複数の薬を併用したときに起こる薬物相互作用は，それぞれの薬の作用機序を理解していないと避けることはできない．

薬の新たな作用機序が発見されれば，その知識をもとにして，画期的な新薬を開発できる可能性が出てくる．さらに，薬理学の研究から新たな生体内反応が見つかれば，生命とは何か，生物を生かしている基本的な原理は何かといった，純粋に自然科学的な疑問により深く迫ることができるようになるだろう．このように薬理学は，医療や創薬という応用科学的・社会的な面に加えて，生命科学という基礎科学的な面からも，私たちの健康や社会の発展に役立っている（概略図）．

これまでの研究によって，薬が体内で作用を現すしくみがかなり詳しく明らかにされてきた．本章では個々の薬の作用を学ぶ前に，薬理学を理解するうえで必要な基本事項を解説する．

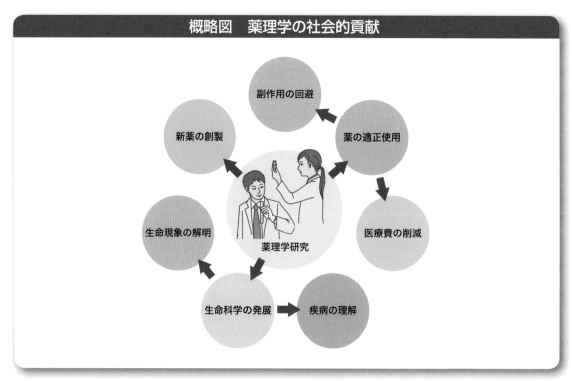

概略図　薬理学の社会的貢献

1 薬理学の基本

1 薬理学と周辺科学

薬理学の目的が薬[※1]の作用機序の解明であることから，薬理学はさまざまな周辺科学とかかわりをもっている．つまり，薬理学の研究を計画・実施したり，その成果を正しく理解したりするためには，薬理学を取り巻く科学に関する最新の知識と，それを応用する技術が必要である（図1）．

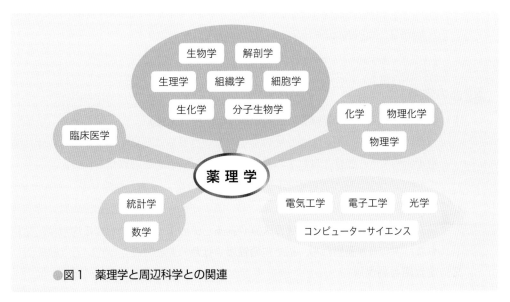

生物学　解剖学
生理学　組織学　細胞学
生化学　分子生物学
化学　物理化学
物理学
臨床医学
薬 理 学
統計学
数学
電気工学　電子工学　光学
コンピューターサイエンス

●図1　薬理学と周辺科学との関連

2 薬の標的分子

薬の作用は，薬の分子が何らかの生体内分子に結合することによって現れる[※2]．**「結合なくして作用なし」**というのが，薬理学の基本原則である．薬が結合する生体内分子のことを**標的分子**（または作用点）という．標的分子の多くは，**受容体**（receptor），**酵素**（enzyme），**イオンチャネル**（ion channel），**トランスポーター**（transporter）などのタンパク質であり，健康を維持するうえでかけがえのない機能を担っている（図2）．

これらタンパク質のなかで最も重要なのは受容体である．受容体は，神経伝達物質やホルモンなどの生理活性物質による細胞機能の調節を仲介している．その多くは細胞膜に存在するが，細胞質に存在するものもある．酵素やイオンチャネルに作用する薬も数多く用いられており，トランスポーターを標的とする薬も創られるようになってきた．

最近は，癌や関節リウマチなどの発症に関連するタンパク質を特異的標的とする数々の抗体医薬品が開発されており，その切れ味鋭い薬効とともに，高額な医療費が注目を集めている．したがって従来からある「薬は小分子」というイメージはしだいに希薄になりつつある．

※1　薬：薬理学では，通常，体の中で起こっている化学反応に何らかの影響を与える物質のことをまとめて「薬物」とよぶ．その場合，必ずしも薬（医薬品）を意味しない．人体に有益な影響を与える薬物は，将来，薬になる可能性がある．有害な影響を与える薬物は毒である．ただ，この本では，煩雑になるのを避けるため，すべてを「薬」とよぶことにする．

※2　消毒用アルコールのタンパク質変成作用による殺菌などのように，そうでない場合もある．

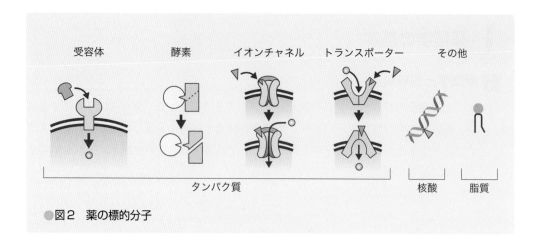

●図2 薬の標的分子

3 薬の作用

1）特異的な作用（薬理作用）と非特異的な作用（毒性）

　薬は標的分子に結合して，その機能を変化させることによって作用を現す．その結果，細胞や組織，さらには全身にその影響が現れる．これを薬理作用という．

　薬の多くは，薬の濃度が低いうちは親和性の高い分子（標的分子）のみに結合するため，特異的な薬理作用が現れる．一方，薬の濃度が高くなると，親和性の低いその他多くの分子にも非特異的に結合したりするようになる．このようにして現れる作用は，生体に不利益をもたらすことが多いため，通常，**毒性**とよばれる．

2）主作用と副作用

　病気の予防や治療に利用される作用を**主作用**といい，主作用以外の作用を**副作用**という．副作用というと，通常，有害な作用のように捉えられがちであるが，必ずしもそうとばかりはいえない．薬の使用目的によっては，主作用として利用できる副作用もある．例えば，副交感神経の興奮効果を抑制する薬（抗コリン薬）は，さまざまな臓器の機能に影響を与えるこ

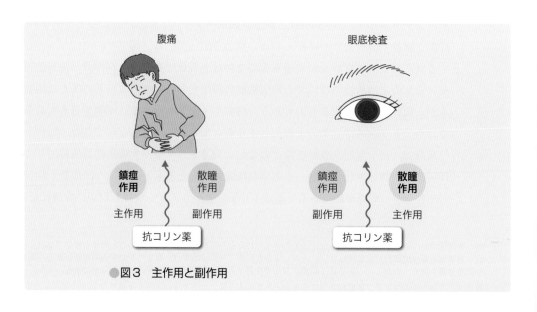

●図3　主作用と副作用

とが知られているが，腹痛が起こったときに鎮痙薬として用いる場合は，瞳孔を開く散瞳作用は副作用となる．しかし，眼底検査をする場合は，散瞳作用を主作用として利用することができる．このように，薬理学では副作用と有害作用は分けて考えるのが普通である（図3）．

3）その他

薬の作用は，その他，直接作用と間接作用，局所作用と全身作用，急性作用と慢性作用など，種々の観点から分類されることがあるが，ここでは詳しくは触れない．

2 薬はどのように作用するのか：受容体作用薬を例にして

1 受容体の種類

1）Gタンパク質共役型受容体[3]

最も広く分布している受容体であり，神経伝達物質やホルモンの多くがこの型の受容体を刺激することで細胞の機能を調節している（図4）．現在までに300種類[4]以上が知られており，分子量は4～7万である．臨床的にも非常に重要で，薬の約半数がこの型の受容体を直接的な標的にしているか，またはこの型の受容体に関連した作用を有する．一本鎖のアミノ酸からなるタンパク質で，細胞膜を7回出入りする構造をとることから，**細胞膜7回貫通型受容体**ともいわれる．

細胞外に生理活性物質や薬の結合部位があり，細胞内でα，βおよびγサブユニットからなる3量体の**Gタンパク質**[5]と相互作用する．受容体に作動薬が結合していない状態では，Gタンパク質のαサブユニットにはGDPが結合しているが，作動薬が結合すると，GDPがGTPと交換されて，単量体のαサブユニットと2量体のβ・γ複合体に分離する．そして，GTPを結合したαサブユニットが細胞質内を移動し，各受容体の情報伝達系に固有の酵素など[6]の活性を変化させることにより，セカンドメッセンジャー量を調節して，細胞機能に影響を与える．

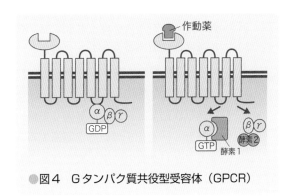

●図4 Gタンパク質共役型受容体（GPCR）

2）イオンチャネル内蔵型受容体

受容体構造にイオンチャネルを内蔵しており，作動薬が結合するとイオンチャネルが開いて細胞膜を横切るイオンの流れが起きる（図5）．受容体に内蔵される**陽イオンチャネルに**

---

[3] 英語名の "GTP-binding protein-coupled receptor" を略してGPCRとよばれることがある．

[4] 嗅覚，味覚，視覚などの感覚を仲介する受容体を含めると，約800種類のGタンパク質がある．

[5] 薬物受容体を介する情報伝達に関与するGタンパク質として，G_s，G_i，G_qおよび$G_{12/13}$の4種類が知られている．これら以外に，嗅覚にかかわるG_{olf}と視覚を伝達するG_t（トランスデューシン）がある．

[6] 活性が影響を受ける酵素にアデニル酸シクラーゼ，ホスホジエステラーゼ，ホスホリパーゼCなどがある．また，ある種のG_iによって，Ca^{2+}チャネルの開口が抑制される．

は，Na$^+$またはCa^{2+}に選択的なもの，Na$^+$およびK$^+$を通すもの，Na$^+$，K$^+$およびCa^{2+}を通すもの，主としてCa^{2+}を通すものなど，数種類が知られている．一方，**陰イオンチャネル**には，Cl$^-$チャネルがある．これらイオンチャネルのサブユニットは，それぞれ2〜4個の膜貫通領域を有する．

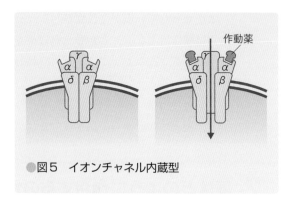

●図5 イオンチャネル内蔵型

3）酵素関連型受容体

その構造から，細胞膜1回貫通型受容体ともよばれる（図6）．①受容体自身にタンパク質のリン酸化に関連する酵素（キナーゼやホスファターゼ）またはグアニル酸シクラーゼ活性があるものと，②受容体には酵素活性はないが，受容体が刺激されると近くにあるチロシンキナーゼを活性化するものとがある．細胞の増殖・分化や細胞接着，免疫などに関連する生理活性物質の受容体として重要である．

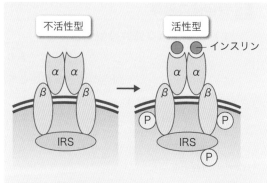

●図6 酵素関連型受容体（インスリン受容体）

4）細胞内受容体

他の受容体が細胞膜に存在するのに対し，この型の受容体は細胞内に存在するという特徴がある（図7）．ステロイドホルモンや甲状腺ホルモン，ビタミンDなどの脂質に溶けやすい生理活性物質の受容体として機能している．この型の受容体には2種類あり，①細胞質に存在し，刺激を受けると，受容体は作動薬と複合体を形成して核内に移行し，遺伝子の転写を調節することでタンパク質の発現を変化させるもの（細胞質受容体）と，②元から核内に存在するもの（核内受容体）とがある．①と②をまとめて核内受容体ということもある．

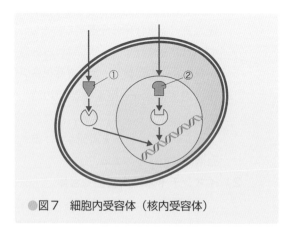

●図7 細胞内受容体（核内受容体）

2 受容体に作用する薬（作用薬）の分類

受容体作用薬（生理活性物質も含む）には，1）機能を促進するもの，2）機能変化を起こさないもの，そして3）その機能を抑制するものの3種類がある（図8）．

ある受容体に薬が結合するためには，その受容体の結合部位の構造と薬の構造とが立体的にぴたりとフィットしなければならない．つまり，A受容体に結合する薬には，A受容体の

構造に対応した厳密な立体構造が要求される．受容体の種類が違えば結合部位の形も違うので，通常，A受容体に結合できる薬はB受容体には結合することができない．このように受容体に作用する薬は，特定の受容体に対する高い選択性を有する．これを**特異性**という．

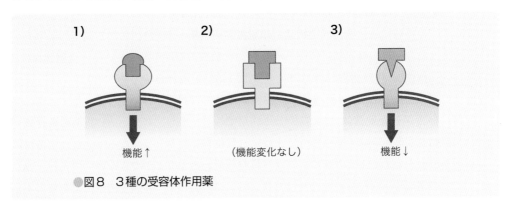

●図8　3種の受容体作用薬

1）受容体の機能を促進する薬：作動薬agonist（または刺激薬stimulant）

　受容体には活性型と不活性型の2つの立体構造があり，何の薬も存在しないときには，両者の間であるバランスが保たれている．個々の受容体に作動薬が結合するとそれぞれは活性型へと変化し，作動薬の濃度に依存して活性型の割合が増える．そのため，その受容体系の機能が全体的に促進される．作動薬は，引き起こす機能促進の程度によって，**完全作動薬**（full agonist）と**部分作動薬**（partial agonist）に分けられる（図9A，B）．

　完全作動薬は濃度を上げればその受容体系の最大反応を引き起こすことができるが，部分作動薬はどんなに濃度を上げても最大反応を引き起こすことができない．したがって，部分作動薬が共存すると，完全作動薬の作用は部分作動薬が結合した分だけ減少する（図9C）．

　完全作動薬は，その受容体系が最大反応を引き起こすのに必要とする数（または割合）の活性型受容体を形成することができる作動薬と言い換えることができる．体内でつくられる神経伝達物質やホルモンなどの生理活性物質は，すべて完全作動薬である．

　作動薬が細胞膜に存在する受容体に結合すると，細胞内にはサイクリック AMP（cyclic AMP，cAMP）などの**セカンドメッセンジャー**（second messenger）とよばれる物質がつくられる．つまり，細胞外の情報が細胞膜で別の情報に変換されて，細胞内に伝えられる．

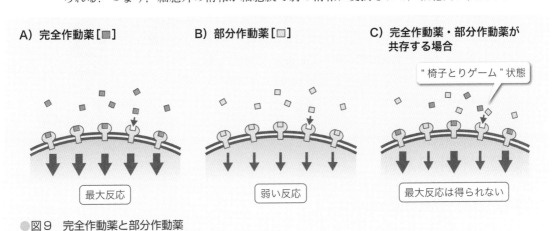

A）完全作動薬［■］　　　　B）部分作動薬［□］　　　　C）完全作動薬・部分作動薬が共存する場合

"椅子とりゲーム"状態

最大反応　　　　弱い反応　　　　最大反応は得られない

●図9　完全作動薬と部分作動薬

2）受容体の機能を変化させない薬：拮抗薬 antagonist（または遮断薬 blocker）

　受容体に結合はするがその立体構造には影響を与えないため，受容体の機能は変化しない．ただ，拮抗薬が受容体に結合していると，その受容体を情報伝達に使っている作動薬が結合できなくなるため，体内はその作動薬の量が減少したかのような状態となる（図10A）．

　拮抗薬には，**競合的拮抗薬**と**非競合的拮抗薬**の2種類がある．競合的拮抗薬は作動薬と同じ結合部位に可逆的に結合するので，作動薬の濃度を上げていくと受容体から追い出され，拮抗作用を打ち消すことができる（図10B）．競合的拮抗薬のいくつかは，部分作動薬としての性質をもつことが知られており，単独では弱い作動薬として作用するが，完全作動薬が存在する場合には，拮抗薬として作用する．しかし，非競合的拮抗薬の場合は，受容体への結合が非可逆的であったり，また結合部位が作動薬とは異なっていたりするため，作動薬の濃度をいくら上昇させても，受容体から追い出すことができない．つまり，非競合的拮抗薬の遮断作用を打ち消すことはできない．このように，非競合的拮抗薬を使用すると，受容体の数が減少したのと同じ状態をつくり出すことができる（図10C）．

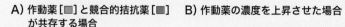

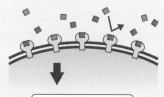 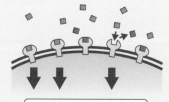 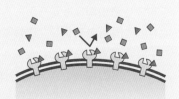

●図10　競合的拮抗薬と非競合的拮抗薬

3）受容体の機能を抑制する薬：逆作動薬 inverse agonist

　不活性型の受容体の割合を増加させる（逆の言い方をすると，活性型の割合を減少させる）ため，受容体機能は低下する（図11）．これまで，単に拮抗薬と考えられていたいくつかの薬が，じつは逆作動薬であるということがわかってきた．

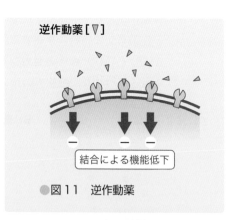

●図11　逆作動薬

3　薬の作用の解析

1　薬の濃度と作用の強さの関係

　「薬の量を増やせば，その作用は強くなる．」当たり前のことのように思えるが，常にそう

言えるのだろうか．もちろん，少なすぎれば効かないことはわかるけれど，多くすればするほど効き目は強くなるのだろうか．では，どのくらい量を増やしたら，どのくらい作用が強くなるのだろうか．そのような疑問に答えるために，受容体作用薬を例にとって，薬の量と作用の強さの関係について考えてみよう．

1）作動薬の濃度−反応関係

薬の作用は何らかの生体反応として測定されるので，以下の説明では「作用」の代わりに「反応」という言葉を使うことにする．

完全作動薬（以下，「作動薬」）が受容体に結合すると，作動薬と受容体とで複合体が形成される．生体反応の強さはこの複合体の数[7]で決まるが，その数は受容体に対する作動薬の親和性（つまり，結合のしやすさ），作動薬の濃度，そしてそこに発現している受容体の数で決まる．この関係を式であらわすと，次のようになる．

$$\frac{[A][R]}{K_D} = [AR]$$

ここで，$[A]$ は作動薬の濃度，$[R]$ は受容体の数，$1/K_D$ は受容体に対する作動薬の親和性，そして $[AR]$ は複合体の数（ここでは，反応の強さの指標）である．この式から，作動薬によって得られる反応の強さは，作動薬の濃度，受容体の数，そして受容体に対する作動薬の親和性に比例するということがわかる．ただ，ここで注意しなければいけないのは，複合体の数と反応の強さの間には，通常，直線的な比例関係は成り立たないということである．つまり，複合体の数が2倍になったからといって，反応の強さも2倍になるかというと，そうはならない．両者の関係を知るためには，次に説明する**濃度−反応曲線**[8]を描き，それを解析する必要がある．

なお，部分作動薬の場合も，完全作動薬の場合と同様，前述の関係式が成り立つが，得られる最大反応は，完全作動薬のそれよりも小さい．完全作動薬で得られる最大反応に対する部分作動薬で得られる最大反応の比（1未満の小数であらわされる）を，**固有活性**（intrinsic activity，または内活性）という．

2）作動薬の濃度−反応曲線

薬の濃度と反応の強さの関係をグラフであらわしたものを，濃度−反応曲線という．薬の濃度（横軸）を対数でとると，何十万倍というような広い濃度範囲をコンパクトに表示することができる．また，こうすることにより濃度−反応関係はS字状となり，いわゆる**シグモイド・カーブ**（sigmoid curve）が得られる．

ここにA，B，Cという3つの作動薬がある．図12は，それらによって得られたある生体反応（例えば，心筋細胞内のcAMP含量の変化）の濃度−反応曲線である．この図からわかることは，①AはBよりも約1/100，Cよりも約1/10,000の低濃度で効く．つまり，薬の**効力**（potency）[9]はA＞B＞Cである．②AとBによってもたらされる最大反応は同程度であるが，Cによって得られる最大反応はそれらよりも小さい．つまり，AとBは完全作動薬

---

[7]　実際は，ある実験系という限られた体積のなかに存在する複合体または受容体の数なので「濃度」というのが正しいと思われるが，「濃度」というと単位体積の液中に溶けている溶質の量というイメージが強いので，ここではあえて「数」と記述した．

[8]　摘出した組織や培養細胞などを用いた *in vitro* 実験からは濃度−反応曲線が得られるが，動物個体で薬の効果を調べる *in vivo* 実験からは用量−反応曲線が得られる．

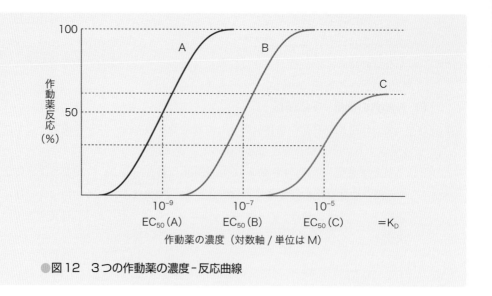

●図12　3つの作動薬の濃度−反応曲線

である可能性が高いが，Cは部分作動薬である．したがって，薬の**有効性**（efficacy）[9]（≅
固有活性）はA＝B＞Cである．③AとBの濃度−反応曲線の傾きはほぼ等しいが，Cは異
なる．つまり，「薬の濃度（または用量）をx倍にしたとき，反応の強さはy％変化する」と
いう割合が，AとBはほぼ同じであるがCは異なる．

　このように，濃度−反応曲線を描いてみると，複数の薬の効果を比較したり，薬の作用様
式を考えたりするうえで，種々の重要な情報が得られる．なお，最大反応の50％を与える薬
の濃度（用量）を**50％有効濃度EC_{50}**（50％有効用量ED_{50}）という．

3）逆作動薬の濃度−反応曲線

　作動薬が存在しなくてもある程度の活
性をもち，シグナルを発している受容体
がある．このような受容体の活性を**基礎
活性**（basal activity）という．基礎活性
を有する受容体に逆作動薬が結合する
と，受容体はより不活性な状態に移行す
る．ある種の拮抗薬は，このような逆作
動薬としての性質を有する（図13）．

4）競合的拮抗薬または非競合的拮抗薬存在下の作動薬の濃度−反応曲線

　競合的拮抗薬の存在下では，作動薬
の濃度が低いうちはその作用が抑制され

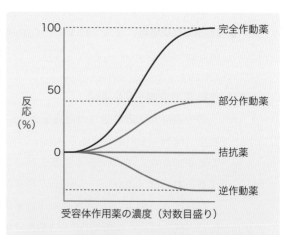

●図13　完全作動薬，部分作動薬，拮抗薬および
　　　　逆作動薬の濃度−反応曲線

る．しかし，作動薬の濃度を高めていくと，競合的拮抗薬はしだいに結合部位から追い出さ
れるので，最終的には最大反応を得ることができる（図14）．つまり，競合的拮抗薬が存在
すると，作動薬の濃度−反応曲線は競合的拮抗薬の濃度に依存して右方（高濃度側）に平行

---

[9]　potencyとefficacy：これらの適切な日本語訳は，いまだはっきりと確定していないようである．本書では，とりあえずそれぞ
　　れに「効力」と「有効性」という訳語を用いた．

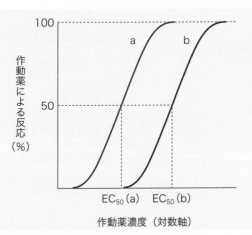

●図14　競合的拮抗薬存在下に得られる作動薬の濃度 – 反応曲線

競合的拮抗薬と作動薬は，受容体の同じ部位に結合する．競合的拮抗薬が存在すると，作動薬と受容体の結合は遮断されるが，競合的拮抗薬の結合は可逆的であるため，作動薬の濃度を高めることにより，受容体の結合部位から追い出すことが可能である．したがって，競合的拮抗薬の存在下でも，作動薬による最大反応を得ることができる．このとき，濃度 – 反応曲線は全体的に右方へ平行移動し，薬のEC$_{50}$はEC$_{50}$(a)からEC$_{50}$(b)に移動する．

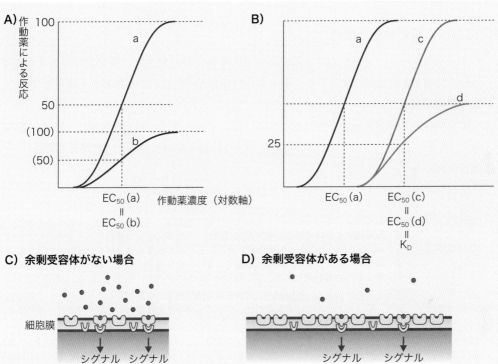

●図15　非競合的拮抗薬存在下に得られる作動薬の濃度 – 反応曲線と余剰受容体

A）非競合的拮抗薬の受容体への結合部位は作動薬の結合部位とは異なるため，非競合的拮抗薬が存在する場合，作動薬の濃度を高めても，非競合的拮抗薬を結合部位から追い出すことができない．したがって，非競合的拮抗薬存在下では，作動薬のEC$_{50}$は変化しない（EC$_{50}$(a)=EC$_{50}$(b)）が，最大反応は減弱する．B）拮抗薬が存在しない場合（=a），作動薬によって得られる最大反応の半分の反応は，EC$_{50}$(a)の濃度で引き起こされる．すべての余剰受容体を拮抗薬で遮断した場合（=c），作動薬によって得られる最大反応の半分の反応は，EC$_{50}$(c)の濃度で引き起こされる．過剰の非競合的拮抗薬で余剰分よりも多くの受容体を遮断した場合（=d），作動薬によって得られる反応は最大反応に達せず，頭打ちとなる．頭打ち反応の半分の反応が得られる作動の濃度，EC$_{50}$(d)，はEC$_{50}$(c)と等しい．C）余剰受容体がない場合，受容体に対する親和性がK_Dの作動薬は，K_Dの濃度で薬の最大効果の半分の効果が引き起こされる．D）余剰受容体がある場合，受容体に対する親和性がK_Dの作動薬は，K_Dよりはるかに低い濃度で最大効果の半分の効果を引き起こすことができる．

移動する．

　一方，非競合的拮抗薬が存在すると，機能できる受容体の数が非可逆的に減少するため，余剰受容体[※10]の有無により，異なる反応が得られる（図15）．ただしEC$_{50}$値は変化しない．

5）耐性と受容体のダウンレギュレーション

　薬を長い間使い続けると，しだいに効きが悪くなってくることがある．これを**耐性**という．受容体作動薬の場合，耐性は受容体数の減少を伴うことが多い．この現象は**ダウンレギュレーション**とよばれ，耐性の主な原因の1つと考えられている．受容体にダウンレギュレーションが生じると，非可逆的拮抗薬を作用させた場合と同じことが起きる．つまり，同じ効果を得るのに必要な薬の量が増えたり，いくら薬の量を増やしても使いはじめた頃の強い効果が得られなくなったりする（図16）．

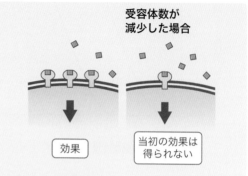

●図16　受容体のダウンレギュレーション

2 体内における薬の動きと変化 [11]

　薬効や副作用は，体内における薬の濃度で決まる．したがって，薬を正しく使ううえで，体の中で薬がどのような動きをし，どのように変化して行くのかを知ることは重要である．

1）薬の投与経路

　薬を全身的に作用させる場合の投与経路には，大きく分けて**消化管内投与**と**非消化管内投与**の2種類がある．投与経路は薬の物理化学的な性質と使用目的によって決められる．

❶ 消化管内投与

　消化管とは，口腔から直腸までのことである．下表に示す3種類がある．

経口投与	最も広く用いられている方法．薬は主に小腸で吸収される．薬が全身に分布するためは，小腸上皮細胞と血管内皮細胞の細胞膜と肝臓という代謝の活発な臓器[12]を通過しなければならない（図17）．したがって細胞膜を通りにくい薬や代謝を受けやすい薬は，十分な血中濃度に達することができず，薬効を発揮できない．全身循環に移行する前に代謝されてしまう現象を，**初回通過効果**という．薬の吸収は消化管内の食物の有無によっても影響を受ける．
直腸内投与	薬を肛門内に挿入し，直腸から吸収させる方法である．坐薬の主な投与経路として知られている．嘔吐している患者や意識のない患者にも使うことができ，大部分は初回通過効果を受けないという利点がある．
舌下投与	口腔粘膜に分布する毛細血管から薬を吸収させる方法である．薬の吸収は比較的速い．胃酸や消化酵素で分解されたり吸収が変化する薬に適している．この投与経路の場合も初回通過効果は受けない．

❷ 非消化管内投与

　血管内（静脈内または動脈内），筋肉内，および皮下への注射のほか，吸入や経皮的投与などがある．消化管から吸収されにくい薬や速効性や持続性が必要な場合に用いられる．その他，薬の種類によっては，鼻腔内や髄腔内，脳室内などに投与される場合がある．

※10 最大反応を引き起こすには一定数の受容体が必要であるが，心筋のアドレナリンβ受容体などでは，それ以上の数の受容体が存在していることが知られている．この最大反応に必要とされる受容体数を超えた受容体の部分，いわば「余剰」部分の受容体をこうよぶ．ただし，すべての受容体で存在が確認されているわけではない．

※11 ここでは，他の成書の配列に準じて，吸収，分布，代謝，排泄の順に解説しているが，下で説明しているように，経口投与の場合は，薬によっては分布の前にかなりの代謝を受けることがあるので，注意が必要である．

※12 近年，小腸上皮細胞にも，かなりの薬物代謝活性があることが明らかにされている．

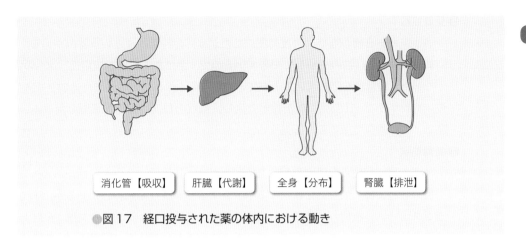

消化管【吸収】 　 肝臓【代謝】 　 全身【分布】 　 腎臓【排泄】

●図17　経口投与された薬の体内における動き

血管内投与	静脈内投与が最も一般的である．正確な血中濃度のコントロールが可能である．効果はすみやかに現れる．
筋肉内投与	最近はあまり用いられなくなった．ただ，薬を長期間にわたって持続的に作用させるデポ製剤の場合には，積極的にこの経路が選択される．
皮下投与	薬効の発現は皮下に分布する血管の血流量に依存する．
吸入投与	ガス状の薬やエアロゾルを吸入することにより，気道粘膜や肺の上皮から薬を吸収させる方法である．静脈内投与に近い速効性が得られる．
経皮的投与	数時間〜1日程度の持続的な全身作用を目的として，薬を含んだ経皮パッチを皮膚に貼付する．局所に作用させる目的で，軟膏やクリームを皮膚に塗布する場合もある．

2）吸収

　吸収とは，薬が投与部位から全身を循環する血液中に移行することである．血管内に投与される場合を除いて，薬が作用部位に到達するためには，吸収の過程を経る必要がある．空腹時と満腹時では薬の吸収が異なり，また，食事の内容によっても薬の吸収は影響を受ける．強いストレスに曝されているときには，安静時とは異なる自律神経の活動により，消化管運動や胃液・腸液分泌が変化し，薬の吸収に影響が出る．このように，個人がどのような状況に置かれているかによって，薬の吸収は刻々と変化している．

❶細胞膜の通過

　経口投与された薬が消化管内から循環血液中へ移行するためには，腸液に溶ける，小腸上皮細胞を通過して組織液中に移行する，そして毛細血管の内皮細胞を通過して血液中に移行する，という3ステップを踏まなければならない．1つの細胞を通過するということは，細胞膜を2回通過するということである（図18）．

　細胞膜を通過するメカニズムには，受動拡散と能動輸送がある．

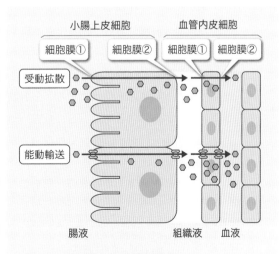

●図18　消化管からの薬の吸収

❷ 受動拡散

エネルギーを使わない，濃度勾配にしたがう，非特異的，という特徴がある．

細胞膜は脂質（油の一種）でできているので，薬にある程度の脂溶性（油への溶けやすさ）がないと，細胞膜を通過することができない．多くの薬は弱酸性または弱アルカリ性なので，腸内のわずかなpH変化で脂溶性が変化し，吸収の程度が大きな影響を受ける．ほとんどの薬は，この機構で細胞膜を通過する．

❸ 能動輸送

エネルギーを使う，濃度勾配にしたがわない，特異的，という特徴がある．

腸の細胞には，栄養素を輸送するトランスポーター（輸送体）があるが，ある種の薬はトランスポーターを使って輸送される．この輸送にはアデノシン三リン酸（ATP）を加水分解して得られるエネルギーが利用され，薬を濃度勾配に逆らって移動させることができる．トランスポーターの数には限りがあるため，薬の輸送量は飽和性を示す．

3）分布

吸収されて全身循環に乗った薬は，次に血管外に出て，標的分子が存在する細胞外液や細胞質などとの間に一定の動的な定常状態をつくり出す．これを分布という．薬は全身に一様に分布するわけではない．薬の分布は，主に下表に示す因子によって影響を受ける．脂溶性の薬の体内分布には，体脂肪率の影響が大きい．脂溶性の薬は脂肪に溶け込み，脂肪が薬の貯蔵庫のような役割を果たすので，太っている人ではやせている人に比べて薬の血中濃度が長時間低く維持される．

血流量の多少	脂溶性の薬の全身への分布を左右する主な因子である．
毛細血管の性質	例えば脳や網膜などの毛細血管にはタイト・ジャンクションという緻密な結合構造があり，薬の透過を妨げる関門（バリア）となっている．各種トランスポーターの発現も異なる．
タンパク質への結合	薬によって，血漿中や組織中のタンパク質への結合率は大きく異なる．タンパク質に結合した薬は毛細血管を透過できない．
薬の化学構造	脂溶性，トランスポーターへの親和性，タンパク質への結合のしやすさなどを左右する．

4）代謝

薬の作用は，**代謝**や排泄によって活性体の濃度が低下することで弱まる．薬が代謝される主な臓器は**肝臓**である．薬の代謝は**第Ⅰ相反応**と**第Ⅱ相反応**に分けることができる（図19）．

❶ 第Ⅰ相反応

脂溶性の高い（油に溶けやすい）分子を極性の高い（水に溶けやすい）分子に変換する反応である．薬の水溶性が高まると，腎臓から排泄されやすくなる．主役は**薬物代謝酵素**（シトクロムP450[※13]ともよばれ，CYP（シップ）と略記される）であるが，それ以外の酵素による酸化，還元，加水分解の反応も含まれる．CYPには多くのイソ酵素（異なった分子種）が存在する．

❷ 第Ⅱ相反応

薬に生体内成分またはその一部を結合させる抱合反応を指す．抱合反応のなかで最も一般

※13 P450にはさまざまな遺伝子多型が存在する．そのため，人によっては薬の代謝速度が他の人と大きく異なることがある．そうすると，同じ薬を同じように使用しても，薬効や副作用に個人差が現れる．これを避けるためには，各個人の薬物代謝能を正確に知る必要があるが，現状では，遺伝子情報から体内で起こる薬の代謝速度を推定することは困難である．それゆえ，抗てんかん薬や抗生物質の一部，テオフィリン，およびジギタリス製剤などにおいては，必要に応じて実際に薬の血中濃度を測定し，それに基づいて投与量が決められている

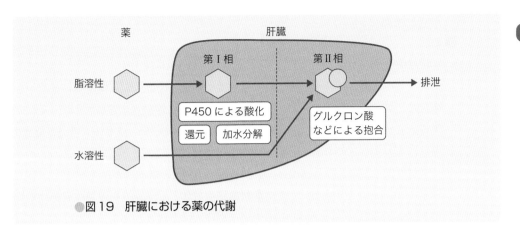

●図19 肝臓における薬の代謝

的で重要なのは，グルクロン酸抱合である．何れの抱合反応の場合も，抱合体になると水溶性が著しく高まるため，尿中や胆汁中に排泄されやすくなる．

5）排泄

腎臓から尿中への**排泄**は，体内からの薬の消失に最も重要な経路である．胆汁中や糞中に，あるいは肺から排泄される薬もある．

❶ 尿中排泄

尿中排泄には糸球体濾過，尿細管分泌，および尿細管再吸収の3つの過程がある．

糸球体濾過	糸球体では，血液成分の分子量5,000以下の物質が濾過される．タンパク結合した薬は濾過されないため，タンパク結合率の高い薬は，体内からの消失に長時間を要する．
尿細管分泌	近位尿細管には，各種トランスポーターを介した，尿細管腔への能動的な薬の分泌経路がある．これらトランスポーターは化学構造に対する特異性が低いため，同じトランスポーターで運ばれる物質が同時に血中に存在すると，薬の排泄が遅れ，予期せぬ副作用が現れることがある．
尿細管再吸収	遠位尿細管では，水の再吸収に伴って管腔内の薬の濃度が上昇し，脂溶性の薬の場合，尿細管の外へ受動的に拡散して体循環中に戻ることがある．これを再吸収とか逆拡散という．

近位および遠位尿細管では，弱酸および弱塩基の非イオン型（脂溶性）分子は正味の受動的再吸収を受ける．尿がアルカリ性に傾くと，弱酸性の薬のイオン化率が高まり，再吸収が減少するため排泄は増加する．逆に，尿が酸性に傾くと，排泄は減少する．弱塩基の場合は，弱酸と反対の結果が得られる．このことは，薬の中毒を治療する際に，尿のpHを変化させることで尿細管における薬の再吸収の量を減らして排泄を促進するという方法に利用される．

❷ 胆汁中排泄

肝細胞膜にはトランスポーターが存在し，薬やその代謝物，抱合体などを胆汁中へ能動的に分泌している．胆汁中へ分泌された薬の抱合体が腸管内で分解されて非抱合体となり，吸収されて再び体内に戻るという現象が知られている．これを**腸肝循環**という．

❸ 糞中排泄

吸収されなかった薬と，胆汁中排泄を受けた薬が，糞とともに排泄される．

❹ 肺排泄

吸入麻酔薬などは呼気とともに排泄される．

6）輸液と輸血

❶輸液

　　比較的大量の電解質水溶液を消化管以外の経路から注入することを，電解質輸液という．下痢や熱中症による脱水，出血性ショックなどが原因で，水・電解質の補給が必要となった場合に，血漿の電解質組成に類似した成分を有する等張性水溶液[14]の注入が行われる．電解質輸液製剤には，生理食塩液やリンゲル液などがある．主な注入経路は静脈内であるが，皮下に注入することもある[15]．静脈内への輸液法として，点滴[16]が広く行われている．

　　電解質輸液製剤の投与速度は，患者の状態や製剤の組成などによって異なるが，通常は300〜500 mL/hrで投与する．ただ，危機的出血に伴うショックに迅速に対応する場合は，注入ポンプを用いて10〜15分間で1Lの製剤を注入することがある．また，人工膠質液やアルブミン製剤が用いられることもある．

　　一方，疾病，外傷，手術などが原因で，経腸的に水・電解質および各種栄養素を摂取することができない患者に，静脈内に人工栄養液を持続的に注入することで体内の栄養状態を管理する方法を，**栄養輸液**という（図20）．これには，栄養状態が比較的良好で，食事ができない期間が1週間程度までの患者や，部分的な栄養補給が必要な患者に適用される**末梢静脈栄養**（PPN）と，栄養状態の悪い患者や長期間経口摂取ができない患者に適用される**中心静脈栄養**（TPN）がある．

　　中心静脈栄養（TPN）では，1日に必要とされるすべての栄養素の所要量を静脈から補給することが多い[17]．TPN液は濃縮されているため，細い末梢静脈に注入すると血管痛や静脈炎を起こしたり，血管が閉塞したりする可能性がある．したがって，太く血流量の多い右心房近傍の上大静脈（これを中心静脈という）に，鎖骨下静脈から挿入したカテーテルの先端を留置し，24時間かけて注入する．糖濃度12％以上で，アミノ酸，脂肪，ビタミン，微量元素を含む輸液製剤を用いる場合を，**高カロリー輸液療法**という．

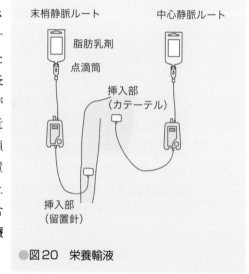

●図20　栄養輸液

末梢静脈ルート　　　　　中心静脈ルート
脂肪乳剤
点滴筒
挿入部（カテーテル）
挿入部（留置針）

❷輸血

　　人体から採取された血液そのもの，あるいは血液の成分を血管内に入れることを**輸血**という．血液量が減少した場合や，赤血球などの細胞成分や凝固因子などのタンパク質成分が減少したときなどに，それらを補充する目的で行われる．

　　輸血用の血液製剤には赤血球製剤，血漿製剤，血小板製剤，そして全血製剤の4種類があ

※14 これは等張電解質輸液製剤とよばれ，細胞外液の補充に用いられる．低張電解質輸液とよばれる細胞内液を含むからだ全体に水分を補給することができる製剤もある．この場合，電解質の濃度は細胞外液に比較して低いが，ブドウ糖で浸透圧を調節し，等張としている．

※15 末梢静脈からの輸液が困難あるいは不適当な場合や，患者・家族が静脈からの補液を希望しない場合に適用される．

※16 点滴は薬を一定濃度で長時間作用させる場合にも利用される．

※17 経口摂取や経腸栄養にTPNを併用する場合もある．

る．かつては血液そのもの，すなわち全血製剤の輸血が主流であったが，現在では，大部分が必要な成分だけを輸血する成分輸血となっている．

輸血には，用いる血液によって**同種血輸血**と**自己血輸血**とがある．同種血輸血では，献血者（＝他人）の血液を使用するため，ウイルスの感染やアレルギーによる副作用などのリスクに対する十分な対策が必要である．一方，自己血輸血には本人の血液を使用するため，安全性が高く，輸血を要する待機的外科手術[18]に導入が推奨されている．

これらの他に，血漿中に含まれる血液凝固因子，アルブミン，免疫グロブリンなどのタンパク質を精製した血漿分画製剤がある．製品は瓶中に封入されているため，安定性が高い，輸送・保管が簡便，有効期間が長いなどの長所があるが，万一，ウイルスなどが混入した場合，多数の患者に感染が広がる危険性がある．

3 薬物相互作用

臨床の現場では，古くから薬効の増強や副作用の回避などを目的として，薬が併用されてきた．特に最近は，相加作用，相乗作用，拮抗作用などを意識した併用療法が積極的に行われるようになり，かなりの効果を上げている．複数の薬を併用すると，薬を単独で用いたときとは異なった効果が得られる．これを，**薬物相互作用**という．薬物相互作用には，①薬力学的相互作用と②薬物動態学的相互作用がある．

①は，ある時点における併用したすべての薬の総合的な作用の現れであることから，それぞれの薬の作用を十分に理解していれば問題となることはほとんどない．類似の作用を有する薬を併用すれば反応は増強されるし[19]，逆の作用を有する薬を併用すれば反応は減弱する[20]．

一方②は，吸収，分布，代謝，排泄の過程で起こる相互作用であり，薬の体内動態に影響を与えるため，作用点における薬の濃度が変化する．その結果，予期しない過大な，あるいは過小な反応を引き起こすことで，問題となることがある．

1）吸収における相互作用

複数の薬を同時に投与すると，消化管内のpHを変化させたり[21]，他の薬物を吸着したり[22]，水や脂質への溶解性が異なる複合体[23]を形成したりといった反応が起こり，消化管からの吸収に影響を与えることがある．また，消化管運動を変化させる薬[24]も，それ自身あるいは併用された薬の吸収に影響を与える．一般的に，食後は薬の吸収は遅くなる．

また小腸上皮細胞の細胞膜には，細胞内に移行した薬を小腸の管腔内に戻してしまうP-糖タンパク質とよばれるトランスポーターが発現している．したがって，P-糖タンパク質を阻害する薬[25]は，P-糖タンパク質によって輸送される薬の吸収を増加させる．

※18 あらかじめ手術が予定されている外科手術をこうよぶ．

※19 例えば，Ca^{2+}チャネル遮断薬と利尿薬の併用による高血圧治療効果の増強．

※20 例えば，ワルファリンとビタミンK製剤を併用するとワルファリンの抗凝固作用が減弱する．

※21 例えば，弱酸のイトラコナゾールとプロトンポンプ阻害剤を併用すると，胃内でのイオン型の割合が増えるため，吸収が抑制される．

※22 例えば，コレスチラミンはワルファリンやジギタリスなどを吸着し，これらの吸収を阻害する．

※23 例えば，カフェインはエルゴタミンの消化管吸収を促進するが，その原因は水溶性の高い複合体の形成による．また，抗生物質のテトラサイクリンはFe^{2+}，Ca^{2+}，Mg^{2+}などとともに，消化管から吸収されにくい錯体（キレート）を形成する．

※24 抗コリン薬（後述）は消化管を弛緩させて，その運動を抑制するので薬の吸収を遅らせる．

※25 マクロライド系抗菌薬抗生物質やアゾール系抗真菌薬などによって阻害される．

2）分布における相互作用

　ある種の薬は，血中では大部分がアルブミンと結合して存在する．併用する薬も同様にアルブミンと結合する性質を有する場合，2つの薬の間でアルブミン結合の競合が起こり，遊離型の濃度が上昇して薬効が強く現れ過ぎたり，副作用が現れたりすることがある．ただ，このような相互作用が有害な結果をもたらすのは，血漿タンパク結合率がきわめて高く，かつ安全域の狭い一部の薬に限られ，多くの場合臨床上の重要な変化をもたらさない．

3）代謝における相互作用

　薬物代謝酵素（P450）は基質特異性が低いので，1つの酵素で多くの薬を代謝する．したがって複数の薬を併用するとP450の結合部位で競合が生じて，相互に代謝を阻害する[※26]ことがある．一方，逆に，ある種の薬はP450を誘導する[※27]ことが知られており，その場合は薬の代謝が促進される．酵素阻害では過大な薬理作用や副作用の発現が，また酵素誘導では治療効果の減弱が問題となる．

4）排泄における相互作用

　薬の尿細管中や胆汁中への分泌において，トランスポーターにおける競合に起因する薬物相互作用が知られている[※28]．また，多くの薬は弱酸性または弱アルカリ性であるため，尿のpHを変化させる薬[※29]を併用すると，尿中への排泄が変化することがある．すなわち，尿を酸性化する薬は弱酸性の薬の排泄を減少させ，尿をアルカリ化する薬は弱アルカリ性の薬の排泄を減少させる．これは，尿のpHがそのように変化すると，非イオン型の薬の割合が増えるため，尿細管における薬の再吸収量が増加することが原因である．pHの逆方向への動きは，逆の効果をもたらす．

4 薬物療法の個別化[※30]- Tailor-Made Medicine -

　薬物療法を行う場合，最大の治療効果を上げつつ，副作用の発現を最小にしなければならない．そのためには，各個人が罹患している病気に対して，最適な薬を選択し，最適な投与量を決める必要がある．では，具体的に，どうしたらよいだろうか．

　日常の医療においては，相手が成人であれば「風邪ですね，それでは毎食後にこの薬を1錠服用してください」という具合に，かなり大雑把な薬物療法が行われている．このように，個人個人の体重や身長，肥満度など，身体的な差異は無視されるのが普通であるが，それで問題が起きることはあまりない．しかし，場合によっては，いわゆる「体質」を考慮しないと，期待される薬効が得られないばかりか，副作用に苦しめられることがある．

　体質とは，文字通り「身体の質」のことであり，身体の形態的また機能的な性質の全体を指す．身体の質は，タンパク質，脂質，糖質，ミネラルなど，身体を構成している成分の量とそれらの動き[※31]によって決まる．それをマクロの眼で見ると，例えばタンパク質や脂肪

※26 酵素阻害を起こす薬として，抗潰瘍薬のシメチジンが有名である．

※27 酵素誘導を起こす薬として，抗結核薬のリファンピシンがよく知られている．ただ，酵素阻害の場合とは異なり，酵素誘導には酵素分子の合成が必要なため1〜2日の時間を要すること，また複数回投与によりその程度が増大するという特徴がある．

※28 例えば，ペニシリンの尿中排泄は，痛風治療薬のプロベネシドにより抑制される．

※29 例えば，アスコルビン酸や塩化アンモニウムは尿を酸性化し，炭酸水素ナトリウムやクエン酸は尿をアルカリ化する．

※30 個別化医療，オーダーメード（order-made）医療などともいわれる．

※31 位置の変化に加え，量の変化も含む．

それぞれ何kgが身体のどこに存在し，どのように動いているかといったことになるが，ミクロの眼で見ると，受容体や酵素，ホルモンなど，細胞内外の分子がそれぞれ何個あって，どのように合成されたり分解されたりしているか，そしてどのように移動しているかということになる．こう考えると，身体を構成するすべての分子の状態が全く同じ人が世のなかに2人以上存在することはありえないということが容易にわかる．すなわち，厳密な意味で，自分と同じ体質をもつ他人は絶対にいない．

　体質を左右する因子には遺伝因子[※32]，環境因子[※33]，年齢[※34]および病気の有無などがある．これらのうち，環境因子は個人の意志と行動である程度変えることができるが，遺伝因子と年齢は変えることはできない[※35]．かつての名医は，患者の様子に応じて薬の「さじ加減」をしていた．それも一種の個別化医療である．その場合に頼りにしたのは，医師としての経験であった．しかし，現代の医療では，薬の選択と投与量の調節は，遺伝子情報，病気の有無，年齢，種々の検査データなどのエビデンスに基づいて行われている．

　では，どのような場合に，個人の体質に配慮した薬物療法をしなければならないのかを考えてみよう．

1）遺伝因子への配慮

　病気の発症や病態に，特定の遺伝子産物の発現量や活性が関係していることがある．血友病や鎌状赤血球症，フェニルケトン尿症などの遺伝病は，遺伝子の変異による酵素の欠損や活性異常などが原因となる例である．一方，エストロゲン受容体の数が多いことが原因で，癌細胞の増殖が活発になる乳癌のタイプがある．これは，遺伝子の発現調節の異常が病態に影響を及ぼす例である．また，遺伝因子は薬の体内動態や感受性に影響を及ぼすこともある．薬物治療を行う際にはこのような遺伝因子の相違に合わせたアプローチが必要となる．

2）病気への配慮

　肝障害があると，普通，薬の代謝は低下する．したがって，肝障害を有する患者に肝代謝が主な消失経路の薬を投与する場合は，用量を減らす必要がある．場合によっては，主な消失経路が腎排泄の薬に変更することもある．

　また，一般に，腎障害は薬の尿中排泄を低下させるので，腎障害がある患者に腎排泄が主な消失経路の薬を投与する場合は，投与量を減らす必要がある．場合によっては，主な消失経路が肝代謝の薬に変更することもある．

※32 すなわち，遺伝子のことである．

※33 例えば，一卵性双生児の兄弟の場合を考えてみよう．兄は自然が豊かな穏やかな環境で，十分な栄養を摂って生活している．一方，弟は騒音の激しい都会のガード下で，貧困に喘いで生活している．この同じ遺伝子をもつ双生児の兄弟の体質がかなり異なるだろうということは，容易に想像できる．また，食事や運動不足が糖尿病や高血圧などの生活習慣病の発症・進展と深く関係していることが示されている．

※34 身体の成熟度（または発達度）や老化度（または加齢度）と言い換えることができる．加齢も薬の代謝や各種の病気，例えば動脈硬化や骨粗鬆症の病態と関連することが明らかにされている．

※35 遺伝子治療が本格化すれば，やがては不都合な遺伝子の変異を克服できる日が来るかもしれない．

まとめ

- □ 薬理学は薬の適正使用，新薬の創製，生命科学の発展に貢献することができる．
- □ 薬理学は生物学や化学，臨床医学など，多くの周辺科学で支えられている．
- □ 薬は標的分子に結合することによって作用を現す．「結合なくして作用なし」．
- □ 薬の標的分子には受容体，酵素，イオンチャネル，トランスポーターなどがある．
- □ 薬は標的分子の機能を促進したり抑制したりすることによって作用を現す．
- □ 受容体作用薬は作動薬，拮抗薬，逆作動薬に分類される．
- □ 作動薬は完全作動薬と部分作動薬に分類される．
- □ 拮抗薬は競合的拮抗薬と非競合的拮抗薬に分類される．
- □ 薬が作用を現すためには，作用部位に分布する必要がある．血管内投与以外の経路では，その前に体内に吸収される必要がある．
- □ 薬の作用が消失するためには，体外に排泄される必要がある．薬によっては，その前に代謝を受ける必要がある．

2章 自律神経系に作用する薬

私たちを取り巻く環境（外部環境）は刻々と変化している．外部環境には，気温や気圧などの自然条件のほかに，喜怒哀楽をもたらすさまざまな人工的・人為的な条件も含まれる．外部環境が大きく変化しても私たちが健康に生きていくことができるのは，神経系と内分泌系（ホルモン）という全身の状態をコントロールする2つのシステム[※1] によって，私たちの体内（内部環境）が常に最適な状態になるように調節されているからである（概略図）．これを恒常性（ホメオスタシス）の維持という．

　自律神経による調節は，精密なタイミングで，しかも限局された細胞にだけ現れる．それに対して，ホルモンによる調節はより大雑把で，ある程度の期間，全身の細胞をある状態に維持するときに機能する．世のなかには神経系や内分泌系を標的とする多くの薬が存在する．本章ではまず，自律神経系について詳しく見ていくことにする．

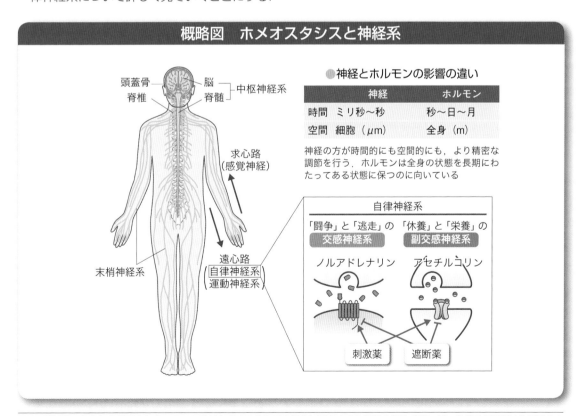

概略図　ホメオスタシスと神経系

● 神経とホルモンの影響の違い

	神経	ホルモン
時間	ミリ秒〜秒	秒〜日〜月
空間	細胞（μm）	全身（m）

神経の方が時間的にも空間的にも，より精密な調節を行う．ホルモンは全身の状態を長期にわたってある状態に保つのに向いている

頭蓋骨 — 脳 ─ 中枢神経系
脊椎 — 脊髄

求心路（感覚神経）

末梢神経系

遠心路（自律神経系／運動神経系）

自律神経系
「闘争」と「逃走」の　「休養」と「栄養」の
交感神経系　　副交感神経系
ノルアドレナリン　アセチルコリン
刺激薬　遮断薬

※1　最近はこれらに免疫系を加えて3つの系がホメオスタシスの維持に関与すると考える傾向が強いが，免疫系の役割は神経系および内分泌系とはかなり異なるので，本書では従来通りの2つの系を取り上げる．

1 神経系の構造と機能

　神経系は，**中枢神経系**と**末梢神経系**の2つに大別できる．中枢神経系（4章参照）は脳と脊髄という多数の神経細胞の集団からなっている．それらはいずれも頭蓋骨と脊椎骨という硬い骨によって囲まれた頑丈な空間のなかで，髄膜とよばれる3層の膜（外側から硬膜，クモ膜，軟膜）に包まれ，脳脊髄液に浮かんだ状態で存在する．つまり中枢神経系は打撃などの物理的衝撃から厳重に保護されている．一方，末梢神経系は身体の隅々にまで張り巡らされた神経線維の情報ネットワークであり，神経線維は裸の状態で存在する．末梢神経系には，身体の隅々から得られた情報を中枢神経系に運ぶ**求心路**と，中枢からの指令を全身に伝える**遠心路**とがある．求心路は**感覚神経**[※2]であり，視覚，痛覚，温感などの感覚情報を中枢神経系に伝えることで，私たちの身体がどのような状況におかれているかを判断する材料を与える．遠心路は，**自律神経系**と**運動神経系**とからなる．

2 自律神経系とは

　自律神経系には，**交感神経系**と**副交感神経系**という，2つの系統がある．どちらの神経系も，内臓領域を中心に広く全身に神経線維が張り巡らされているが，その分布と密度には若干の違いがある．自律神経系は，呼吸，循環，消化，体温，代謝，発汗，生殖など，生命の維持や種の保存に関連する重要な機能の調節をしており，運動という動物に特有の機能には直接関係しないことから，**植物性神経**（vegitative nerve）[※3]ともよばれる．

　交感神経系は「闘争（Fight）」と「逃走（Flight）」の神経[※4]ともいわれ，身体中を瞬発的な運動に適した状態にするときに活動する．つまり，私たちの動物的な活動を強力に支援する．一方，副交感神経系は「休養（Rest）」と「栄養（Repast）」の神経[※4]ともいわれ，食後や就寝時などに，食物を消化したり，体内に栄養を蓄積したり，身体を成長させたりするのに重要な役割を担っている．このように，両神経系の機能は相反しており，それらの基本的な役割を理解していると，各臓器に対する両神経系の働きを容易に推測することができる．

1 自律神経支配の特徴

　交感神経系も副交感神経系も，脳[※5]によってその活動の程度が決められている．神経線維が中枢から出てくる部位は，交感神経系の場合は脊髄（胸髄～腰髄），副交感神経系の場合は延髄または下部脊髄の仙髄である（図1）．延髄から出る副交感神経線維は胸腹部にある多くの内臓を支配しており，**迷走神経（第Ⅹ脳神経）**ともよばれる．どちらの神経系も，意志に

※2　知覚神経ともよばれる．
※3　脳の障害により，運動機能を失ってもなお生き続ける人のことを「植物人間」ということがある．自律神経の活動が失われなければ，個体としての生命は維持することができる．
※4　どちらの神経系の場合も，その機能をあらわす言葉が，日英両語ともそれなりに韻を踏んでいる点を味わってほしい．
※5　具体的には，中脳，橋，延髄，視床下部などに各種機能を統合する中枢が点在する．

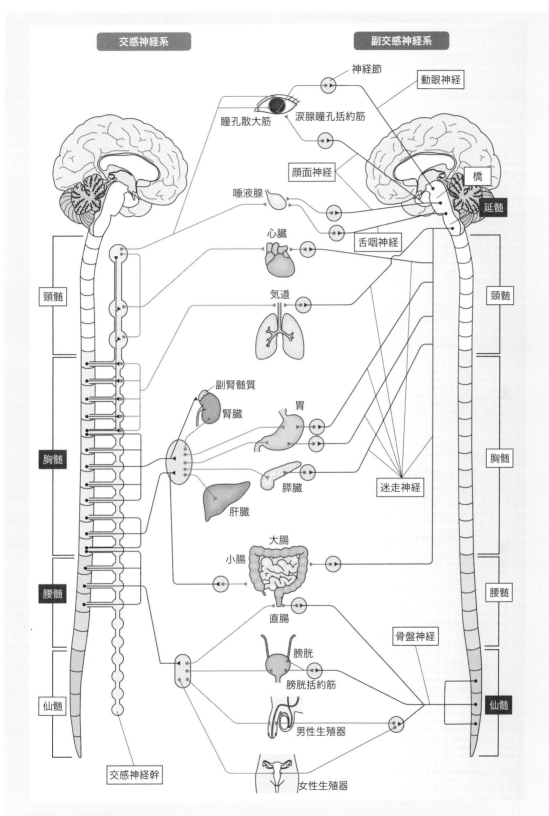

●図1　自律神経系の分布

濃い色の線が筋前線維を，薄い色の筋後繊維を示す

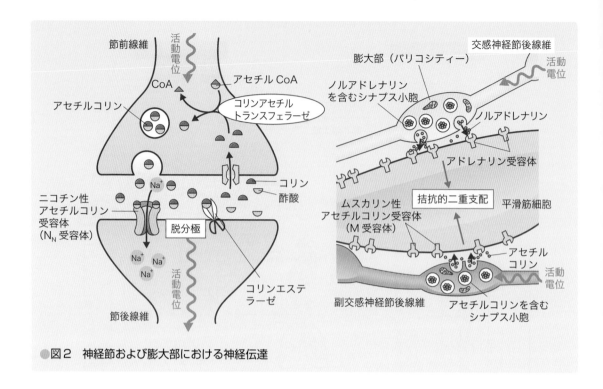

●図2　神経節および膨大部における神経伝達

よって活動の程度をコントロールすることはできない．つまり，大脳の働きから独立して機能している．"自律"（自分自身で動く）神経といわれる理由はここにある．

自律神経系には，次のような大きな3つの特徴がある．

1）中枢と支配臓器との間には2つの神経細胞が存在する

どちらの神経系も，中枢から出て支配臓器に至る間に，**神経節**という場所で1回，神経細胞を乗り換える．中枢側の神経細胞を**節前線維**（または第1ニューロン），支配臓器側の神経細胞を**節後線維**（または第2ニューロン）という．脊髄を出た節前線維は神経節で節後線維との間に**シナプス**[6]を形成する．神経節における神経伝達物質は，どちらの神経系でも**アセチルコリン**である．節前線維が興奮[7]すると，その終末部に貯蔵されている神経伝達物質のアセチルコリンが放出され[8]，細胞外液で満たされたシナプス間隙中を拡散して，節後線維の細胞膜に存在する**ニコチン性アセチルコリン受容体（N_N受容体）**[9]に結合する．すると，N_N受容体に結合したアセチルコリンの量に応じて受容体構造に内蔵されるNa^+チャネルが開き，細胞内にNa^+が流入して，**脱分極**[10]が起こる（図2）．ただし，副腎髄質は，交感神経節前線維に直接支配されている．副腎髄質は発生学的には交感神経節後線維と同じく神経堤

※6　神経細胞と標的細胞との間に形成される神経伝達の場となる構造のこと．シナプスの種類によって異なるが，一般に数十nm程度の間隙を有するといわれる．

※7　活動電位を発生すること．

※8　このような神経を，伝達物質の名称を使って，○○作動性神経とよぶことがある．例えば，アセチルコリンを伝達物質とする神経はアセチルコリン作動性神経である．ただ，交感神経節後線維の場合は，ノルアドレナリンが伝達物質であるが，例外的にアドレナリン作動性神経とよばれている．

※9　タバコの葉に含まれるニコチンで刺激されることからこうよばれている．ニコチン性アセチルコリン受容体には2種類のサブタイプがある．自律神経の節後線維膜にあるものをN_N受容体，神経−筋接合部の骨格筋膜にあるものをN_M受容体とよぶ．

※10　細胞膜内外の電位差（分極）が減少ないしは消失すること．

●表1　自律神経系による全身の支配

	交感神経系	副交感神経系
眼	瞳孔径拡大	瞳孔径縮小
涙腺	–	分泌
唾液腺	粘り気のある液を分泌	サラサラした液を分泌
皮膚	発汗，立毛筋収縮	–
心臓	血圧↑，心拍↑	血圧↓，心拍↓
血管	骨格筋：拡張，消化管や皮膚：収縮	
気道・肺	平滑筋弛緩	平滑筋収縮
肝臓	グリコーゲン分解	グリコーゲン合成
胃	括約筋収縮，平滑筋弛緩（蠕動↓），胃液↓	括約筋弛緩，平滑筋収縮（蠕動↑），胃液↑
副腎髄質	カテコールアミン（アドレナリンなど）↑	–
腎臓	レニン↑	–
膵臓	膵液↓，インスリン↓	膵液↑，インスリン↑
膀胱	括約筋収縮，排尿筋弛緩	括約筋弛緩，排尿筋収縮
腸	括約筋収縮，平滑筋弛緩（蠕動↓）	括約筋弛緩，平滑筋収縮（蠕動↑）
生殖器	射精	勃起

に由来することから，交感神経節後線維のようなものだと考えれば理解しやすい．

2）節後線維の末端部には膨大部が存在する

自律神経系の節後線維は，**膨大部（バリコシティー：varicosity）**[11]とよばれる構造が数珠のように連なり，効果器の細胞の間を走行している（図2）．このような軸索の途中で形成されるシナプスを，シナプス・アン・パサン（synapses en passant）とよぶ．したがって，自律神経系の節後線維が興奮すると，多数の膨大部から開口分泌により神経伝達物質が放出される．つまり，自律神経系の節後線維の場合は，閉ざされた空間である厳密な意味でのシナプスではなく，細胞外液に神経伝達物質が放出される．したがって，運動神経のように末端部のシナプスにおいて神経伝達が行われるわけではない．

3）多くの臓器は拮抗的二重支配を受ける

多くの臓器[12]は交感神経系と副交感神経の支配を受けており，おのおのから反対方向の影響を受けている（**拮抗的二重支配**）．例えば，交感神経が興奮すると心拍数は増え，気管支平滑筋は弛緩し，瞳孔径は拡大する．それに対して，副交感神経が興奮すると心拍数は減り，気管支平滑筋は収縮し，瞳孔径は縮小する（表1）．

2 交感神経系とは

例えば，運動会で100 m競走に出るときのことを想像してみよう．勝つためには全力を振り絞って走らなければならないが，そのためには手足の骨格筋は大量の酸素とエネルギー源，すなわち血液を必要とする．このようなときに活動するのが交感神経系である．

※11 説明を簡素化するため，本書では「神経終末」とか「神経末端」という用語を使っている場合がある．

※12 すべての臓器や組織が二重支配を受けているわけではない．例えば，心室や血管の大部分は副交感神経支配を受けていない．また，たとえ二重支配を受けていたとしても，その方向性が逆とはいえない例もある．例えば唾液の場合，分泌される唾液の粘稠性に差はあるものの，どちらの神経系が興奮しても量は増える．

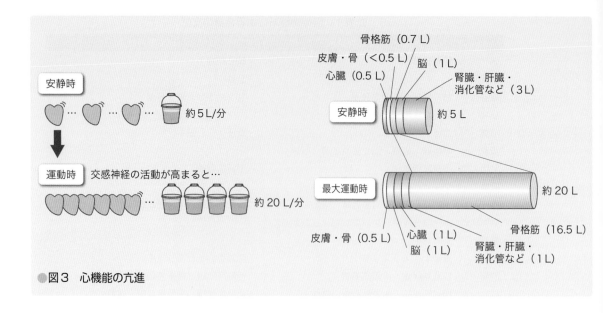

●図3　心機能の亢進

　それでは，交感神経の活動が高まると何が起こるのだろうか．交感神経節後神経の膨大部からは大量の**ノルアドレナリン**（noradrenaline）という神経伝達物質が放出され[13]，同時に副腎髄質からは**アドレナリン**（adrenaline）というホルモンがさかんに分泌されるようになる[14]．興奮したときに胸がドキドキするのはノルアドレナリンとアドレナリンが心臓に作用するためである．ドキドキしたということは，心臓の機能が高まったということを意味している．つまり，これら2つの物質の作用で，心臓はより強く，そしてより速く拍動するようになる．

　骨格筋が大量の血液を必要としているといっても，体内にある血液の量は限られている．そこで，心臓はポンプとしての能力を最大限に発揮し，全身を巡る血液のスピードを高めることによって，あたかもより大量の血液があるかのような状態をつくり出す．例えば，体重65 kgの人の場合を考えてみよう．この人の全血液量は約5 Lである．仮に，安静時の心拍数が72回／分，1回拍出量が70 mLであるとすると，心臓は約5 L／分の血液を全身に向かって送り出している[15]．すなわち，安静時には全血液が1分に1回の割合で全身を巡っていることになる．それに対して，激しい運動をすると心拍数は170回／分，1回拍出量は120 mLにもなることがある．この場合，心拍出量（分時拍出量）は約20 L／分である（図3）．つまり，体内にある血液の量は変わらなくても，循環するスピードを上げることで，血液の量を4倍増やしたのと同じ効果が得られる．このように，心臓の機能を促進することによって，身体のなかの血液量は，まるで何倍にも増えたかのような状態となる．トップ・アスリートの場合，安静時と最大運動時の分時拍出量の差は7倍にもなるといわれる．

　一方，交感神経線維は全身の血管にも分布しており，アドレナリンは血中に分泌されるため，ノルアドレナリンとアドレナリンは血管にも作用する．これらの物質で引き起こされる

※13 一部例外がある．例えば，汗腺を支配する交感神経節後線維から放出される神経伝達物質は，アセチルコリンである．
※14 全身の交感神経系が興奮するときには，同時に副腎髄質の活動も高まる．
※15 1回拍出量（mL／回）×心拍数（回／分）を分時拍出量〔mL（またはL）／分〕という．

血管の反応，つまり血管が収縮するか弛緩するかは，血管が体内のどの部位に存在するかによって異なる．例えば，骨格筋の血管は拡張するのに対し，消化管や皮膚の血管は収縮する．つまり，交感神経と副腎髄質が興奮することによって，体内における血液の流れ方が変わるのである．骨格筋にはより多くの血液が流れるようになるが，皮膚や消化管にはより少ない血液しか流れなくなる．その結果，最大運動時には，安静時の20倍以上もの血液が骨格筋に供給されることになる（図3右）．

　このような血液分配の変化は，「闘争」または「逃走」という行動に対して，合目的的である．骨格筋への血流を確保するのは当然であるが，「闘争」または「逃走」という行動の最中のように，いつ身体が傷ついてもおかしくないときに皮膚への血流を最小限に抑えておくことは，傷による出血を最小限に抑えることにつながる．また，「闘争」や「逃走」の渦中には，胃や腸のなかの食物を消化して吸収するなどという悠長なことをしている場合ではない．運動に必要なエネルギーは，グリコーゲンなど，体内に蓄積されているものを使用する．

　このように，交感神経がどのようなときに活動するかを理解していれば，交感神経活動によって体内の各臓器で引き起こされる変化は，大体想像がつく．

3 副交感神経系とは

　それでは次に，副交感神経の働きについて考えてみよう．その活動はいつ活発になり，その結果，体内ではどのような変化が起きるのだろうか．

　副交感神経は「休養」と「栄養」の神経であり（図4），この概念を知っていると，副交感神経は私たちが寝ている間やゆっくりと安静にしているときに活動するということが，容易に想像できるだろう．副交感神経の活動が高まると，節後線維の膨大部からは**アセチルコリン**（acetylcholine：**ACh**）という神経伝達物質が放出され，消化管を中心とした腹部内臓の機能が促進される．胃酸や消化液の分泌量は増え，小腸の蠕動運動はさかんになり，食物の消化活動が活発化する．消化管への血流量も増え，食物からの栄養分の吸収が促進される．そして，吸収された栄養分を原料にして，細胞の分化や増殖が起こる．余分な栄養分は肝臓や脂肪組織に貯えられる．「寝る子は育つ」と言われるのは，このような副交感神経系の働きによる．このように安静時には内臓が活発に働いているが，それでも全身が必要とする血液

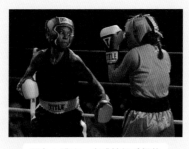 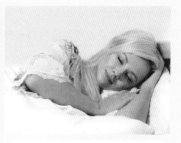

闘争と逃走＝交感神経系優位　　　　　　休養と栄養＝副交感神経系優位

● 図4　交感神経系と副交感神経系がどのような状況で活性化されるか
　　　を示したイメージ

の量は，運動時に比べればはるかに少ない．心拍数は減少し，心収縮力も弱まるため，心拍出量が減少して，血圧は低下する[16]．

　では，生きていくうえで，交感神経系と副交感神経系のどちらが重要だろうか．名称からは交感神経系が主役で，副交感神経系は脇役であるかのような印象を受ける．しかし，生命を維持するうえでどちらがより重要かといえば，それは間違いなく副交感神経系である．動物[17]は，静かで安全な環境さえ与えられれば交感神経系がなくても生きていけるが，副交感神経系がないと生きていけない．交感神経系には動物的な機能の支援という重要な役割があるが，生命の維持に不可欠かというと，必ずしもそうではないのである．

　以上のように，交感神経は「闘争」と「逃走」の神経，副交感神経は「休養」と「栄養」の神経という大まかなイメージ（図4）をもつことは，これらの神経系の活動が各臓器の機能に及ぼす影響や，これらの神経系を標的とする薬の作用や副作用を考えるうえで，大いに役に立つ．

④ 自律神経系による臓器機能の調節

　自律神経系による調整のメカニズムを理解するためには，臓器や組織を構成しているそれぞれの細胞で生じる一連の物理化学的変化や生化学的反応を知る必要がある．細胞内では多種多様な反応が同時に起こっているが，そのすべてが明らかにされているわけではない．現在でも薬理学者が理解している生理活性物質[18]や薬の作用機序は不完全である．したがって，今後も新しい細胞内情報伝達物質・経路が次々と明らかにされ，薬理学はますます複雑になっていくに違いない．場合によっては，これまでの考え方を根底から改めなければならない[19]ということも起こるかもしれない．このように，自律神経系の機能を正しく理解するためには，まだまだ多くの研究が必要である．

3　交感神経系と薬

　節前線維の終末から放出されたアセチルコリンが節後線維の細胞膜に存在するN_N受容体に結合し，脱分極が一定のレベル[20]を越えると，節後線維は持続時間が約1/1,000秒の**活動電位**を発生する（図5）．活動電位は末端部に向かって伝導[21]していき，膨大部（バリコシティー）を通過するときに，ノルアドレナリンが放出される（図2）．ノルアドレナリンは標的細胞のアドレナリン受容体に結合することで神経の興奮を伝達し，さまざまな生理作用を発揮する．

---

[16] 副交感神経には，心収縮力を弱めたり，血管を拡張させたりする機能はない．血圧が下がるのは，副交感神経興奮による心拍数の減少と，交感神経活動の低下が主な原因である．

[17] もちろん，人間を含めてのことである．

[18] 神経伝達物質やホルモンなどのように，体内でつくられて，生理的な反応を仲介している物質のこと．

[19] これを「パラダイムの転換」という．

[20] このレベルのことを閾値とか閾膜電位という．

[21] 神経興奮の伝わり方が「伝導：conduction」と「伝達：transmission」という2つの別の言葉であらわされていることに注意．

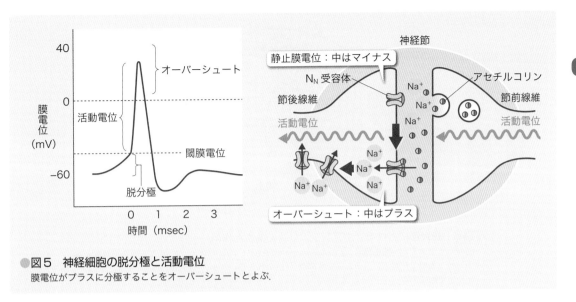

● 図5　神経細胞の脱分極と活動電位
膜電位がプラスに分極することをオーバーシュートとよぶ．

1 ノルアドレナリンの合成，貯蔵，放出，代謝

　　ノルアドレナリンは，交感神経節後線維細胞内でチロシンから合成され，膨大部に存在するシナプス小胞内に貯蔵される．活動電位が膨大部を通過するとき，シナプス小胞の膜が細胞膜と融合し，貯蔵されているノルアドレナリンが放出される[※22]．細胞外に出たノルアドレナリンは，細胞間隙を拡散し，標的細胞の細胞膜に存在するアドレナリン受容体に結合して，標的細胞内でセカンドメッセンジャー[※23]の産生を変化させることにより，交感神経が興奮したということを標的細胞に伝える．

　　一方，細胞間隙に放出されたノルアドレナリンは，節後線維の細胞膜にあるアドレナリン受容体（α_2受容体，**2**で解説）にも結合し，次に来る活動電位で放出されるノルアドレナリンの量を抑制する．つまり，ノルアドレナリンは次回のノルアドレナリン放出に**負のフィードバック**（negative feedback）をかける．

　　放出されたノルアドレナリンはこのようにして生理作用を現すが，その大部分[※24]は，受容体に結合することなく，ノルアドレナリントランスポーターですみやかに節後線維内に取り込まれてしまう．そのため，節後線維と被支配細胞との間隙に存在するノルアドレナリンの濃度は急速に低下する．これが，神経伝達物質としてのノルアドレナリンの作用消失の主なメカニズムであり，神経による影響が短時間しか持続しない原因である．節後線維に取り込まれたノルアドレナリンは，再びシナプス小胞内に貯蔵されて伝達物質としてリサイクルされるか，または酸化されて不活性な物質に変換される．また，放出されたノルアドレナリンの一部は，細胞外でメチル化されて活性を失う（図6）．

※22 細胞外に口を開く形で小胞の中身が分泌されることから，これを「開口分泌」という．
※23 Gタンパク質共役型受容体（GPCR）が作動薬で刺激を受けたときに，細胞内で増加したり減少したりする情報伝達物質のこと．
※24 その割合は90％以上にも及ぶと見積もられている．

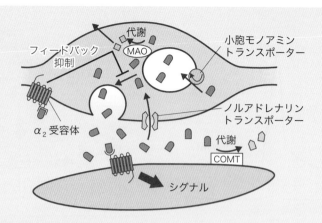

●図6　膨大部におけるノルアドレナリンの働きと作用

MAO ：モノアミン酸化酵素（monoamine oxidase）：ノルアドレナリンの酸化反応を触媒する.

COMT：カテコール–O–メチル基転移酵素（catechol–O–methyltransferase）：ノルアドレナリンのメチル化反応を触媒する.

2 アドレナリン受容体（アドレナリン作動性受容体）

　　ノルアドレナリンおよびアドレナリンが作用する受容体を**アドレナリン（作動性）受容体**といい，**α受容体**と**β受容体**の2種類に大別される．さらにそれらの受容体は，α_1およびα_2と，β_1，β_2およびβ_3の**サブタイプ**に細分類される[25]．これらは，すべて**Gタンパク質共役型受容体（GPCR）**[26]であるが，α_1，α_2，そして$\beta_{1\sim3}$の各受容体は，共役するGタンパク質が異なるため，それらの受容体が刺激されたときに細胞内で起こる生化学的な反応は異なる（表2）．同じアドレナリンが作用しても，α_1受容体が刺激されると血管平滑筋は収縮するが，β_2受容体が刺激されると弛緩するのは，そのためである．類似の組織の間でも，交感神経の興奮によって得られる反応に違いがみられるのは，そこに発現している各サブタイプの絶対量と相対比が異なることが主な原因である．例えば，交感神経系が興奮すると消化管領域に血液を供給している動脈は収縮するが，骨格筋や心筋を栄養している動脈は逆に拡張する．その原因は，消化管の血管には収縮を引き起こすα_1受容体が多いが，骨格筋や心筋の血管には弛緩をもたらすβ_2受容体が多いためである．

●表2　アドレナリン受容体と共役するGタンパク質と，セカンドメッセンジャーおよび細胞機能の変化

	共役するGタンパク質	セカンドメッセンジャーの変化	生理機能変化の例
α_1	Gq/11	Ca^{2+} ↑	血管収縮
α_2	Gi	cAMP ↓	ノルアドレナリン放出の抑制
β_1	Gs	cAMP ↑	心機能亢進
β_2	Gs	cAMP ↑	血管拡張，気管支拡張
β_3	Gs	cAMP ↑	膀胱排尿筋弛緩

---

[25] 実際は，α_{1A}やα_{2C}のように，さらに細かく分類されている.

[26] 受容体を構成する一本鎖アミノ酸が細胞膜を7回出たり入ったりする立体構造をとることから，細胞膜7回貫通型受容体ともいう.

3 アドレナリン受容体刺激薬※27

　作用を現すメカニズムから，効果器のアドレナリン受容体に直接結合して作用を現す**直接型**（図7A），アドレナリン受容体を刺激する作用はないが，交感神経節後線維の膨大部に作用してノルアドレナリンを放出させることで作用を現す**間接型**※28（図7B），そして，両者の性質を併せもつ**混合型**（図7C）の3種類がある．ただ，いずれの薬の場合も，最終的な薬理作用はアドレナリン受容体の刺激によって引き起こされる．

　「臓器によって各受容体サブタイプの存在比が異なる」，「同じ受容体サブタイプを刺激しても得られる生理的反応は細胞の種類によって異なる」などの理由で，アドレナリン受容体刺激薬，すなわち**交感神経興奮様薬**で得られる反応は，臓器によって大きく異なる．α受容体刺激とβ受容体刺激※29は多くの臓器※30でおおむね逆方向の反応を引き起こす※31ので，交

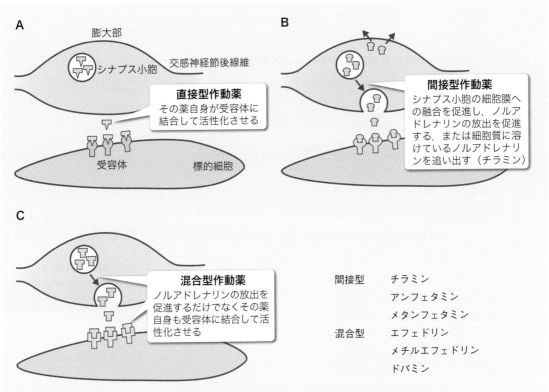

間接型	チラミン
	アンフェタミン
	メタンフェタミン
混合型	エフェドリン
	メチルエフェドリン
	ドパミン

●図7　直接型アドレナリン受容体刺激薬と間接型アドレナリン受容体刺激薬
これらの薬は，α受容体刺激作用とβ受容体刺激作用を示す．本書において取り上げた交感神経作動薬のうち，表にあげた薬物以外の薬は直接型作動薬である．B）の間接型にはチーズや赤ワインなどに含まれるチラミン，覚醒剤として知られるアンフェタミンやメタンフェタミンがある．アンファタミンとメタンフェタミンは，中枢神経系を含むアミン神経全般に対して間接型刺激作用を示す．短時間のうちに投与をくり返すと，膨大部に蓄えられているノルアドレナリンの量が減少して，しだいに効きが悪くなる．これをタキフィラキシーという．C）混合型はAとBの作用を併せもつ薬で，ノルアドレナリン前駆体のドパミンや麻黄という生薬に含まれるエフェドリンなどがある．

※27 1章では受容体理論を説明する都合から「作動薬（agonist）」という言葉を用いたが，本章以降では，近年より一般的になりつつある「刺激薬（stimulant）」を用いることとする．これら2つの用語の意味は同じである．

※28 薬によっては，副腎髄質からアドレナリンを遊離させる作用も有する．

※29 話を単純化するため，ここではα_1受容体とβ_2受容体を中心に話を進める．

※30 消化管の平滑筋は，どちらの受容体を刺激しても弛緩する．

※31 交感神経の興奮と副交感神経の興奮が大体逆方向の反応を引き起こすということを思い出すと，話は少しばかり混乱するが，我慢して読み進んでほしい．

感神経興奮様薬によりどのような反応が現れるかは，その薬の受容体サブタイプに対する選択性と，その臓器における受容体サブタイプの存在比で決まる.

最近では，各臓器に発現している受容体の量がサブタイプのレベルで明らかにされているので，目的の臓器で目的の反応を得るために，受容体サブタイプに選択的な薬が開発されるようになった. 例えば，気管支喘息の治療薬として**サルメテロール**などの選択的[※32]β_2受容体刺激薬が用いられているが，この薬を使うと，**イソプレナリン**のような非選択的β受容体刺激薬で現れる心悸亢進などの副作用を，ある程度，避けることができる（図8）. つまり，薬の受容体サブタイプへの選択性を高めるという方向で，切れ味の鋭い，副作用の少ない薬をつくり出そうという努力が続けられている.

1）アドレナリンα_1受容体刺激薬（α_1刺激薬）

比較的選択性の高いα_1受容体刺激薬に，**フェニレフリン**などがある（表3）. α_1受容体の刺激は血管を収縮させるので，臨床的には，低血圧やアレルギーで引き起こされるショックへの対応として，全身血圧を上昇させるために使用されることが多い.

2）アドレナリンα_2受容体刺激薬（α_2刺激薬）

ナファゾリン[※33]は，鼻粘膜や結膜の充血を取り除く目的で，点鼻薬や点眼薬の有効成分として広く使われている. ナファゾリンは，上気道粘膜の表面麻酔の際に，その血管収縮作用により投与部位からの局所麻酔薬の吸収を抑制して麻酔作用を持続させる目的で，局所麻酔薬に添加されることがある（表3）.

メチルドパは，高血圧の薬として用いられている. α_2受容体は，中枢神経系[※34]と交感神経節後線維膨大部に存在する. この受容体を刺激すると，中枢性に交感神経活動が低下し，かつ末梢性に交感神経節後線維からのノルアドレナリンの放出が抑制される（図6）. 交感神経抑制の効果は循環系に強く現れ，血圧は低下する. メチルドパは，胎児に対する悪影響が少ないことから，妊娠中の高血圧に対する第一選択薬[※35]の1つとして推奨されている（図8，5章参照）.

チザニジンも中枢性のα_2受容体刺激薬であるが，こちらは中枢性筋弛緩薬として，頸肩腕症候群，腰痛症，および脳血管障害や多発性硬化症などによる痙性麻痺に用いられている. 前述の機序を介した投与初期の急激な血圧の低下に注意する必要がある.

グアンファシンは，2017年に小児期における注意欠陥／多動性障害（AD/HD）の治療薬として承認された.

●表3　主なα受容体刺激薬

受容体選択性	薬	備考
α_1	フェニレフリン	-
	メトキサミン	-
α_2	ナファゾリン	高用量でα_1作用も示す.
	オキシメタゾリン	
	トラマゾリン	-
	クロニジン	-
	グアナベンズ	-
	メチルドパ	妊娠時の高血圧の治療に用いることができる.
	チザニジン	-
	グアンファシン	-

※32 「選択的」の代わりに「特異的」が使われることも多い.

※33 これらの薬物は，高用量を用いるとα_1受容体を介する反応も引き起こす.

※34 延髄の孤束核という部位に，血管を支配している交感神経の活動をコントロールしている血管運動中枢がある.

※35 病気の治療をはじめるときに，最初に効果を観察する薬のこと.

※36 デノパミンはβ_1受容体の部分刺激薬である. また，ドブタミンは弱いβ_2およびα_1受容体刺激作用を併せもっている.

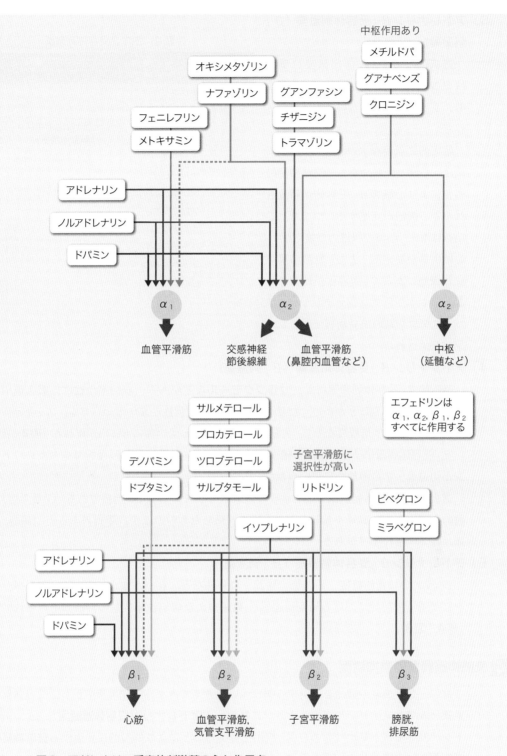

●図8 アドレナリン受容体刺激薬の主な作用点
受容体への親和性はアドレナリンは$\alpha_1 = \alpha_2 = \beta_1 = \beta_2 > \beta_3$，ノルアドレナリンは$\alpha_1 > \alpha_2 > \beta_1 = \beta_3 > \beta_2$，ドパミンは$\beta_1 > \alpha_1 > \alpha_2$

3）アドレナリンβ₁受容体刺激薬（β₁刺激薬）

選択的なβ₁受容体刺激薬に**デノパミン**と**ドブタミン**がある[36]（表4）．ショックや心不全の治療に用いられる．

臨床的に重要なβ₁受容体の存在部位は，心臓と腎臓である．交感神経の興奮により心臓のβ₁受容体が刺激されると心機能が亢進する．つまり，心拍数は増え，心筋の収縮力は強くなり，心拍出量が増える．また，腎臓の傍糸球体細胞にあるβ₁受容体が刺激されると，レニン–アンジオテンシン–アルドステロン系の出発物質であるレニンが分泌される．

●表4　主なβ受容体刺激薬

受容体選択性	薬	備考
非選択的	イソプレナリン（イソプロテレノール）	–
β₁	ドブタミン	弱いβ₂およびα₁受容体刺激作用あり
	デノパミン	部分刺激薬である．
β₂	サルブタモール	–
	ツロブテロール	–
	プロカテロール	–
	サルメテロール	–
	リトドリン	–
β₃	ミラベグロン	
	ビベグロン	

4）アドレナリンβ₂受容体刺激薬（β₂刺激薬）

選択的β₂受容体刺激薬には，**サルブタモール**などがある．経口剤の他に，吸入剤やテープ剤で用いられることが多い．ただ，β₂受容体に選択性が高いといっても，β₁受容体との親和性の差は数十倍程度なので，大量を使用するとβ₁受容体にも作用が現れる（表4，図8）．

β₂受容体刺激は子宮平滑筋も弛緩させるので，子宮選択的なβ₂受容体刺激薬の**リトドリン**が切迫流・早産の治療に用いられている．

選択的β₂受容体刺激薬の最も重要な臨床応用は気管支喘息の治療である（7章参照）．一般的な副作用に，動悸や頻脈などの心臓に関係したもののほか，手指のふるえ（振戦），頭痛，吐気・嘔吐などがある．

5）アドレナリンβ₃受容体刺激薬（β₃刺激薬）

β₃受容体は脂肪組織，消化管，膀胱，骨格筋などに存在が知られている．**ミラベグロン**などが過活動膀胱における尿意切迫感，頻尿および切迫性尿失禁の治療に用いられている（表4，図8）．

4 交感神経興奮効果抑制薬

次に，交感神経の機能を抑制する薬について考えてみよう．作用機序から，受容体部位で直接ノルアドレナリンやアドレナリンに拮抗する**アドレナリン受容体遮断薬**[37]と，ノルアドレナリンやアドレナリンの合成／放出を抑えることにより間接的に作用する**交感神経機能抑制薬**とに大別される（図9）．また，アドレナリン受容体遮断薬は，受容体サブタイプに選択的なものと非選択的なものに分けられる．

受容体遮断薬は，受容体には結合するものの，刺激薬のように細胞内に何らかの情報を発

---

[37] 1章では受容体理論を説明する都合から「拮抗薬（antagonist）」という言葉を用いたが，本章以降では，近年より一般的になりつつある「遮断薬（blocker）」を用いることとする．これら2つの用語の意味は同じである．

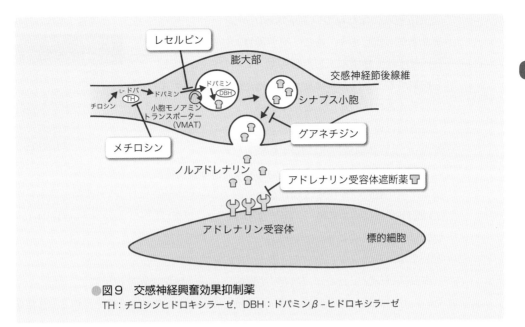

●図9 交感神経興奮効果抑制薬
TH：チロシンヒドロキシラーゼ，DBH：ドパミンβ-ヒドロキシラーゼ

生するということはない[38]．つまり，受容体にただ結合するだけなので，それ自身には細胞の状態を変える力はない．ただ，細胞が神経やホルモンの刺激を受けている場合は事情が異なる．

　例えば，私たちが激しい運動をしているときのことを想像してみよう．体内では交感神経系が活発に活動しており，心臓は高濃度のノルアドレナリンとアドレナリンで刺激されて，目一杯の働きをしている．心臓がこのような状態を保つことができるのは，ノルアドレナリンとアドレナリンがβ_1受容体に結合することができるからである．ここに，β_1受容体遮断薬を作用させると刺激薬の結合が遮断されるため，ノルアドレナリンとアドレナリンによって刺激されるβ_1受容体の数が減少し，交感神経の興奮が弱まったのと同じ状態となる．その結果，心機能は低下し，骨格筋の要求に応えられるだけの血液を送り出すことができなくなってしまう．どのくらい強く交感神経の興奮が抑制されるかは，どのくらいのβ_1受容体が遮断されるかによって決まる．つまり，使用するβ_1受容体遮断薬の量で決まる．

　このように，受容体遮断薬は，受容体が刺激を受けている状態で効果を発揮する．つまり，受容体遮断薬を使うことによって，私たちは神経や内分泌細胞の過剰な活動を自在にコントロールすることができるようになったのである．

1）非選択的α受容体遮断薬と選択的α_1受容体遮断薬

　私たちが正常な血圧を維持できるのは，常に交感神経系がある程度興奮しているため，交感神経節後線維から放出されるノルアドレナリンのα_1受容体刺激作用によって，血管がある程度収縮した状態を保っているからである．また，β_1受容体を介した心臓に対する機能促進の効果も無視できない．したがって，交感神経の活動を止めてしまうと，通常90～100

---

[38] 厳密にいうと，受容体遮断薬とは，平常時（刺激薬がない状態）において認められる受容体活性を低下させないものを指す．現在受容体遮断薬として用いられている薬のなかには，逆作動薬（inverse agonist）とよばれる受容体の活性を平常時よりも低下させるものも含まれている（例：ヒスタミンH_2受容体遮断薬のファモチジンなど）．

mmHg 程度に保たれている平均血圧が 50 mmHg 程度まで下がってしまう．逆に，交感神経の活動が高まると，血圧は上昇する．したがって，交感神経系の活動を抑制することによって高血圧を治療することができると考えるのは，理にかなっている．

安静時の血圧に対する交感神経系[39]の効果は，血管の α_1 受容体刺激作用に起因する．したがって，この受容体を遮断してしまえば，いくら交感神経系が活動しても，血管収縮作用は現れない．したがって，血圧は低下するはずである．実際，**プラゾシンやブナゾシン**などの選択的な α_1 受容体遮断薬が，抗高血圧薬として用いられることがある（表5，5章参照）．

表5　主なα受容体遮断薬

受容体選択性	薬
非選択的	フェントラミン
α_1	プラゾシン
	テラゾシン
	ブナゾシン
	タムスロシン
	ナフトピジル
	シロドシン
	ウラピジル
α_2	ヨヒンビン

タムスロシンなどの α_1 受容体遮断薬は，前立腺肥大が原因で起こる排尿障害の治療にも用いられ，高齢男性の生活の質（Quality of Life）の向上に貢献している（8章参照）．

重大な副作用に，起立性低血圧や急激な低血圧による失神などがある．いずれも α_1 受容体の遮断による血管収縮の抑制が原因であるが，特に初回使用時に注意が必要である．その他，めまい，倦怠感，動悸・頻脈，浮腫，鼻閉などが現れることがある．

フェントラミンやフェノキシベンザミンなどの非選択的な α 受容体遮断薬はかなり以前から見出されていたものの，これらの薬では，期待に反してなかなか安定した降圧作用を得ることができなかった．その原因は，α_1 受容体と同時に α_2 受容体も遮断してしまう点にあった．ノルアドレナリンの放出を抑制する α_2 受容体が遮断されると，神経興奮の程度が変わらなくても，ノルアドレナリンの放出量が増えてしまう．その結果，遮断薬の作用で減った血管平滑筋の α_1 受容体の結合可能数と増えたノルアドレナリンの放出量との間で綱引きが起こってしまい，一定の降圧作用を得ることができなかったというわけである（図10）．

2）選択的 α_2 受容体遮断薬

1）で述べたように，α_2 受容体を遮断すると，交感神経節後線維からのノルアドレナリンの放出量が増える．**ヨヒンビン**は，α_2 受容体に比較的選択的な遮断薬である．医療用医薬品としては用いられていないが，加齢性や心因性の勃起不全の改善を効能とする市販薬に含まれていることがある（表5）．

3）非選択的 β 受容体遮断薬と選択的 β_1 受容体遮断薬

臨床では非選択的な β 受容体遮断薬と選択的な β_1 受容体遮断薬が用いられているが，前者の場合も，薬効は β_1 受容体の遮断作用に基づく．

はじめて実用的な β 受容体遮断薬（以下，β 遮断薬）として登場したのは**プロプラノロール**[40]であり，1962年のことである．それ以来，β 遮断薬は高血圧や虚血性心疾患，不整脈，心不全など，循環器疾患の治療に重要な役割を果たしてきた．また近年，一部の薬は緑内障

---

[39] 厳密には，交感神経—副腎髄質系である．

[40] プロプラノロールを発明した英国のブラック卿（Sir James Whyte Black）は，ヒスタミン H_2 受容体遮断薬のシメチジンの開発にも成功し，循環器疾患と消化器疾患の薬物治療に多大な貢献をした．その功績を讃えて，1988年にノーベル医学・生理学賞が授与された．

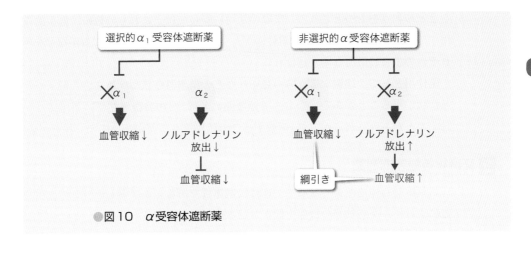

●図10　α受容体遮断薬

●表6　主なβ受容体遮断薬の分類（Prichard分類）

分類		①④受容体選択性	②ISA	③MSA	主な薬
I類	I群	非選択的β遮断薬	+	+	
	II群		−	+	プロプラノロール
	III群		+	−	カルテオロール，ピンドロール
	IV群		−	−	ナドロール
II類	I群	選択的β₁遮断薬	+	+	アセブトロール，エスモロール
	II群		−	+	
	III群		+	−	セリプロロール
	IV群		−	−	メトプロロール，アテノロール，ビソプロロール，ランジオロール
III類	I群	α₁遮断作用を併せもつ非選択的β遮断薬	+	+	ラベタロール（α₁遮断：β遮断＝1：1）
	II群		−	+	カルベジロール（α₁遮断：β遮断＝1：8）
	III群		+	−	
	IV群		−	−	アロチノロール（α₁遮断：β遮断＝1：8）
IV類	IV群	血管拡張作用をもつβ遮断薬	−		ニプラジロール（NO遊離作用と弱いα₁遮断作用を併せもつ非選択的β遮断薬），ベタキソロール（電位依存性L型Ca^{2+}チャネル遮断作用を併せもつ選択的β₁遮断薬）

にも用いられている.

　β遮断薬には多くの種類があるが，それらは①β₁受容体に対する選択性，②β₁受容体に対する部分作動薬としての性質（ISA[※41]），③膜安定化作用（MSA），そして④α₁受容体遮断作用，の有無によって分類されている（Prichard分類，表6）.①が（＋）の薬は，β₂受容体遮断に基づく副作用，例えば気管支喘息発作を誘発する危険性が低いため，慎重投与ではあるが，気管支喘息患者にも使用できる.また心不全や虚血性心疾患を対象とした大規模臨床試験において，②のISA（−）のβ遮断薬の方が優れた予後改善効果を示すと報告されている.④が（＋）の薬は，β遮断により相対的に亢進するα作用の亢進を抑制することにより末梢の血流量低下を抑制できることや，血清脂質や血糖などの代謝面によい影響を与え

※41 受容体を刺激する作用のこと.Intrinsic Sympathomimetic Activityを略して，ISAといわれる.「固有活性」ともいわれる.つまり，固有活性のあるβ遮断薬は，部分作動薬である.

るなどの利点をもつとされる．実際の使用に際しては，これらの他に，直接的な血管拡張作用[※42]を有するか，脂溶性か水溶性か[※43]，どのような合併症を有するかなどを考慮して，それぞれの患者に最適な薬が選ばれる．

　副作用として，徐脈，労作時の息切れなどの循環器症状や，めまい，眠気などの精神神経系症状が出ることがある．なお，β遮断薬の名称[※44]の特徴として，語尾に「…ロール」が付くことがあげられるが，β_2刺激薬もこの語尾をもつ薬が多いので，注意が必要である．

5 交感神経機能抑制薬

　これは受容体遮断薬ではなく，神経伝達物質であるノルアドレナリンの放出を抑制することによって，交感神経の機能を低下させる薬のことである（図9）．

　インド蛇木のアルカロイド[※45]で，小胞モノアミントランスポーターを抑制する**レセルピン**は，高血圧やある種の統合失調症に使われている．

　メチロシンは，チロシンヒドロキシラーゼ阻害薬であり，チロシンからL-ドパを合成する反応を抑制する．褐色細胞腫[※46]の治療に用いられている．

---

4 副交感神経系と薬

　副交感神経は，内臓に広く分布してそれらの機能を調節している．循環系に関しては，副交感神経は心臓の限られた部分[※47]にしか分布しておらず，血管にはほとんど支配が及んでいない．したがって，副交感神経系による循環機能の調節は，主として心拍数の減少によって実現される．交感神経系が心臓と血管のほぼ全域を支配しているのとは，対照的である．

　中枢から出た節前線維は，神経節で節後線維に乗り換えて効果器に至る．交感神経系の場合と異なり，副交感神経系の伝達物質は，節前，節後の両線維とも，アセチルコリンである．また，節後線維の軸索上には，交感神経節後線維と同様に膨大部が認められ，伝達物質のアセチルコリンはこの膨大部から放出される．

1 アセチルコリンの合成，貯蔵，放出，代謝

　アセチルコリンは，交感・副交感神経節前線維と副交感神経節後線維の細胞内で合成され，神経線維の終末あるいは膨大部に存在するシナプス小胞内に貯蔵される．アセチルコリンの合成と代謝の経路は，ノルアドレナリンに比べてはるかに単純である（図11）．

※42 例えばニプラジロールは，分子内から一酸化窒素（NO）を遊離することで，直接血管平滑筋を弛緩させる．この作用は，狭心症の治療に有用である．

※43 脂溶性の薬は脳内へ移行しやすいため，悪夢などの中枢性副作用が現れることがある．また，体内からの消失経路として，脂溶性の薬は肝臓における代謝が，水溶性の薬は腎臓から尿中への排泄が重要となるので，これらの臓器に障害がある患者に投与する場合には，使い分けが必要である．

※44 名称には一般名と商品名があるが，ここで対象にしているのは一般名である．

※45 アルカリ性の植物成分のことをこうよぶ．

※46 副腎髄質や傍神経節の腫瘍．カテコールアミンの過剰分泌により，動悸，頭痛，高血圧，糖尿病などの症状を呈する．診断にはα遮断薬のフェントラミンが用いられる．

※47 副交感神経は心房，洞房結節，房室結節などにのみ分布し，心室には分布していない．

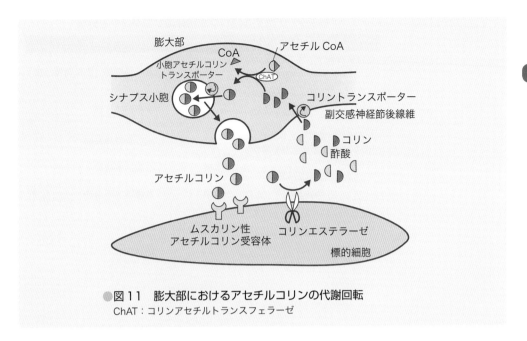

●図11　膨大部におけるアセチルコリンの代謝回転
ChAT：コリンアセチルトランスフェラーゼ

　神経終末部では，**アセチルCoA**と**コリン**からアセチルコリンが合成される．この反応を触媒している酵素は，**コリンアセチルトランスフェラーゼ**[※48]である．アセチルコリンは直径30〜50 nmのシナプス小胞内に蓄えられ，神経興奮に応じて**開口分泌**によりシナプス間隙に放出される．放出されたアセチルコリンはシナプス後膜上のアセチルコリン受容体に結合して神経興奮の情報を伝達するが，すみやかに**コリンエステラーゼ**[※49]によりコリンと酢酸に分解されることで活性を失う．コリンはトランスポーターで再び神経細胞内に取り込まれ，アセチルコリンの合成に再利用される．

② アセチルコリン受容体（コリン作動性受容体）

　神経節に存在するアセチルコリン受容体は，交感神経の場合も副交感神経の場合もN_N受容体であることはすでに述べたが，副交感神経節後線維で支配される細胞に存在するのは**ムスカリン性アセチルコリン受容体（M受容体）**[※50]である．ともにアセチルコリンで刺激される受容体であるが，それらの型は全く異なる（表7）．

　M受容体には，$M_{1〜5}$の5つのサブタイプがある．M_1受容体は，脳，特に大脳皮質や海馬などの神経細胞や神経節に発現しており，シナプス伝達を調節しているとの報告がある．心臓の洞房結節や房室結節にはM_2受容体が発現しており，心拍数を低下させる働きがある（5章参照）．また，M_3受容体は広く内臓領域に分布しており，ほとんどの副交感神経機能を仲介している．M_4およびM_5受容体は脳に存在することが示されているが，その機能の詳細は不明である．

　M受容体は，いずれのサブタイプもGタンパク質と共役している細胞膜7回貫通型受容体

※48　コリンアセチラーゼともいう．
※49　シナプスに存在するのは，厳密には「アセチルコリンエステラーゼ」である．
※50　毒キノコ（ベニテングタケ）に含まれるムスカリンで刺激されることから，こう名付けられた．

●表7　アセチルコリン受容体のサブタイプと分布

受容体の型	サブタイプ	分布
ニコチン性アセチルコリン受容体 （イオンチャネル内蔵型受容体）	N_N	自律神経節, 副腎髄質, 脳
	N_M	神経筋接合部
ムスカリン性アセチルコリン受容体 （Gタンパク質共役型受容体）	M_1	脳, 自律神経節
	M_2	心臓, 各種腺・平滑筋
	M_3	各種腺・平滑筋
	M_4	脳
	M_5	脳

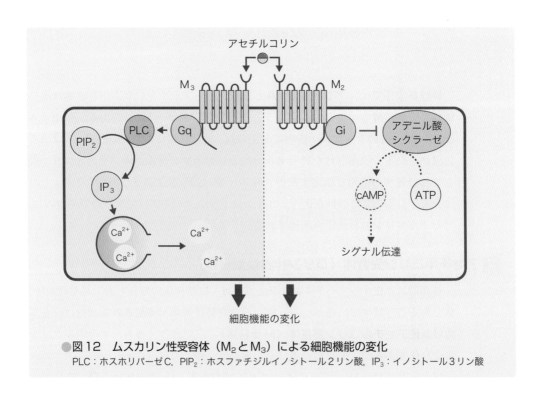

●図12　ムスカリン性受容体（M_2とM_3）による細胞機能の変化
PLC：ホスホリパーゼC, PIP_2：ホスファチジルイノシトール2リン酸, IP_3：イノシトール3リン酸

である．M_2受容体は，G_iタンパク質を活性化することにより**アデニル酸シクラーゼ**を阻害し，**cAMP**の産生を減少させる．M_3受容体はG_qタンパク質を介して**ホスホリパーゼC（PLC）**を活性化し，**イノシトール三リン酸（IP_3）**の産生を促進して，細胞内貯蔵部位からのCa^{2+}遊離を引き起こす（図12）．その結果，細胞内の遊離Ca^{2+}濃度が上昇して，細胞機能が変化する．

　　副交感神経が興奮したのと同様の効果を引き起こす薬は，作用様式より次の2種類に分類される．**1）直接型**：M受容体刺激薬と，**2）間接型**：アセチルコリンの分解酵素であるコリンエステラーゼを阻害して，神経由来のアセチルコリンの作用を増強する薬（コリンエステラーゼ阻害薬）である．

1）直接型：M受容体刺激薬

　　まず，アセチルコリンの作用について考えてみよう．

　　アセチルコリンは，4級アンモニウムという常に＋電荷を有するイオンの状態で存在するため，水には非常に溶けやすいが，油にはきわめて溶けにくい．つまり，脂質でできた細胞膜を通り抜けることができない．したがって，消化管から吸収されないので，注射でしか使うことができない．また血液脳関門を通過することができないので，末梢に投与されたアセチルコリンは中枢作用を示さない．

　　アセチルコリンを静脈内に投与すると[※51]，すみやかに全身にM受容体刺激作用[※52]が現れる．アセチルコリンはN_N受容体も刺激[※53]するが，その作用は，M受容体を十分に遮断したうえでM受容体の刺激に必要な量の1,000倍程度の大量を投与しないと，観察することができない．

　　アセチルコリンによってM受容体が刺激されると，循環系では持続の短い[※54]心拍数の減少と降圧が認められる（図13）．ここでみられる降圧反応は，心臓のM_2受容体刺激に基づく心拍数の低下と，M_3受容体刺激によって血管内皮細胞から遊離される一酸化窒素（NO）と内皮由来過分極因子[※55]によって引き起こされる血管拡張が原因である．ただ，アセチルコリンの静注で引き起こされる降圧反応は，副交感神経系の興奮で現れる降圧反応と全く同じというわけではない．副交感神経系が興奮すると確かに血圧は低下するが，それは心拍数の

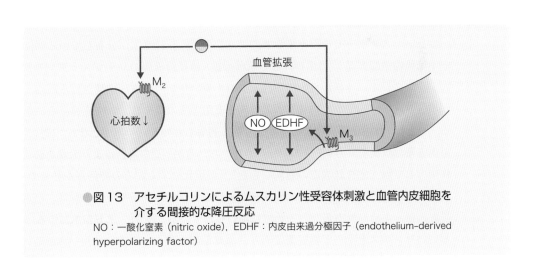

●図13　アセチルコリンによるムスカリン性受容体刺激と血管内皮細胞を
　　　　介する間接的な降圧反応
NO：一酸化窒素（nitric oxide），EDHF：内皮由来過分極因子（endothelium-derived
hyperpolarizing factor）

※51 アセチルコリンの静脈内注射は危険なので，臨床的には筋肉内注射または皮下注射で用いられる．
※52 これをムスカリン様作用という．
※53 これをニコチン様作用という．
※54 投与量にもよるが，通常，数十秒～1分程度．
※55 その本体はいまだに明らかにされていない．

●表8　主な直接型副交感神経作動薬

薬	ムスカリン様作用	ニコチン様作用	コリンエステラーゼ感受性
ピロカルピン	○	△	×
ベタネコール	○	×	×
カルバコール	○	○	×
メタコリン	○	△	○
アセチルコリン	○	○	○

○：あり，△：弱い，×：なし．

減少が原因である[※56].

　その他の臓器では，次のような反応がみられる．消化管，気管支，子宮，膀胱，および胆嚢の平滑筋は収縮し，自動能[※57]が亢進する．また，唾液，胃液などの消化液や汗，気管支粘液などの分泌が亢進する．眼では瞳孔括約筋が収縮して縮瞳状態となり，毛様体筋が収縮するため，焦点が近点に固定される（近視）．

　アセチルコリンは作用の持続が短く，また作用する臓器も広範囲に及ぶため，その臨床応用は麻酔後の腸管麻痺，急性胃拡張，円形脱毛症，肩こりなどに限られる．このようなアセチルコリンの欠点を改善するため，化学的に合成したり天然物から抽出したりすることで，新しいM受容体刺激薬が開発されてきた（表8）．消化管に選択性の高い**ベタネコール**や主に緑内障などの眼疾患に使用される**ピロカルピン**が，その代表的なものである．これらは，経口投与でも使うことができ，使いやすさは大いに向上した．

　M受容体刺激薬の一般的な副作用としては，前述の機序で生じる毛様体や結膜の充血，視力低下などの眼症状，不整脈などの循環器症状，悪心・嘔吐，下痢などの消化器症状のほか，喘息発作，低血圧，尿閉，流涎，発汗などがある．

2）間接型：コリンエステラーゼ阻害薬

　コリンエステラーゼを阻害すると，コリン作動性神経終末が分布している部位（副交感神経系節後線維膨大部，自律神経節の節前線維-節後線維間のシナプス，運動神経-骨格筋間のシナプス）で，神経から放出されるアセチルコリンの分解が抑制されるため，神経の機能が増強される．低用量のコリンエステラーゼ阻害薬の効果は，副交感神経系に選択的に現れる．つまり，体内は副交感神経系がより強く興奮したのと同じ状態となる．コリンエステラーゼ阻害薬は重症筋無力症[※58]の治療にも用いられるが，その場合はより大量を必要とする．副作用として副交感神経機能の過剰な亢進[※59]が現れやすくなるので注意が必要である．

　臨床では，**ネオスチグミン**や**ジスチグミン**などが慢性胃炎や，腸管麻痺，弛緩性便秘症，排尿困難，重症筋無力症などの治療に用いられている（表9）．**エドロホニウム**は作用時間の短いコリンエステラーゼ阻害薬であり，重症筋無力症などの診断に用いられる．副作用に，

※56 ほとんどの血管は副交感神経支配を受けていないため，副交感神経が興奮しても血管拡張は起こらないからである．

※57 心臓などがリズムを刻むように脱分極をくり返すこと．

※58 骨格筋のニコチン性アセチルコリン受容体（N_M受容体）に自分の抗アセチルコリン受容体抗体が結合することで引き起こされる自己免疫疾患．運動神経と骨格筋の間の伝達が阻害され，筋肉が疲れやすくなり，筋力が低下する．

※59 重篤な場合をコリン作動性クリーゼという．このような副作用が現れた場合には，直ちにコリンエステラーゼ阻害薬の使用を中止し，抗コリン薬を投与する．

●表9　主な間接型副交感神経作動薬（コリンエステラーゼ阻害薬）

	作用持続時間	薬
可逆的	長い（経口投与で約72時間）	ジスチグミン
	中程度（経口投与で約2～4時間）	ピリドスチグミン
	中程度（経口投与で約3～6時間）	ネオスチグミン
	中程度（経口投与で約4～8時間）	アンベノニウム
	短い（静脈内投与で10～30分）	エドロホニウム
不可逆的	–	パラチオン
	–	マラチオン
	–	サリン

血圧降下，徐脈，気管支痙攣，気道・唾液分泌過多，下痢，発汗，筋攣縮，縮瞳などがあるが，いずれも副交感神経から放出されるアセチルコリンの作用が増強されて現れる反応である．どの薬もアセチルコリンと同様に4級アンモニウムという脂溶性の低い構造を有するため，消化管からの吸収はよくない．また，中枢神経系にも移行しにくい．

医薬品として用いられているこれらの薬の作用は可逆的であるが，不可逆的な阻害薬も存在する．有機リン化合物とよばれる一群の薬がそれであり，農薬の**パラチオン**や**マラチオン**，「地下鉄サリン事件」で使用された**サリン**などが含まれる（表9）．現在，臨床的に用いられている薬はない．有機リン化合物中毒に陥った場合は，M受容体遮断薬のアトロピン（後述）で副交感神経症状を抑制し，PAMやDAMなどのコリンエステラーゼ再賦活薬により抑制されているコリンエステラーゼの再賦活化を図る．

4 副交感神経興奮効果抑制薬

次に，副交感神経の機能を抑制する薬について考えていこう．作用機序から，受容体部位で直接アセチルコリンに拮抗する**ムスカリン性アセチルコリン受容体遮断薬（抗コリン薬）**と，アセチルコリンの合成／遊離を抑えることにより間接的に作用する**副交感神経機能抑制薬**および**自律神経節遮断薬**に大別される（表10，図14）．また，抗コリン薬は，受容体サブタイプに非選択的なものと選択的なものに分けられる．

1）非選択的M受容体遮断薬（非選択的抗コリン薬）

ナス科植物のアルカロイドである**アトロピン**などがある．非選択的抗コリン薬を投与すると，副交感神経の影響が全般的に抑制されるため，体内では交感神経が優勢となる．

アトロピンの作用は心臓，腸管，気管支に現れやすく，表11のような薬理作用を示す．アトロピンには，作用の消失に長時間を要することや，中枢神経系の副作用を示すといった欠点があるため，それらを補う目的で種々の合成抗コリン薬が開発されている．

作用時間という点では，持続の短い**トロピカミド**[※60]などが開発され，眼底検査の際などに散瞳薬として用いられている．

中枢神経系の副作用を回避するという点からは，**ブチルスコポラミン**をはじめとする合成4級アンモニウムの抗コリン薬が主に消化管運動の抑制（腹痛の際の鎮痙や過敏大腸症など）

※60 作用は20～40分で最大となり，約6時間で消失する．アトロピンの場合，作用の消失には数日間を要する．

●表10　主な副交感神経興奮効果抑制薬

三級アミン 非選択的抗コリン薬	アトロピン
	トロピカミド
	シクロペントラート
	ピペリドレート
	トルテロジン
四級アンモニウム塩非選択的抗コリン薬（鎮痙薬）	ブチルスコポラミン
	プロパンテリン
	N-メチルスコポラミン
	メペンゾラート
三級アミン非選択的抗コリン薬（中枢性）	トリヘキシフェニジル
	ビペリデン
M_1 受容体選択性	ピレンゼピン
M_3 受容体選択性	イプラトロピウム
	チオトロピウム
	ソリフェナシン
M_1/M_3 受容体選択性	イミダフェナシン
神経終末からの ACh 放出抑制	A型ボツリヌス毒素
	B型ボツリヌス毒素
コリントランスポーター抑制	ヘミコリニウム
小胞アセチルコリントランスポーター抑制	ベサミコール
神経節遮断薬	ヘキサメトニウム
	ニコチン

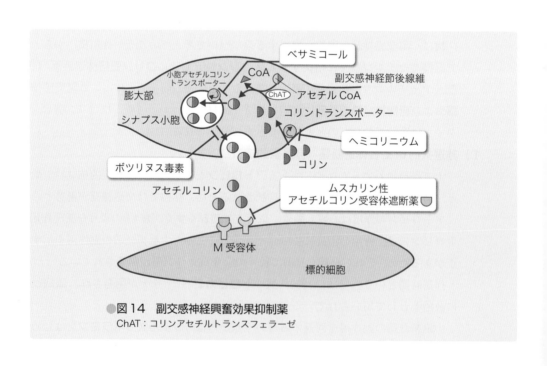

●図14　副交感神経興奮効果抑制薬
ChAT：コリンアセチルトランスフェラーゼ

●表11　アトロピンの薬理作用

循環器系	心臓迷走神経によるペースメーカー細胞への抑制が取り除かれるため，頻脈となる．多くの場合，血圧には大きな変化は現れない．
消化器系	消化管の緊張と運動を低下させ，胃液分泌を減少させる．
呼吸器系	気管支平滑筋を弛緩させ，気道分泌を抑制する．
腺分泌	すべての腺分泌を抑制するが，特に汗腺と唾液腺で著しい．そのため，口腔と皮膚が乾燥する．
眼	副交感神経による瞳孔括約筋の収縮を抑制するため，明暗に対する瞳孔径の調節ができなくなって，瞳孔は散大する．視野はまぶしくなり，日中の戸外ではサングラスなしでは過ごせなくなる．また，副交感神経による毛様体筋の調節を麻痺させるため，焦点は遠方に固定されて，近くのものが見えにくくなる*．眼内圧が上昇するため，緑内障を悪化させる．
その他の臓器	膀胱，尿管，胆管などの緊張と運動を抑制する．
中枢神経系	興奮作用を示す**．

＊ 前述のアセチルコリン投与時の近視と反対にこれを遠視性の調節障害という．
＊＊ 類似の薬であるスコポラミンは，逆に鎮静作用を示す．

に用いられている．

　逆に**トリヘキシフェニジル**などの中枢に移行しやすい抗コリン薬は，主に薬剤性パーキンソニズムの治療に用いられている．

　末梢臓器における副交感神経系の興奮効果は，心拍数の調節を除いてほとんどがM_3受容体の刺激を介して現れることに加えて，多くの抗コリン薬は臓器に対する選択性が低いため，抗コリン薬を用いる際は目的とする臓器以外に副作用が現れやすいことに留意する．

2）選択的M受容体遮断薬（選択的抗コリン薬）

　ここでは，受容体サブタイプに対する選択性という観点から，新しいタイプの抗コリン薬について解説する．ただし，前述のように，末梢臓器における副交感神経系の興奮効果は，心拍数の調節を除いてほとんどがM_3受容体の刺激を介して現れるので，副作用という点では，M_3受容体だけを狙い撃ちすることにあまり大きなメリットはない．

　ピレンゼピンは比較的選択的なM_1受容体遮断薬である．M_1受容体は主に中枢神経系や神経節に存在する．ピレンゼピンは抗消化性潰瘍作用を示すが，その作用はM_3受容体遮断作用による（6章で詳説）．

　イプラトロピウムや**チオトロピウム**は，比較的選択的なM_3受容体遮断薬である．4級アンモニウム塩であり，消化管や気道粘膜・肺などからは全く吸収されないので，吸入で気管支喘息や慢性閉塞性肺疾患の患者などに用いられている．

　また，**ソリフェナシン**は，唾液腺など，他の臓器に存在するM_3受容体に比較して，特に膀胱平滑筋のM_3受容体に低濃度で作用することが知られている（8章参照）．**イミダフェナシン**はM_1とM_3受容体に選択性を示す遮断薬であり，唾液腺よりも膀胱排尿筋に対する組織選択性が高いといわれている．高齢社会の到来を反映して，高齢者の生活の質を改善する薬が種々開発されているが，これらの過活動膀胱における尿意切迫感，頻尿，および切迫性尿失禁の改善・治療薬もその1つである．

3）副交感神経機能抑制薬

　ボツリヌス毒素は，自律神経節前線維や，副交感神経節後線維，運動神経などのコリン作動性神経の前シナプス部においてアセチルコリンの開口分泌を阻害し，コリン作動性伝達を遮

断する（図14）．日本では，A型ボツリヌス毒素が眼瞼痙攣や片側顔面痙攣，痙性斜頸，重度の原発性腋窩多汗症，斜視などに，B型ボツリヌス毒素が痙性斜頸に対して使用されている．また，A型ボツリヌス毒素は，美容目的で，65歳未満の成人の眉間や目尻の表情皺に対しても使用されている．通常，筋肉内に投与されるが，多汗症の治療の際は皮下に投与する[61]．

　ボツリヌス毒素はボツリヌス菌が産生する毒素であり，最強の毒物の1つである．食中毒による死亡事故で注目されることがあるが，臨床で用いるのは微量である．過剰に投与すると呼吸困難や筋無力症などの中毒症状を起こすことがある．

　ベサミコールは，コリン作動性神経の前シナプス部において，小胞アセチルコリントランスポーターを抑制し，アセチルコリンの合成を阻害することで，コリン作動性伝達を遮断する．**ヘミコリニウム**は，コリン作動性神経のシナプス前膜に存在するコリントランスポーターを阻害することによりコリンの再取り込みを抑制する．その結果，アセチルコリンの合成が阻害されるため，コリン作動性伝達が遮断される．

4）自律神経節に作用する薬

　自律神経節における化学伝達は複雑である．その全体像はいまだ十分に明らかにされていないが，間違いなくその中心はアセチルコリンである．N_N受容体を介して節前線維から節後線維へ興奮の伝達が行われるのはこれまで解説したとおりである．

　高血圧の薬として**ヘキサメトニウム**など，数種類の神経節遮断薬が用いられた時代もあったが，現在は唯一，受容体の名称の起源となった**ニコチン**が禁煙補助薬として用いられているのみで，神経節に作用する薬の臨床的意義は消滅した．

　ニコチンは，たばこの葉から得られるアルカロイドである．少量では節後線維細胞に一過性の興奮を，また大量では初期の興奮に続いて持続的な抑制を引き起こす．具体的には，少量では交感神経－副腎髄質系症状として血圧上昇が，副交感神経症状として吐き気・嘔吐，下痢，徐脈などが，また中枢神経症状として精神錯乱，呼吸興奮などがみられる．しかし，大量では，これらの反応は血圧下降，頻脈，呼吸困難に転じる．また，骨格筋のニコチン性アセチルコリン受容体（N_M受容体，3章参照）に作用して，線維束攣縮[62]を起こす．

---

[61] 汗腺を支配する交感神経節後線維はコリン作動性なので，ボツリヌス毒素は汗腺の活性化を抑制することができる．
[62] 筋単位で起こる部分的収縮のこと．

□ 恒常性（ホメオスタシス）の維持には，交感神経系と副交感神経系の2つの系統からなる自律神経系が重要な働きをしている．

□ 交感神経系は「闘争」と「逃走」の神経，副交感神経系は「休養」と「栄養」の神経といわれるように，これらの神経系は多くの臓器でおおむね逆の反応を引き起こす．

□ 交感神経も副交感神経も，中枢神経系から出て末梢の被支配細胞に至るまでの間に，神経節で1回，神経細胞を乗り換える．ただし，副腎髄質は，交感神経節前線維に直接支配されている．

□ 交感神経節後線維から放出される神経伝達物質は，一部の例外を除き，ノルアドレナリンである．副交感神経節後線維と両神経の節前線維から放出される神経伝達物質はアセチルコリンである．

□ どちらの神経系に対しても，その機能を模倣・促進する薬（主に受容体刺激薬）と抑制する薬（主に受容体遮断薬）がある．

3章 体性神経系に作用する薬

末梢神経系は，2章で述べたとおり，体性神経系と自律神経系の2系統に大別される．体性神経系の場合，求心路は感覚神経であり，遠心路は運動神経である．本章では，感覚神経に作用して痛覚の伝導を抑制する局所麻酔薬と，運動神経終末と骨格筋との間で興奮が伝達される神経筋接合部に作用して骨格筋を弛緩させる神経筋遮断薬について解説する．

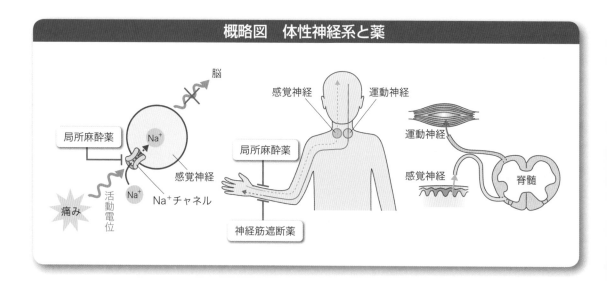

概略図　体性神経系と薬

1 局所麻酔薬

1 局所麻酔薬とは

　　痛みによる苦痛やストレスを予防，軽減除去するため，意識を消失させずに，適用した局所の感覚を可逆的に鈍麻させる際に用いられる薬である．

　　最初に臨床で使用された局所麻酔薬は**コカイン**である．コカインは*Erythroxylon coca*という喬木の葉から得られるアルカロイドで，古くからアンデスの原住民はコカの葉を噛むことによって，陶酔感や高揚感などの精神作用を体験してきた．

　　1884年にコカインがはじめて眼科手術に用いられ，それから数年のうちに，浸潤麻酔薬や

伝導麻酔薬（後述）として広く用いられるようになった．しかし，コカインは強い毒性や，中枢興奮作用，習慣性などを示すことが明らかにされたため，そのような作用をもたない誘導体[※1]である**プロカイン**（1905年）や**リドカイン**（1948年）などの多くの合成局所麻酔薬が開発され，現在まで用いられ続けている．局所麻酔薬の適用法を以下にまとめる．

1）表面麻酔

粘膜・角膜・皮膚創傷面に局所麻酔薬を布することにより，その部分の感覚を鈍麻させる．吸収されにくい薬や毒性の低い薬が用いられる．気管挿管時や眼科手術時などに適用される．

2）浸潤麻酔

手術部位およびその近傍の皮下や粘膜下に局所麻酔薬を注射し，周囲組織に浸み込ませることで，ある程度の広がりをもった領域の感覚を麻痺させる．歯科領域で頻繁に行われている麻酔法で，齲歯の治療時などに歯茎に薬を注入して，ドリルによる齲蝕部位の削除などが行われる．後述のようにアドレナリンを添加した注射液を用いることが多い．

3）伝達麻酔[※2]

神経線維の集まる神経幹や神経叢などの近くに局所麻酔薬を注入して，それらの神経が支配している組織の感覚をまとめて消失させる．神経ブロックともいう．

4）脊髄くも膜下麻酔

脊髄のくも膜下腔に局所麻酔薬を注入して，脊髄の前根および後根のレベルで伝導を遮断する（図1）．広い領域の感覚を消失させることができるが，前根には交感神経も含まれるので，交感神経の麻痺による強い降圧を招きやすい．局所麻酔薬は第2腰椎と第5腰椎の間に注入されることが多く，これは**腰椎麻酔**（脊椎麻酔）といわれる．

5）硬膜外麻酔

脊椎の硬膜外腔に局所麻酔薬を注入することにより，感覚神経を選択的に麻痺させる（図1）．前根の運動神経の一部に遮断が及ぶことがある．

2 局所麻酔薬の種類

局所麻酔薬は，その化学構造から**エステル型**と**アミド型**の2種類に大別される．

エステル型の局所麻酔薬は，適用部位から吸収されると血中の**偽性コリンエステラーゼ**によってすみやかに分解されるため，全身作用は現れにくい．エステル型局所麻酔薬の表面麻酔効力には，組織中のエステラーゼによる分解速度，適用部位からの浸透速度，そして血中への吸収速度が関係する．脳脊髄液のエステラーゼ活性は低いので，中枢神経系における代謝は遅い．

アミド型は主に肝臓で代謝されるため，エステル型よりも安定性が高い．

3 局所麻酔薬の作用機序と副作用

局所麻酔薬はイオン型と非イオン型の平衡状態で存在している．脂溶性の高い非イオン型の局所麻酔薬が細胞膜を通過して細胞内に入る．細胞内で再びイオン型となった局所麻酔薬

※1　もとの化合物の基本的な構造には大幅な変更を加えずに，官能基または原子の導入，除去，置き換えや，酸化，還元などの改変がなされた化合物のこと．

※2　伝導麻酔ともいう．

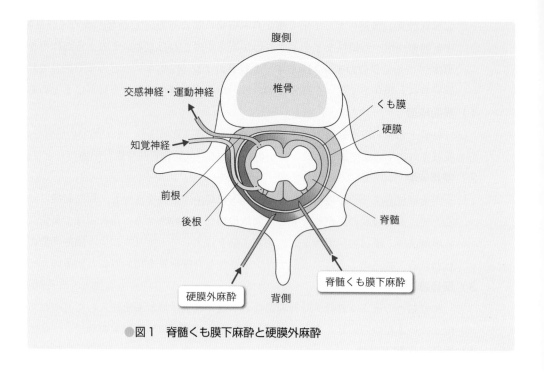

●図1　脊髄くも膜下麻酔と硬膜外麻酔

が，内側から**電位依存性Na⁺チャネル**に結合し，細胞外から細胞内へのNa⁺の流入を遮断することにより，活動電位（興奮）の発生および伝導が抑制される（図2）[3]．したがって，局所麻酔薬は，神経のみならず，心筋や骨格筋など，電位依存性Na⁺チャネルがあるすべての細胞に作用する．

　局所麻酔薬に対する神経の感受性は線維が細いほど高いため，局所麻酔薬の作用は神経線維の細さに応じて，交感神経節後線維→感覚神経（痛覚→冷感→温感→触覚→圧覚）[4]→運動神経の順に現れる．

　適用局所の血流量を減少させ，局所麻酔薬の全身循環への吸収を遅らせることにより，局所麻酔薬の作用持続時間を延長し，全身毒性を減らす目的で，局所麻酔薬に**血管収縮薬のアドレナリン**[5]を添加することがある．しかし，局所血流量の減少は，組織の壊死を引き起こすことがあるので，指趾，耳介，陰茎などの身体の末端部に用いる場合は，アドレナリンを添加しない．

　局所麻酔薬は感覚神経ばかりでなく，電位依存性Na⁺チャネルが存在する自律神経，運動神経，中枢神経，心筋，骨格筋などの機能を障害する可能性がある．その危険性は，局所麻酔薬の血中濃度に依存する．

※3　炎症部位では細胞外にH⁺が多く，イオン型の局所麻酔薬が多くなるため，局所麻酔薬が効きにくくなる．歯肉炎が起きている場合，抗生物質などを投与して炎症を抑えてから齲歯（うし）の治療を行うのはそのためである．

※4　感覚の種類によって，それを伝える神経線維の太さが異なるため．

※5　歯科・口腔外科領域において，患者の状態によってアドレナリンを使うことができない場合は，不整脈を誘発する危険が少なく，主に毛細血管の静脈側に収縮をきたす合成下垂体後葉ホルモンのフェリプレシンが添加された製剤を用いることがある．また，上気道粘膜の表面麻酔の際には，α刺激薬のナファゾリンが用いられることもある．

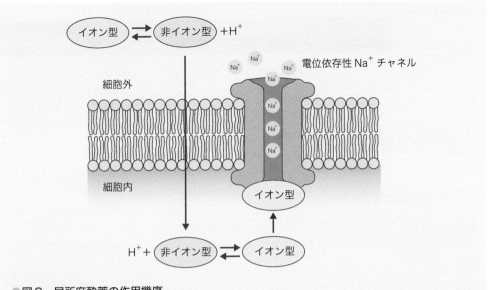

●図2　局所麻酔薬の作用機序

局所麻酔薬は，イオン型と非イオン型の平衡状態で存在している．脂溶性の高い非イオン型の局所麻酔薬が細胞膜を通過して細胞内に入る．細胞内で再びイオン型となった局所麻酔薬が，内側から電位依存性Na⁺チャネルに結合し，遮断する．

1）循環系

　高濃度の局所麻酔薬が心臓に作用すると，負の変伝導[※6]作用により心停止を含む不整脈を起こすことがある．また，局所麻酔薬の多くは細動脈を拡張させるので，血圧を下降させることがある．

2）中枢神経系

　局所麻酔薬で最もよくみられる中枢性の副作用は眠気である．中枢神経系に局所麻酔薬が作用すると，まず神経過敏や振戦が現れ，やがて痙攣に至る見かけの興奮状態を示す．これは，抑制性神経が抑制されることによる．局所麻酔薬の濃度がさらに上昇すると，全般的な抑制状態に移行し，呼吸麻痺から死に至ることがある．

3）アレルギー反応

　体内でタンパク質などの高分子と結合することで抗原性のあるアレルゲンとなり，種々のアレルギー反応やアナフィラキシーショックを起こすことがある．エステル型の局所麻酔薬で比較的頻度が高いが，アミド型の局所麻酔薬でも起こりうる．

4 局所麻酔薬各論

　コカインは最初に使用された局所麻酔薬である．エステル型局所麻酔薬の原型であるが，毒性と依存性のため，現在はほとんど用いられていない．コカインは中枢神経系のシナプスにおけるドパミンの再取り込み抑制に起因する多幸感をもたらすため，麻薬に指定されている．

　プロカインは世界初の合成局所麻酔薬であり，エステル型である．効力は弱いが毒性も少

※6　心房筋，刺激伝導系（His束，Purkinje線維）の細胞，および心室筋に存在するNa⁺チャネルが抑制されて，心臓における興奮（活動電位）の伝わるスピードが遅くなること．

●表　主な局所麻酔薬の適応

型	一般名	適応				
		表面	浸潤	伝達	脊髄	硬膜外
エステル型	コカイン	○				
	プロカイン		○	○	○	○
	テトラカイン	○	○	○	○	○
アミド型	リドカイン	○	○	○		
	ブピバカイン			○	○	○
	レボブピバカイン			○		○
	ロピバカイン			○		○
	ジブカイン*		○	○		○
	プロピトカイン		(歯科)	(歯科)		
	オキセサゼイン	(胃・腸)				

＊ジブカインの表面麻酔用製剤と脊髄くも膜下麻酔用製剤は本邦では発売中止となっている.

ない．浸透性が低いので表面麻酔には用いられない．血管拡張作用があるため，アドレナリンと併用することが多い.

　リドカインは最初に合成されたアミド型の局所麻酔薬であり，現在，臨床で最も広く用いられている．麻酔作用が強く，速効性でプロカインよりも作用持続時間が長い．脊髄くも膜下麻酔以外のすべての局所麻酔に広く用いられる．主に肝臓の薬物代謝酵素で代謝される．静脈内投与で，抗不整脈薬としても用いられる．まれに頻脈，不整脈，急激な体温上昇，筋強直，血液の暗赤色化（チアノーゼ），過呼吸，高カリウム血症，ミオグロビン尿（ポートワイン色尿）などを伴う重篤な悪性高熱が現れることがある.

　オキセサゼインはコカインの500倍という非常に強力な局所麻酔作用を有する．他の局所麻酔薬とは異なり，強酸性下でも局所麻酔作用を発揮するため，胃炎や胃・十二指腸潰瘍，過敏性大腸炎などに伴う疼痛，酸症状，悪心・嘔吐などに用いられる.

　他にも多くの合成局所麻酔薬が使用されているが，主に粘膜や皮膚の表面麻酔に用いられる薬や，歯科領域の使用に限定される薬など，薬の特性に応じて使い分けがなされている（表）.

2 神経筋遮断薬

1 骨格筋収縮のプロセス

　運動神経（下位運動ニューロン）は骨格筋を支配する有髄神経で，細胞体は脊髄前角や脳幹に存在する．錐外筋を支配する太く（12〜20 μm）伝導速度の速い（70〜120m/秒）Aα線維と，錐内筋を支配する細く（3〜6 μm）伝導速度の遅い（15〜30 m/秒）Aγ線維に分類される．神経線維は枝分かれして無髄の神経終末部となり，骨格筋側の終板との間に**神経筋接合部**とよばれるシナプスを形成する（図3）．神経終末部には神経伝達物質の**アセチルコリン**を含む多くのシナプス小胞が存在し，終板部にはニコチン性アセチルコリン受容体（N$_M$

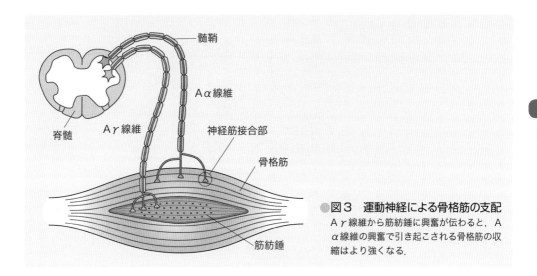

● 図3　運動神経による骨格筋の支配
Aγ線維から筋紡錘に興奮が伝わると，A α線維の興奮で引き起こされる骨格筋の収縮はより強くなる.

受容体)[7] とアセチルコリンエステラーゼが局在する.

　軸索を伝わってきた活動電位が終末部に達すると，細胞膜上のCa^{2+}チャネルからCa^{2+}が細胞内に流入し，終末部のCa^{2+}濃度が上昇する．その結果，シナプス小胞がシナプス前膜と融合し，蓄えられているアセチルコリンが神経筋接合部に放出される（開口分泌）[8].

　神経筋接合部に放出されたアセチルコリンは，終板にあるN_M受容体を刺激する一方で，アセチルコリンエステラーゼによってすみやかに分解されて活性を失う．骨格筋の収縮を担う神経伝達物質の重要な機能として，作用の発現がすみやかであることとともに，作用の消失もすみやかであることがあげられる．放出されたアセチルコリンの作用がいつまでも持続していたのでは，短時間のうちに反復する運動ができなくなるからである.

　N_M受容体は非選択的なイオンチャネル内蔵型受容体であり，アセチルコリンの刺激によりチャネルが開口すると，骨格筋細胞内に陽イオンが流入して脱分極が引き起こされ，**終板電位**とよばれる膜電位の上昇が起きる．終板電位が骨格筋細胞膜に存在する電位依存性Na^+チャネルの閾値に達すると，細胞内に急激な一過性のNa^+流入が起こり，**活動電位**が発生する．その結果，**筋小胞体**に蓄えられていたCa^{2+}が細胞質中に放出され，細胞質のCa^{2+}濃度が上昇して，骨格筋が収縮する．骨格筋で起こるこの細胞膜の脱分極から筋収縮までの一連の過程を，**興奮収縮連関**とよぶ（図4）.

2 神経筋遮断薬

　終板のN_M受容体を遮断することでアセチルコリンによる神経筋伝達を抑制し，骨格筋を弛緩させる薬を**神経筋遮断薬**[9] とよぶ（図4）.

※7　自律神経節や中枢神経系に存在するニコチン性受容体（N_N受容体）も類似の構造を有するが，受容体を構成するサブユニットの種類が異なる.

※8　ここまでは神経終末部で起きる出来事だが，ここから先は骨格筋で起きる出来事なので，きちんと区別して考えなければならない.

※9　作用部位が末梢にあることから末梢性筋弛緩薬に含まれる．中枢神経系に作用点を有する中枢性筋弛緩薬（4章で触れる）もある.

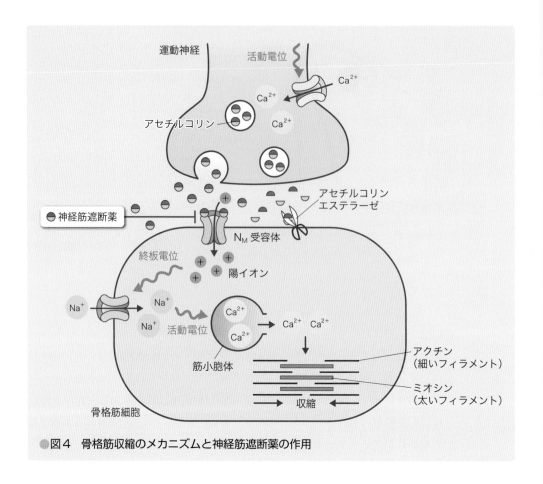

●図4　骨格筋収縮のメカニズムと神経筋遮断薬の作用

　神経筋遮断薬は，その作用様式から**競合性遮断薬**と**脱分極性遮断薬**に大別される．構造上の特徴として，①分子内にアセチルコリンと類似の構造を有する，②分子内に生体膜を通過しにくい第4級アンモニウム構造を有する，の2点をあげることができる．神経筋遮断薬の作用は，まず眼瞼筋や外眼筋などの小型の筋に現れ，ついで躯幹や四肢の大型の筋に弛緩及び，最後に肋間筋と横隔膜が麻痺して呼吸停止に至る．

1）競合性遮断薬

　終板のN_M受容体においてアセチルコリンと競合的に拮抗し，神経筋伝達を遮断することにより骨格筋を弛緩させる．神経終末部からのアセチルコリンの放出や骨格筋の興奮性には影響を与えない．

❶ *d*-ツボクラリン

　最初に臨床応用がなされた神経筋遮断薬は，南米の原住民が矢毒として用いていたクラーレである[10]．*d*-ツボクラリンはクラーレに含まれる数種のアルカロイドのうちの1つである．現在，臨床では用いられていない．

❷ ベクロニウム

　筋弛緩作用は*d*-ツボクラリンよりも強い．自律神経節遮断作用やヒスタミン遊離作用はな

※10 実際，南米の原住民はクラーレを塗った毒矢で殺した動物を食用にしていた．この事実から，クラーレは筋肉内や血液中に注入されると骨格筋を麻痺させるが，消化管からは吸収されないことがわかる．

く，循環器系への影響は少ない．全身麻酔時や気管内挿管時の筋弛緩に用いられる．

類似薬に**ロクロニウム**がある．

2）脱分極性遮断薬

終板を持続的に脱分極させてアセチルコリンによる骨格筋の活動電位発生を抑制する薬である．N_M受容体への結合により引き起こされる一過性の攣縮（第Ⅰ相）の後に，弛緩性麻痺（第Ⅱ相）に移行する．臨床で用いられているのは，スキサメトニウムのみである．

スキサメトニウム（サクシニルコリン）は臨床では，麻酔時の筋弛緩や気管内挿管，骨折脱臼の整復などに使用される．神経筋弛緩を引き起こす用量では，ヒスタミン遊離作用や神経節遮断作用はみられないが，自律神経節刺激作用により，昇圧や心拍の変動を認めることがある．

肝臓や血漿に含まれるブチリルコリンエステラーゼ（偽性コリンエステラーゼ）ですみやかに加水分解されるため，静注後の作用持続時間は約5分と非常に短い．筋弛緩作用の調節がしやすく，持続的な作用が必要な場合は，点滴静注で使用する．特異体質や肝臓・腎臓の疾患，栄養障害などでブチリルコリンエステラーゼが低下している患者ではスキサメトニウムに対する感受性が増大しているので，注意を要する．

重大な副作用に高熱や筋固縮を伴う悪性症候群，横紋筋融解症，気管支痙攣・持続性呼吸麻痺などがある．また，第Ⅰ相の収縮によって生じる筋線維の断裂により，麻酔から回復した後に筋肉痛を残すことがある．これらの副作用のため，現在では使用頻度が減少している．

まとめ

- □ 体性神経系の求心路を感覚神経，遠心路を運動神経とよぶ．
- □ 体性神経系に作用する薬には，感覚神経に作用する局所麻酔薬と神経筋接合部に作用する神経筋遮断薬がある．
- □ 局所麻酔薬は適用局所の感覚を可逆的に鈍麻させる．
- □ 局所麻酔薬の作用点は電位依存性Na^+チャネルであり，神経のみならず，心筋や骨格筋にも作用する．
- □ 多くの局所麻酔薬は血管収縮薬のアドレナリンと併用される．
- □ 局所麻酔薬の使用法に，表面麻酔，浸潤麻酔，伝達麻酔，脊髄くも膜下麻酔，硬膜外麻酔がある．
- □ 神経筋遮断薬は，神経筋接合部の終板に存在するN_M受容体を遮断することで骨格筋を弛緩させる．
- □ 神経筋遮断薬には，競合性遮断薬と脱分極性遮断薬がある．

中枢神経系に作用する薬

中枢神経系は，膨大な数の神経細胞とグリア細胞からなっている．成人男性の脳には，およそ860億個の神経細胞とほぼ同数のグリア細胞が存在していると推定されている．その複雑な構造と機能を正確に理解することは，おそらく人間の能力を超えているが，だからといって諦めるわけにはいかない．私たちの生命活動は中枢神経系によって調節されているので，その機能状態が正常な範囲から外れると，体調に変化が現れ，病気になる．実際，多くの病気の原因が中枢神経系の異常にあることがわかっており，それらのなかには，心の病気も含まれる．本章では，中枢神経系に作用する薬の現状について解説する．

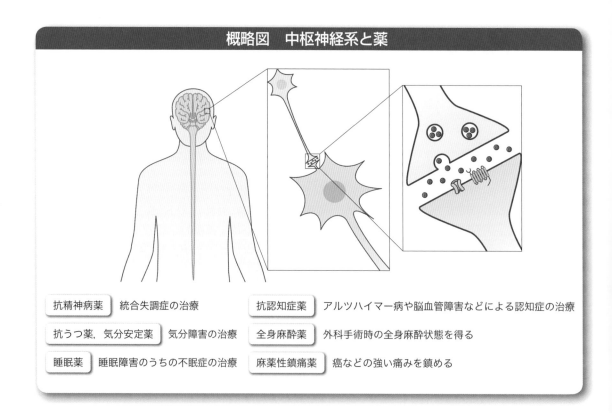

概略図　中枢神経系と薬

抗精神病薬	統合失調症の治療
抗うつ薬，気分安定薬	気分障害の治療
睡眠薬	睡眠障害のうちの不眠症の治療

抗認知症薬	アルツハイマー病や脳血管障害などによる認知症の治療
全身麻酔薬	外科手術時の全身麻酔状態を得る
麻薬性鎮痛薬	癌などの強い痛みを鎮める

1 中枢神経系とは

1 中枢神経系の構造と機能

中枢神経系は**脳**と**脊髄**でできている.

脳は頭蓋骨という堅固な容器の内部にあり, **髄膜**とよばれる3層の膜に包まれて, 脳脊髄液に浮かんだ状態で存在している. つまり脳は, 打撃のような外部からの物理的衝撃から厳重に保護された状態で存在している. このことは, 脳が身体の中でいかに大事に扱われているか, 言い換えると, 脳がいかに重要な臓器であるかということを雄弁に物語っている.

脳はその構造と機能から, **大脳(大脳皮質, 辺縁系と大脳基底核), 間脳(視床と視床下部), 小脳, 中脳, 橋, および延髄**に分けられる(図1). 中脳, 橋, および延髄を合わせて**脳幹**(下部脳幹)とよぶ. それぞれの部位の機能の概要は, 以下の通りである.

大脳皮質は, その外形から前頭葉, 頭頂葉, 側頭葉, 後頭葉の4つの領域に分けられる. 頭頂葉には体の隅々から得られたさまざまな感覚情報が, 後頭葉には眼から得られた視覚の情報が, また側頭葉には耳から得られた聴覚の情報が伝えられる. そして, 前頭葉からは, それらの情報を統合して決定された, 身体をどのように動かすかという情報が送り出される.

辺縁系は感情, 本能, 記憶などを司る部位で, 海馬や扁桃核などからなる.

大脳基底核は大脳皮質と視床および脳幹を連絡する神経核の集合を指し, 運動調節, 認知機能, 情動, 学習などの機能に関与している. 線条体(尾状核, 被殻), 視床下核, 淡蒼球, 黒質, マイネルト基底核が含まれる. 黒質は中脳に存在するが, 大脳基底核の一部として捉えられることが多い.

間脳のうち, 視床下部は生体のホメオスタシスの維持に重要な役割を担っており, 体温調節中枢, 摂食中枢, 飲水中枢などがある. また内分泌系の中枢ともなっており, 各種の内分泌腺に作用してホルモン分泌を促す「○○ホルモン放出ホルモン」という名前のホルモンを分泌している.

小脳は平衡感覚をコントロールしている中枢である. 身体のバランスや協調的な運動を行

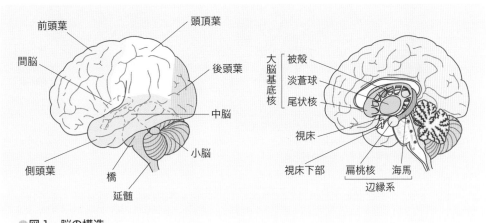

●図1 脳の構造
右は中心断面を見たもの.

ううえで重要な働きをしており，いわゆる**錐体外路系**※1 の一部に属する．

中脳には，脳内ドパミン神経の大半が存在する黒質がある．また，赤核，腹側被蓋野などの神経核があり，脳内のさまざまな部位に神経線維を投射している．

橋・延髄には，生命維持に欠くことのできない循環や呼吸に関係する中枢が存在する．橋にはノルアドレナリン神経の細胞体が多く集まる青斑核があり，また中脳から延髄にかけてセロトニン神経の細胞体が多く集まる縫線核群がある．

脊髄は背骨（脊柱）の中にあり，やはり脳脊髄液に浮かんだ状態で存在する．体の隅々に張り巡らされた感覚神経の情報を受け取って（入力），脳に伝える．また，それらの情報に基づいて脳でなされた決定にしたがって，全身に指令を送り出す（出力）．さらに，脳を経由しない脊髄反射の中枢としても機能している．

2 中枢神経系に関する私たちの理解

中枢神経系には神経細胞だけでなくグリア細胞も存在している．グリア細胞とは，神経系に存在する神経以外のいろいろな種類の細胞の総称である．その機能を一言で言うことはできないが，神経細胞の支持体となる，神経細胞に栄養を供給する，神経鞘を構成する，血管内皮細胞とともに**血液脳関門**※2 （図2）を形成するなどの働きをしていることは事実である．それ以外の役割についても，さかんに研究が進められている．

このように，中枢神経系の大まかな構造と機能はわかっている．しかし，その詳細については，あまりよくわかっていない．中枢神経系を構成する**神経細胞**や**グリア細胞**の中で具体

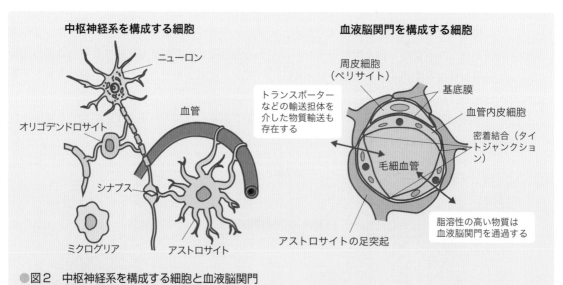

●**図2　中枢神経系を構成する細胞と血液脳関門**
脳毛細血管の血管内皮細胞は密着結合を形成しており，その周りはアストロサイトの足突起によりおおわれているため，血液と脳実質との間の物質の自由な移動は制限されている．

※1　中枢から末梢の骨格筋へ運動の指令を伝える経路には，延髄の錐体を通る錐体路と，錐体路以外の経路の総称である錐体外路がある．錐体外路に何を含めるかは研究者により差があるが，一般的に大脳基底核や脳幹の多くの神経核，運動にかかわる小脳などが含まれる．

※2　血液と脳実質との間の物質の移動を制限する特別な機構のこと．この関門が存在するため，脳内に薬を送達するのは他の組織より難しい．

的にどのような生化学的な反応が進行し，そして細胞同士がどのような連絡を取り合っているのかについては，私たちはほとんど知らないといってよい．さまざまな実験データや臨床的な観察から，上に述べたような機能があるということが示されているに過ぎない．

　ある機械の機能を理解するため，その構造のすべてを知っている必要はない．いわゆるブラックボックスの状態があっても，いろいろといじくり回していうちに，その機械に何ができるかが大体わかってくる．例えば，ハンドルとタイヤがつながっている構造やエンジンが回転するメカニズムの詳細を知らなくても，教習所に通えば車を運転できるようになる．ただ，エンジンの構造をきちんと理解していないと，エンジンが正常に回転しているときはよいが，エンジンが故障してしまったらお手上げである．具合が悪いのがどこなのかがわからないし，ましてや，それをどう修理したらよいかなどわかるはずがない．

　脳について私たちが知っていることは，このようなレベルだと思って間違いない．つまり，多くの運転免許証の所持者が自動車に関してもっている知識のレベルと大差がないと思っていいだろう．したがって，脳が病気になると，私たちは大いに困ってしまう．病気によっては完全に途方に暮れてしまうし，そうではないにしても，何とか応急処置を施しつつ，よりよい改善策を求めてああでもないこうでもないと試行錯誤をくり返しているというのが現実である．

　中枢神経系について勉強をはじめる前に，まずこのことを認識しておくことは有益である．なぜなら，脳に関するあらゆる主張に対して，とりあえず「それって，本当？」と疑いの眼を向けることができるからである．例えば，大脳皮質の表面を覆っている大脳新皮質は，精神活動に重要な役割を果たしているといわれる．では，実際には，どの細胞のどのような働きがどのような精神活動を生み出しているのだろうか．すべては謎に包まれている．

2 中枢神経系の生理活性物質（神経伝達物質・神経調節物質）

　末梢神経系の場合と同様に，中枢神経系内の神経細胞同士もシナプスを介して情報伝達のネットワークを形成し，複雑な情報処理を行っている．

　中枢神経系における主要な**興奮性神経伝達物質**は**グルタミン酸**および**アスパラギン酸**である．グルタミン酸は，Na^+やCa^{2+}を通過させるイオンチャネル内蔵型受容体を活性化し，興奮情報を伝える[※3]（表1，図3）．

　中枢神経系における主要な**抑制性神経伝達物質**は，**γ-アミノ酪酸**（γ-amino-butyric acid：**GABA**）と**グリシン**である．グリシンは主に脊髄で働いている．主要なGABA受容体およびグリシン受容体は，Cl^-を通過させるイオンチャネル内蔵型受容体である．

　その他の低分子神経伝達物質には，**ドパミン**，**ノルアドレナリン**，**セロトニン**などのモノアミン類と，**アセチルコリン**がある．ドパミンはノルアドレナリンやアドレナリンの前駆体でもあり，運動や意欲などに関係している．セロトニンはトリプトファンからつくられ，生

[※3]　グルタミン酸のイオンチャネル型受容体は，機能と作用薬の特異性から，NMDA受容体と非NMDA受容体（AMPA受容体カイニン酸受容体）に大別される．いずれの受容体も陽イオン透過性チャネルである．またグルタミン酸受容体には，Gタンパク質と共役した代謝型グルタミン酸受容体もある．

●表1　中枢神経系の主な伝達物質とその受容体

種類	神経伝達物質	受容体	受容体の型
アミノ酸	【興奮性】 グルタミン酸，アスパラギン酸など	$mGlu_{1\sim8}$	Gタンパク質共役型
		NMDA，AMPA，カイニン酸	イオンチャネル内蔵型 (Na^+，K^+，Ca^{2+}透過性など)
	【抑制性】 GABA，グリシンなど	$GABA_A$，グリシン	イオンチャネル内蔵型（Cl^-透過性）
		$GABA_B$	Gタンパク質共役型
コリン	アセチルコリン	$M_{1\sim5}$	Gタンパク質共役型
		N_N	イオンチャネル内蔵型 (Na^+，K^+透過性など)
アミン	ドパミン，ノルアドレナリン， セロトニン，ヒスタミンなど	$D_{1\sim5}$，$\alpha_{1\cdot2}$，$\beta_{1\sim3}$， $5\text{-}HT_{1\cdot2\cdot4\sim7}$，$H_{1\sim4}$ など	Gタンパク質共役型
		$5\text{-}HT_3$	イオンチャネル内蔵型 (Na^+，K^+，Ca^{2+}透過性など)
ペプチド	【オピオイド】 エンケファリン，エンドルフィンなど	μ，κ，δ，NOP	Gタンパク質共役型
	【タキキニン】 サブスタンスPなど	$NK_{1\sim3}$	Gタンパク質共役型

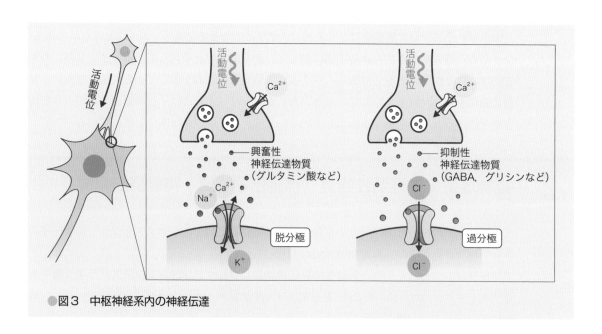

●図3　中枢神経系内の神経伝達

　体リズムや睡眠などを司り，精神安定作用を示す．ドパミン受容体は$D_{1\sim5}$の5種，セロトニン受容体（5-HT受容体）は，1A，1B，1D，2A，2B，2C，3〜7の11種が知られている．

　ペプチド系の神経伝達物質・神経調節物質として，**エンケファリン**，**エンドルフィン**などのオピオイド系ペプチドや，**サブスタンスP**などのタキキニン系ペプチドなどがある．オピオイド系ペプチドは痛覚を抑制するとともに，情動にも関与しており，サブスタンスPは脊髄における痛覚の伝達物質の1つである．

　ペプチド系神経伝達物質が作用する受容体は，すべてGタンパク質共役型受容体である．

3 統合失調症の治療薬（抗精神病薬）

■1 統合失調症とは

　　統合失調症とは，思考や行動，感情といった脳の働きを統合することが困難になる病気である．その原因はいまだ十分に明らかにされていないが，遺伝的な素因や対人関係における緊張などの環境負荷が重なることで発症すると考えられている．前兆として倦怠感や不安感，睡眠障害などが現れ，その後，興奮，妄想，幻覚，幻聴などの**陽性症状**[※4]が認められるようになる．陽性症状は，時間の経過とともに落ち着く場合もあるが，その後，意欲の減退や感情の平板化，引きこもりなどの**陰性症状**[※5]が現れる（図4）．陰性症状は慢性化しやすく，治療薬の効果も不良である．これらの症状のため，患者の社会生活機能は大きく低下する．世界保健機関（WHO）国際疾病分類第10版（ICD-10）[※6]により，統合失調症は妄想型，破瓜型，緊張型など，9つの型に分類されている．意識・知能・記憶に障害はみられず，また特有の身体的変化も認められない．

　　全世界を通じて生涯有病率に性差はなく，人口の1％程度であり，10代後半から20代にかけて発症することが多い．

　　薬の反応性から，陽性症状には**ドパミン神経系**の過剰活動[※7]が，また，陽性症状と陰性症状の両者には大脳皮質グルタミン酸受容体（NMDA受容体）の活性低下[※8]が関係している可能性が考えられている．

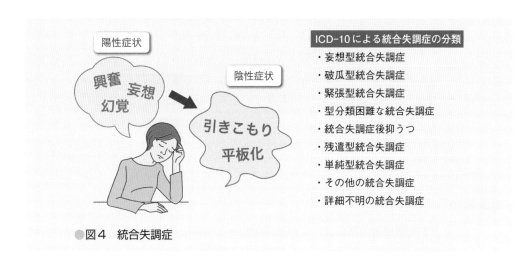

陽性症状

興奮 妄想 幻覚

陰性症状

引きこもり 平板化

ICD-10による統合失調症の分類
・妄想型統合失調症
・破瓜型統合失調症
・緊張型統合失調症
・型分類困難な統合失調症
・統合失調症後抑うつ
・残遺型統合失調症
・単純型統合失調症
・その他の統合失調症
・詳細不明の統合失調症

●図4　統合失調症

※4　症状が行動にあらわれるものをいう．例えば，妄想の対象に対して攻撃的な行動がみられたりすることがある．

※5　症状が患者自身の内面に入り込んでしまうものをいう．例えば，喜怒哀楽の感情の起伏がなくなったり，あらゆる行動への意欲が低下したりする．

※6　1900年からWHOによって公表されている，死因や疾病の国際的な統計基準のための分類「疾病及び関連保健問題の国際統計分類（International Statistical Classification of Diseases and Related Health Problems）」第10版（10th Edition）の略称．最新のものは1990年に公表された第10版であるが，小改正や索引の修正は毎年行われている．

※7　これを「ドパミン仮説」という．

※8　これを「グルタミン酸仮説」という．

② 定型抗精神病薬

定型抗精神病薬とは，統合失調症の治療に古くから用いられている薬を指し，その作用機序はドパミン D_2 受容体の遮断である．D_2 受容体遮断作用が強い薬ほど陽性症状の改善作用も強いという，正の相関関係が認められる．

定型抗精神病薬は，化学構造によって

●表2　定型抗精神病薬

フェノチアジン系	クロルプロマジンなど
ブチロフェノン系	ハロペリドールなど
ベンズアミド系	スルピリドなど
その他	ゾテピン*，ピモジド，モサプラミン，オキシペルチンなど

* ゾテピンは，非定型抗精神病薬のセロトニン・ドパミン遮断薬に分類されることもある．

フェノチアジン系，ブチロフェノン系，ベンズアミド系，およびその他の薬に分類されている（表2）．

1）フェノチアジン系薬

ドパミン D_2 受容体のほかに，セロトニン 5-HT_{2A} 受容体やヒスタミン H_1 受容体，アドレナリン α_1 受容体，ムスカリン性アセチルコリン受容体も遮断する．これら D_2 および 5-HT_{2A} 以外の受容体に対する遮断作用は，基本的には副作用の原因となるが，H_1 受容体や α_1 受容体の遮断によって生じる鎮静は，治療効果として利用されることがある．

2）ブチロフェノン系薬

相対的に D_2 受容体に対する選択性が高いため，幻覚・妄想などを効果的に抑制するが，副作用である**錐体外路症状**〔EPS；薬剤性パーキンソン症候群（**本章-8で解説**）〕が現れやすい．H_1 受容体およびムスカリン性受容体に対する遮断作用は弱い．

3）ベンズアミド系薬

ほぼ純粋な D_2 受容体遮断薬であり，他の受容体に対する遮断作用はほとんどない．**スルピリド**には中枢性に胃の血管攣縮を抑制する作用があるため，胃・十二指腸潰瘍の治療にも用いられる．またスルピリドは，うつ病にも適応がある．

これら定型抗精神病薬の重大な副作用に，持続的な高熱，意識障害，呼吸困難などの症状から急性腎不全へ移行し，場合によっては死に至る**悪性症候群**[※9]がある．この副作用が発症した場合は，**ダントロレン**[※10]を投与する．また，体温降下作用（正常体温も下げる）や制吐作用も知られており，これらは外科手術や低体温麻酔に応用されることがある．

定型抗精神病薬が引き起こす各種受容体の遮断は，次のような薬効と副作用をもたらす（図5）．

③ 非定型抗精神病薬

非定型抗精神病薬には，定型抗精神病薬とは異なり，強力なセロトニン 5-HT_{2A} 受容体遮断作用と弱いドパミン D_2 受容体遮断作用を併せもつ**セロトニン・ドパミン遮断薬**（serotonin-dopamine antagonist：**SDA**），多くの受容体を遮断する**多元受容体作用抗精神病薬**（multi-acting-receptor-targeted antipsychotics：**MARTA**），およびドパミン D_2 受容体部分作動薬

[※9]　37.5度以上の発熱，屈曲伸展姿勢などの錐体外路症状，頻脈などの自律神経症状，意識障害，血清CK値上昇などが現れる．発症機序として，骨格筋の筋小胞体からの Ca^{2+} 遊離亢進や中枢神経細胞における Ca^{2+} 濃度上昇に基づくドパミン-セロトニン神経活性の不均衡が推定されている．症状は麻酔薬の副作用として知られる悪性高熱症と類似するが，別の疾患である．

[※10]　骨格筋および中枢神経細胞における細胞内 Ca^{2+} 濃度の上昇を抑制して，発熱やドパミン-セロトニン神経活性の不均衡を改善する．

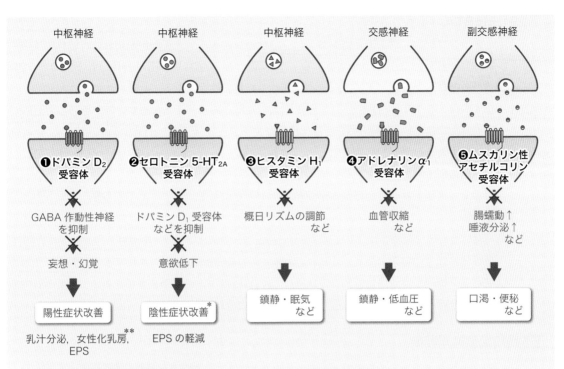

中枢神経　　　　中枢神経　　　　中枢神経　　　　交感神経　　　　副交感神経

❶ドパミン D₂
受容体

GABA 作動性神経
を抑制

妄想・幻覚

陽性症状改善

乳汁分泌，女性化乳房，**
EPS

❷セロトニン 5-HT₂ₐ
受容体

ドパミン D₁ 受容体
などを抑制

意欲低下

陰性症状改善*

EPS の軽減

❸ヒスタミン H₁
受容体

概日リズムの調節
など

鎮静・眠気
など

❹アドレナリン α₁
受容体

血管収縮
など

鎮静・低血圧
など

❺ムスカリン性
アセチルコリン
受容体

腸蠕動↑
唾液分泌↑
など

口渇・便秘
など

● **図5　抗精神病薬の作用と副作用**
抗精神病薬は✕印の神経機能を抑制することで，青字の薬効と赤字の副作用を生じる．
＊ 定型抗精神病薬（ゾテピンを除く）の5-HT₂受容体遮断作用は弱いため，陰性症状改善効果はほとんど期待できない．
＊＊ これらの副作用は，主作用と同じ機序で引き起こされるので，原理的には避けることができない．ただし，主作用と
副作用を引き起こす薬用量の差により，副作用の発現をある程度コントロールすることは可能である．

（dopamine D2 receptor partial agonist：**DPA**）[※11]
がある（表3）．

1）SDA

　　抗統合失調症効果に優れ，禁忌症がなく，また副作
用も少ないため，統合失調症の初発例や急性増悪例の
第一選択薬として繁用されている．代表的な薬に，**リ**
スペリドンがある．リスペリドンは強力な5-HT₂ₐ受容体遮断作用を有し，統合失調症の陰性
症状を改善する．線条体よりも中脳辺縁系のドパミン受容体を強く抑制するという特徴があり，
5-HT₂ₐ受容体遮断作用により，線条体のD₂受容体遮断を軽減する効果もある．α₁受容体遮
断作用とH₁受容体遮断作用も有する．これらの作用により，リスペリドンはEPSを起こしに
くい抗精神病薬として，広く用いられている．**ペロスピロン**もほぼ同様の作用を有するが，
5-HT₁ₐ受容体部分作動薬の性質も有するため，抗不安作用や抗うつ作用も示す（抗うつ薬に
ついては後述）．この群の薬には，これらの他に，**ブロナンセリン**とリスペリドン活性代謝物の
パリペリドンが含まれる．リスペリドンとパリペリドンは，中枢移行性が悪く，プロラクチン
分泌を増加させる作用が強いため，無月経や，乳汁分泌，射精不能を引き起こしやすい．

● **表3　非定型抗精神病薬**

SDA	リスペリドン，ペロスピロン，ブロナンセリン，パリペリドン
MARTA	オランザピン，クエチアピン，クロザピン
DPA	アリピプラゾール，ブレクスピプラゾール

※11 ドパミンシステム・スタビライザー（dopamine system stabilizer：DSS）ともよばれる．

2）MARTA

オランザピン，**クエチアピン**および**クロザピン**がある．遮断作用が現れる可能性のある受容体は$5\text{-}HT_{1A}$・$5\text{-}HT_{2\sim3}$受容体，$D_{1\sim4}$受容体，$a_{1,2}$受容体，H_1受容体，および$M_{1\sim5}$受容体と多岐にわたるが，薬によって各受容体への親和性は異なる．抗統合失調症作用の中心をなすのは，$5\text{-}HT_2$受容体とD_2受容体の遮断作用であると考えられている．**オランザピン**は$D_{2\sim4}$，$5\text{-}HT_2$，a_1，およびH_1受容体に，**クエチアピン**は$5\text{-}HT_2$，D_2，$a_{1\sim2}$，およびH_1受容体に，また**クロザピン**は$5\text{-}HT_2$，D_4，ムスカリン，a_1およびH_1受容体に比較的高い親和性を示す．EPSやプロラクチン分泌の増加はほとんど引き起こさないが，体重増加，脂質代謝異常，血糖値上昇などの副作用が問題となることがある．

3）DPA

共にわが国で開発された**アリピプラゾール**と**ブレクスピプラゾール**がある．D_2および$5\text{-}HT_{1A}$受容体の部分作動薬であり，活動が過剰なドパミン神経系は抑制され，また活動が不十分なドパミン神経系は活性化されて，D_2受容体の刺激は一定の水準に維持される．また，$5\text{-}HT_2$受容体遮断作用を介して陰性症状に奏効し，EPSの発現を抑制する．

４ 持続性筋注用製剤

フェノチアジン系の**フルフェナジン**，ブチロフェノン系の**ハロペリドール**，SDAの**パリペリドン**，DPAの**アリピプラゾール**には4週間隔での投与が，またSDAの**リスペリドン**には2週間隔での投与が可能な持続性筋注用製剤（LAI）がある．毎日服用する必要がないので，アドヒアランス不良の患者に適している．過量にならないよう，内服薬を十分整理してから投与を開始するとともに，身体状況や血中薬物濃度のモニタリングを定期的に行う．

4 気分障害の治療薬

１ 気分障害とは

気分障害とは，感情の障害が長期間持続し，かつそれがくり返し現れることにより，苦痛を感じたり，社会生活に支障を生じたりする病気である．一時的な抑うつ状態や気分の昂揚は普通にみられる現象であるが，その程度，持続性，および反復性が病気と診断するか否かの基準となる．気分障害には，うつ状態のみをくり返す**うつ病**（**単極性うつ病**，**単極性障害**）と，うつ状態と躁状態が交互に現れる**双極性障害**とがある．躁状態は双極性障害の一環として起こる例がほとんどであり，躁状態だけが現れる単極性の躁病はまれである（図6）．

うつ病の生涯有病率は人口の約15％といわれており，女性の有病率は男性のおよそ2倍である．うつ病の初期には，気分が晴れない**抑うつ気分**，何事もやる気が出ない**精神運動制止**，つまらないことを心配してしまう**不安**などの精神症状が現れるが，やがて注意力散漫，優柔不断，罪悪感や自己否定感情から厭世的気分となる．発症早期と回復期に自殺を企図することがある．うつ病患者の90％以上で早朝覚醒型**睡眠障害**がみられるなど，身体症状を伴うことが多く，**疲労・倦怠感**や**食欲不振**などもしばしば認められる．

双極性障害の生涯有病率は約1％であり，うつ病に比べて少ない．躁病の症状としては，高

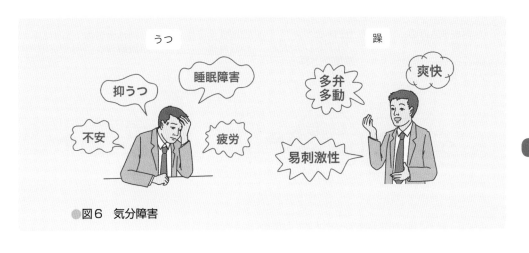

●図6　気分障害

揚した気分が持続する**爽快気分**や少しのことで怒りやすくなる**易刺激性**，多弁・多動などの**意欲障害**，誇大妄想や観念奔逸などの**思考障害**のほか，**睡眠障害**などの身体症状がみられる．躁状態の人は自分の精神状態や行動の異常を認識していないことが多いため，自分から病院に行くということはなく，また治療を拒む例が多い．双極性障害は，はっきりした躁状態とうつ状態がある双極Ⅰ型と，軽い躁状態とうつ状態からなる双極Ⅱ型に分けられる．

2 抗うつ薬

　古くから使用されている抗うつ薬は，その化学構造から**三環系抗うつ薬**と**四環系抗うつ薬**に分類されており（表4），その標的分子は神経終末部に存在する**セロトニントランスポーター**および**ノルアドレナリントランスポーター**[12]である．これらの薬の作用機序は，神経終末から遊離されたセロトニンおよびノルアドレナリンの再取り込みを抑制し，シナプス間隙におけるそれらの濃度を上昇させることだと考えられている（図7）．このことから，

●表4　抗うつ薬

三環系	イミプラミン，クロミプラミン，ノルトリプチリン　など
四環系	ミアンセリン，セチプチリン，マプロチリン　など
SSRI	パロキセチン，フルボキサミン，セルトラリン，エスシタロプラム
SNRI	ミルナシプラン，デュロキセチン
NaSSA	ミルタザピン
その他	トラゾドン

うつ病の原因はモノアミン神経系の活動低下にあると推定されるようになった．つまり，もともとうつ病の発症メカニズムがわかっていて，それに対する理論的なアプローチから抗うつ薬がつくられたわけではなく，事実は逆で，偶然から抗結核薬のイプロニアジドに抗うつ作用が見出され，その作用機序を解明する研究が行われた結果，うつ病の原因が浮かび上がってきたのである．このような例は珍しいことではなく，本来目的とする薬効以外の薬理作用が注目されて薬の新しいジャンルが確立され，それとともに今まで知られていなかった病気の原因が明らかにされることがある．これも，生命科学，そして医療科学において，薬理学が貢献することのできる重要な方向である．

　前に神経伝達は局所における短時間の現象だと述べた．しかし，抗うつ薬の効果が現れる

※12 セロトニンもノルアドレナリンもモノアミンであることから，これらのトランスポーターをまとめてモノアミントランスポーターとよぶ．

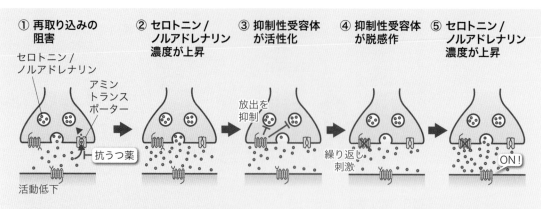

| ① 再取り込みの 阻害 | ② セロトニン／ ノルアドレナリン 濃度が上昇 | ③ 抑制性受容体 が活性化 | ④ 抑制性受容体 が脱感作 | ⑤ セロトニン／ ノルアドレナリン 濃度が上昇 |

● 図7　抗うつ薬の作用機序とモノアミン仮説

①抗うつ薬を服用すると神経終末部に存在するアミントランスポーターの機能が抑制される．②その結果，遊離した神経伝達物質の再取り込み量が減少するため，シナプス間隙における神経伝達物質の濃度が上昇する．③すると，神経終末部に存在する抑制性の自己受容体が相対的により強く刺激されて，神経伝達物質の遊離量が減少する．しかし，④抗うつ薬の反復服用によってこのような状態が持続すると，自己受容体は神経伝達物質に対して脱感作状態となる．⑤自己受容体を介する抑制が弱くなり，神経伝達物質の遊離量は増大する．ところがこのとき，シナプス後受容体の感受性には大きな変化が起こらないため，伝達物質の遊離増大に基づく抗うつ作用がしばらく経ってから現れる．

には，通常，2〜3週間を要する．この事実を説明するために，図7のような**モノアミン仮説**が提唱されている．

　その後登場した新しい抗うつ薬は，その作用機序をもとに，**選択的セロトニン再取り込み阻害薬**（selective serotonin re-uptake inhibitor：**SSRI**），**セロトニン・ノルアドレナリン再取り込み阻害薬**（serotonin-noradrenaline re-uptake inhibitor：**SNRI**），および**ノルアドレナリン作動性・選択的セロトニン作動性抗うつ薬**（noradrenergic and specific serotonergic antidepressant：**NaSSA**）などに分類されている（表4）．三環系抗うつ薬と四環系抗うつ薬の副作用や過量服薬の際の危険性に配慮して，現在ではSSRIがうつ病の第一選択薬となっている．

1）三環系抗うつ薬

　化学構造中に3つの環状構造があるため，このようによばれている．**イミプラミンやクロミプラミン，ノルトリプチリン**などが用いられている．セロトニンおよびノルアドレナリンの神経終末への再取り込みを阻害し，シナプス間隙のセロトニンおよびノルアドレナリンの濃度を上昇させることにより，強力な抗うつ作用を発揮する．クロミプラミンはセロトニン系に対する作用が強いため，不安や焦燥を取り除くのに適している．またノルトリプチリンはノルアドレナリン系に対する作用が強く，意欲の低下した患者がよい適応となる．いずれの薬も M_3，H_1，および α_1 受容体も遮断するためさまざまな副作用が現れる．特にイミプラミンの場合は，投与初期の自殺企図と心電図のQT時間延長に注意が必要である．

2）四環系抗うつ薬

　この群の薬は，化学構造中に4つの環状構造をもつ．**ミアンセリン，セチプチリン**および**マプロチリン**がある．ミアンセリンとセチプチリンの主な作用機序は，中枢における神経終末部の α_2 受容体遮断に基づくノルアドレナリン遊離量の増加である．マプロチリンは主にアミントランスポーターの抑制を介してシナプス間隙のセロトニンおよびノルアドレナリン濃

度を上昇させることで作用する．三環系抗うつ薬に比べて作用は緩和であり，また抗コリン作用や $α_1$ 受容体遮断作用，心臓に対する副作用も弱い．

ミアンセリンは鎮静作用が強く，睡眠薬として用いられることもある．

3）SSRI

わが国では1999年から使われはじめた比較的新しい抗うつ薬であり，**パロキセチン，フルボキサミン，セルトラリンおよびエスシタロプラム**の4種類がある．神経終末のセロトニントランスポーターを選択性に阻害し，シナプス間隙におけるセロトニン濃度を上昇させる．三環系および四環系の抗うつ薬でみられた種々の受容体遮断に基づく副作用はほとんどみられない．その結果，増強されたセロトニンの作用が副作用として顕在化し，**セロトニン症候群**[13]や悪心・嘔吐，下痢，性機能障害などが問題となっている．また，いずれの薬も肝臓における薬の酸化的代謝を阻害することが示されているので，他の薬を併用する場合は注意が必要である．

SSRIは不安関連疾患の治療にも用いられることがある（**本章-6を参照**）．

4）SNRI

ミルナシプランや**デュロキセチン**などがある．神経終末のセロトニントランスポーターとノルアドレナリントランスポーターに対して選択的な阻害作用を示し，シナプス間隙におけるセロトニンとノルアドレナリンの濃度を上昇させる．SSRIの作用に加えて意欲低下改善作用が期待できる．ミルナシプランは，シトクロム P450 で代謝されず，阻害もしないので，薬物相互作用を起こしにくい．副作用として悪心・嘔吐や尿閉，頭痛，頻脈，昇圧などが知られている．

脊髄下行性疼痛抑制系のセロトニン神経およびノルアドレナリン神経の活性化も期待できるので，疼痛抑制に応用されることがある．

5）NaSSA

このグループに含まれる薬は，**ミルタザピン**のみである．中枢神経系のノルアドレナリン作動性神経の細胞体と神経終末のシナプス前部に存在する $α_2$ 受容体を遮断することにより，シナプス間隙へのノルアドレナリン遊離量の増大を引き起こす．その結果，ノルアドレナリン作動性神経によって支配されているセロトニン作動性神経上の $α_1$ 受容体の刺激とセロトニン作動性神経終末のシナプス前部に存在する $α_2$ 受容体の遮断を介して，シナプス間隙へのセロトニン遊離量の増大も引き起こす．さらにミルタザピンは，性機能障害に関係する $5-HT_{2A}$，不安や不眠に関係する $5-HT_{2C}$，および悪心・嘔吐に関係する $5-HT_3$ の各受容体に対する遮断作用も示すため，シナプス間隙に遊離されたセロトニンは，抑うつ・抗不安作用を司るシナプス後膜上の $5-HT_{1A}$ 受容体を選択的に刺激する．このようにして，ミルタザピンは他の抗うつ薬よりも立ち上がりの速い強力な抗うつ作用を発揮するうえに，胃腸障害や性機能障害を引き起こしにくいという特徴を示す（**図8**）．不眠や食欲低下がみられるうつ病の第一選択薬である．

比較的頻度の高い副作用として，眠気やめまい，体重増加，便秘，口渇が知られている．

※13 中枢神経系におけるセロトニン作動性神経の機能過剰によってもたらされる症候群であり，薬物の服用後数時間以内に精神症状（不安，錯乱など），錐体外路症状（振戦，固縮など），自律神経症状（発汗，発熱，頻脈など）などが現れ，ごくまれにではあるが，横紋筋融解症や腎不全などから死に至ることもある．通常は，薬物の服用を中止すれば，24 時間以内に症状は消失する．

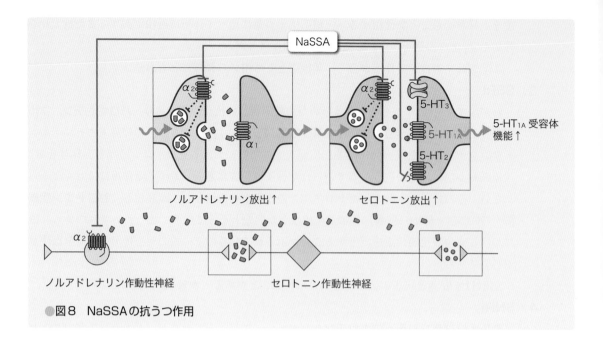

ノルアドレナリン放出↑ セロトニン放出↑

5-HT$_{1A}$ 受容体
機能↑

ノルアドレナリン作動性神経 セロトニン作動性神経

●図8　NaSSAの抗うつ作用

6）その他

　　　　トラゾドンはセロトニントランスポーターを抑制するとともに，シナプス後膜上の5-HT$_{2A}$受容体を遮断する．副作用に，悪性症候群，セロトニン症候群，心電図QT時間延長，腸管麻痺，眠気，健忘などがある．

③ 気分安定薬

　　　　双極性障害の躁状態および躁病の治療に用いられる薬を**気分安定薬**という（表5）．気分安定薬は，抗躁効果のみならず，躁・うつ両病相への移行を予防する効果も示す．一方，双極性障害のうつ病相に対して抗うつ薬を用いると，自殺の危険性が増すうえに，躁状態への移行や病気の長期化を引き起こすことがあるため，抗うつ薬の使用が考慮されるのは，うつ状態が高度の場合に限られる．

●表5　気分安定薬

気分安定薬
炭酸リチウム
カルバマゼピン
バルプロ酸
クロナゼパム
ラモトリギン
オランザピン
アリピプラゾール

❶ 炭酸リチウム（Li$_2$CO$_3$）

　　　　Li$^+$の抗躁効果のメカニズムは明らかではないが，以下の3つの作用が薬効に関係があるのではないかと推測されている．

① Li$^+$はNa$^+$と同じ1価の陽イオンであるため，細胞内外でNa$^+$とよく似た挙動をとる．しかし，全く同じにふるまうわけではないので，神経細胞の興奮性が低下する（図9A）．

② Li$^+$はイノシトール一リン酸（IP$_1$）脱リン酸化酵素を阻害するため，細胞のイノシトール1,4,5-三リン酸（IP$_3$）の代謝回転を低下させる．その結果，細胞内貯蔵部位からのCa^{2+}遊離反応が減弱し，Ca^{2+}依存性の細胞機能が抑制される（図9B）．

③ いわゆる神経保護作用[14]がある．

---

[14] 神経細胞を障害や死から守る作用のうち，機序不明のものをこうよぶ．近年，Li$^+$にグリコーゲンシンターゼキナーゼ3β（GSK-3β）阻害作用が見出され，その抗躁機序の可能性に関心が高まっている．

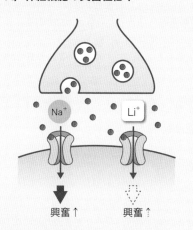

A) 神経細胞の興奮性低下

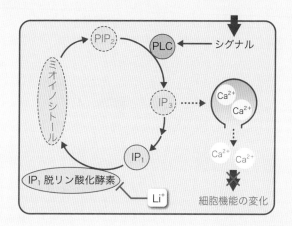

B) イノシトール代謝回転の低下による細胞機能抑制

● 図9　炭酸リチウムの抗躁効果

　炭酸リチウムの抗躁効果が現れるまでには，投与開始から約2週間を要する．治療濃度（血中濃度：0.4〜1.0 mM）と中毒濃度（血中濃度：1.5 mM〜）が近いため，定期的な血中濃度の測定（Therapeutic Drug Monitoring：TDM）を行い，治療濃度を維持する必要がある．軽度の中毒に陥ると手指の振戦，悪心・嘔吐，めまいなどの症状が現れ，中等度（2.0 mM〜）になると痙攣や意識障害などが認められるようになり，重度（3.5 mM〜）では昏睡から死に至ることがある．

　なお，健康な人が治療量の炭酸リチウムを使用しても，中枢作用が現れることはない．

❷ バルプロ酸，オランザピンおよびアリピプラゾール

　抗躁作用のメカニズムは明らかではないが，これらの薬の抗躁作用の発現はLi$^+$に比べて早いので，すみやかな対応が必要な重症患者に対して用いられることがある．

5 　睡眠薬

1 　不眠症とは

　不眠は臨床の現場で最も多い愁訴の1つであり，わが国の成人の約20％は眠りに関する何らかの問題をかかえているといわれる．不眠症の原因として，①身体的（Physical），②生理的（Physiological），③心理的（Psycological），④精神医学的（Psychiatric），⑤薬理学的（Pharmacological）の「5つのP」があげられる．ただし，不眠の原因は必ずしも1つとは限らず，これらが複合していることが多い．

　不眠症は，睡眠障害のタイプから①**入眠障害型**，②**中途覚醒型**，③**早期覚醒型**，④**熟眠障害型**に分類されている（図10）．高齢者は眠りが浅いため，中途覚醒や早期覚醒の訴えが多い．また，不眠が持続する期間[※15]から，ⅰ連続して3日以内の不眠で，通常は置かれた環境や状況から受ける短時間のストレスにより生じる**一過性不眠**，ⅱ不眠が3日〜3週間程度持続

不眠症の４つのタイプ

入眠障害	中途覚醒	早朝覚醒	熟眠障害
床に入ってもなかなか寝つけない，眠りにつくのに30分〜1時間以上かかり，それを苦痛と感じる．	夜中に何度も目が覚めて，その後，なかなか寝つけない．	朝早く目が覚めて，もう一度眠ることができない．	睡眠時間は十分なのに，ぐっすり眠った感じが得られなかったり，眠りが浅いと感じる．

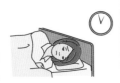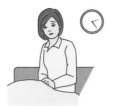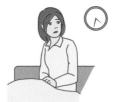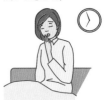

①身体的原因	さまざまな身体的疾患や，その症状（痛み，かゆみ，咳，頻尿，発熱）が原因で起こる不眠．
②薬理学的原因	アルコールやカフェインなどの嗜好品に含まれる成分や，治療のため服用している薬（降圧剤，アレルギー薬，ステロイド薬など）が原因で起こる不眠．
③精神医学的原因	アルコール依存症，不安，パニック障害，大うつ病などが原因で起こる不眠．
④心理学的原因	ストレス，重篤な疾患，人生の大変化などが原因で起こる不眠．
⑤生理学的原因	ジェット時差（時差ぼけ），交代勤務，短期の入院などが原因で起こる不眠．

●図10　不眠症の分類
上段のような症状が，1カ月以上続き，社会生活に支障がある場合を「不眠症」という．
不眠症の原因と症状（https://medical.eisai.jp/products/lunesta/treatment/cause.html）をもとに作成．

し，病気，悲嘆，仕事上の問題などの個人的ストレスが原因となっている**短期不眠**，[ⅲ]不眠が3週間以上持続するが，特別なストレスは見いだせない**長期不眠**，に分類することができる．

　睡眠の生理的な意義は必ずしも明確ではない．しかし，夜間に十分な睡眠が確保されないと，日中の眠気，倦怠感，集中力の低下，作業能力の低下などを引き起こすことは明らかである．慢性的な不眠状態に陥っている人は，ふつうの人に比べて4倍の高頻度で重大な事故を起こすという調査結果が示すように，不眠の改善を怠ることは，自身のみならず社会にとっても危険なことであるから，安易に不眠を放置することは避けなければならない．

　睡眠は脳波のパターンによって，**徐波睡眠**と**速波睡眠**とに大きく分けられる．徐波睡眠は**non-REM睡眠**（non-rapid eye movement sleep；急速な眼球運動を伴わない睡眠）ともよばれ，多数の神経細胞の活動が同調することで脳波がゆるやかな波を描くようになる徐波化がもたらされる．睡眠深度により第1期の入眠期から第4期の深眠期までの4段階に分けられる．一方，速波睡眠は**REM睡眠**（rapid eye movement sleep）[16]ともよばれる特殊な睡眠で，速い眼球運動と自律神経活動の変動（四肢や体幹の筋緊張の消失，呼吸・血圧の変動，脳血流の増加，瞳孔散大など）がみられる．

　通常の睡眠パターンは，non-REM睡眠とREM睡眠とを合わせて1サイクルが90分程度であり，そのうちの約70％がnon-REM睡眠である．

※15 不眠が持続する期間には，ストレスの種類や内容が大きな影響を与えるという考え方に基づく．
※16 逆説睡眠（paradoxical sleep）ともいわれる．

② 睡眠薬

不眠症の治療に用いられる薬を**睡眠薬**という．睡眠薬には多くの種類があるが（表6），睡眠障害のタイプによって使い分けられている．望ましい睡眠薬の性質として，①自然な睡眠状態を誘導して維持すること，②他の薬と相互作用を示さないこと，そして③慢性的使用によっても依存[※17]を起こさないことがあげられる．

古くから酒や各種の薬草類が睡眠の導入に使用されてきたが，鎮静・睡眠薬として用いられた最初の薬は臭化物（bromide）であり，19世期半ばのことである．その後，抱水クロラールやウレタンなどが使われるようになったが，1903年にバルビツール酸薬であるバルビタールが，そして1912年にフェノバルビタールが導入されて成功を収めると，2,000種類を超える**バルビツール酸誘導体**が合成され，そのうちの約50種類が上市された．バルビツール酸誘導体は，その後，約半世紀にわたって鎮静・睡眠薬の主役として広く使用されたが，それらは用量依存的に催眠から全身麻酔状態，そして昏睡から死に至るという危険な側面をもち併せていた．今でも不眠症に対する保険適応はあるものの，①REM睡眠が大きく抑制され，正常な睡眠のリズムが失われること，②翌日まで眠気をはじめとする中枢抑制作用をもち越しやすいこと，③治療指数が小さいこと，④薬物依存形成傾向が強いこと，⑤薬物代謝酵素誘導作用があり薬物相互作用の原因となること，および，⑥大量に服用すると呼吸抑制により死に至る危険性があること，などの欠点のため，現在では少数の特殊な用途を除いて，ほとんど用いられていない．一方，20世紀後半に登場した**ベンゾジアゼピン受容体作動薬**は，高用量においても致死的な中枢神経系機能の抑制を招くことのない安全な薬であり，今では睡眠薬および抗不安薬の主流として，世界中で最も処方頻度の高い薬となっている．

● 表6　睡眠薬

ベンゾジアゼピン 受容体作動薬	ベンゾジアゼピン系	トリアゾラム, フルニトラゼパム　など
	非ベンゾジアゼピン系	ゾルピデム, ゾピクロン, エスゾピクロン
バルビツール酸系薬		ペントバルビタール アモバルビタール　など （ほとんど用いられない）
その他		ラメルテオン, スボレキサント

1）ベンゾジアゼピン受容体作動薬

ベンゾジアゼピン受容体作動薬は，細胞膜に存在する$GABA_A$受容体[※18] α-サブユニットのベンゾジアゼピン結合部位に結合し，抑制性神経伝達物質である**GABA**の作用を増強することにより薬効を現す（図11）．つまり，ベンゾジアゼピン受容体作動薬は$GABA_A$受容体を直接刺激することにより薬効を現すのではなく，その作用の発現には神経伝達物質であるGABAが必要である．

ベンゾジアゼピン受容体作動薬はGABAの結合部位があるβサブユニットではなくαサブ

※17 精神依存のほかに，投与の中止によって不眠をはじめとする反跳現象（リバウンド）が認められることがある．これは身体依存の表出であると考えられる．

※18 $GABA_A$受容体-Cl^-チャネル複合体とよばれることもある．

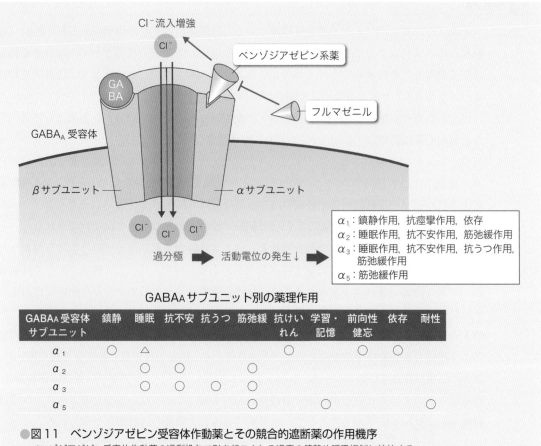

Cl⁻流入増強 / Cl⁻ / GABA / ベンゾジアゼピン系薬 / フルマゼニル / GABA$_A$受容体 / βサブユニット / αサブユニット / Cl⁻ Cl⁻ Cl⁻ / 過分極 → 活動電位の発生↓

α_1：鎮静作用，抗痙攣作用，依存
α_2：睡眠作用，抗不安作用，筋弛緩作用
α_3：睡眠作用，抗不安作用，抗うつ作用，筋弛緩作用
α_5：筋弛緩作用

GABA$_A$サブユニット別の薬理作用

GABA$_A$受容体サブユニット	鎮静	睡眠	抗不安	抗うつ	筋弛緩	抗けいれん	学習・記憶	前向性健忘	依存	耐性
α_1	○	△				○		○	○	
α_2		○	○		○					
α_3		○	○	○	○					
α_5						○	○			○

●図11　ベンゾジアゼピン受容体作動薬とその競合的遮断薬の作用機序
ベンゾジアゼピン受容体作動薬の過剰投与で引き起こされる過度の鎮静や呼吸抑制に拮抗する．
下部の表はRudolph U & Knoflach F：Nat Rev Drug Discov, 10：685-697, 2011，Tan KR, et al：Trends Neurosci, 34：188-197, 2011，谷口充孝：CLINICIAN, 62：519-524, 2015（https://medical.eisai.jp/clinician/vol62/no639/pdf/sp05_639.pdf）をもとに作成．

ユニットに結合し，GABA$_A$受容体の立体構造を変化させることによりGABAによるCl⁻チャネルの開口頻度を増加させる．その結果，GABAの作用が増強される．

　ベンゾジアゼピン受容体作動薬は，α_1，α_2，α_3，α_5のすべてのサブユニットに作用する**ベンゾジアゼピン系薬**と，ベンゾジアゼピン構造をもたずα_1サブユニットに比較的選択的に作用する**非ベンゾジアゼピン系薬**に分類される．鎮静作用や抗痙攣作用はα_1サブユニットに対する作用に由来し，筋弛緩作用や抗不安作用はα_2やα_3サブユニットなどに対する作用に由来すると考えられている．したがって，非ベンゾジアゼピン系薬は，筋弛緩作用による高齢者の転倒リスクが小さく，安全性が高い．

　ベンゾジアゼピン受容体作動薬は，①大量を使用しても単独では致命的な中毒を起こすことはない，②自然に近い睡眠サイクルをもたらす，③**酵素誘導**[19]を起こさないため薬物耐性（代謝性耐性）などの薬物相互作用が少ない，などの優れた点を備えている．

※19 薬によりある種の酵素の量が増え，その結果，その酵素の活性が高まること．

作用時間の違いによって，**超短時間型**（2〜4時間），**短時間型**（6〜10時間），**中間型**（12〜24時間），および**長時間型**（24時間〜）に分類される．どの薬を使用するかは，不眠症の型と薬の作用時間で決められる．すなわち，入眠障害型には超短時間作用型や短時間作用型を，また中途覚醒型，早期覚醒型および熟眠障害型には中間型や長時間作用型を使う．

短時間作用型における夢遊症状や，一過性前向性健忘，連用中止時の退薬症状[20]や長時間作用型における抑制作用の翌日へのもち越し[21]に注意が必要である．また，多くのベンゾジアゼピン受容体作動薬には，筋弛緩作用やアセチルコリンの受容体結合を阻害する抗コリン作用があるため，重症筋無力症や急性狭隅角緑内障の患者には禁忌である．さらに，抗コリン作用が中枢神経系で現れると，アルツハイマー病を悪化させたり，アルツハイマー病の治療に用いられる中枢性アセチルコリンエステラーゼ阻害薬（本章 -9 参照）の作用を減弱させたりする可能性がある．

2）メラトニン受容体刺激薬

日本発の新しい作用機序の睡眠薬で，**ラメルテオン**がある．ヒトでは主に夜間に松果体から分泌されるメラトニンというホルモンが，体内時計といわれる視交叉上核に作用することで，体は睡眠に適した状態になる．ラメルテオンは，メラトニン MT_1/MT_2 受容体を刺激することにより，入眠困難を改善する（図12）．薬効はさほど強力とはいえないが，メラトニ

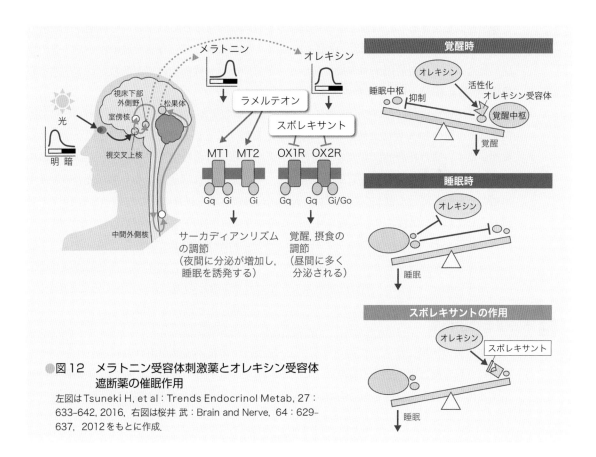

●図12　メラトニン受容体刺激薬とオレキシン受容体遮断薬の催眠作用

左図は Tsuneki H, et al：Trends Endocrinol Metab, 27：633-642, 2016，右図は桜井 武：Brain and Nerve, 64：629-637, 2012をもとに作成．

※20 反跳性不眠や不安の増大などが現れることがある．

※21 これを "hangover" という．

ンのMT_1/MT_2受容体以外に親和性を示さないため，副作用が少なく，依存性もない.

3）オレキシン受容体遮断薬

オレキシンAおよびBは，ヒトの脳内において覚醒の維持に重要な役割を果たしているペプチドである. **スボレキサント**は，オレキシンOX_1/OX_2受容体を可逆的に遮断することにより，脳を覚醒状態から睡眠状態へ移行させる（図12）. 薬効は中〜長時間持続するため，入眠障害と中途覚醒の両者に奏効する. 他の睡眠薬に多い反跳性不眠に代表される退薬症候などの副作用は少ないが，悪夢を引き起こすことがある.

6 抗不安薬

1 不安障害とは

ある程度の不安は，正常な精神的な営みの一環として，誰もが日常的に経験することである. 特に不慣れな環境に置かれたときには，不安や恐怖を感じるのがふつうである. しかし，その程度が非常に強く，苦痛に耐え難い場合や身体機能に障害が現れたりする場合は**不安障害**という病気として扱い[22]，行動療法や薬物療法が行われる.

不安障害のなかで，慢性的な不安，緊張，焦り，疲れやすさ，睡眠障害，自律神経障害などの精神面を主体とした病態で，身体臓器の器質的な変化はみられない例を**神経症性障害**という. 以前，神経症とよばれていたものである. それに対して，身体疾患のなかで，その発症や経過に心理社会的因子が密接に関与し，器質的ないし機能的障害が認められる病態を**心身症**[23]とよぶ. いずれの場合も，人格的な崩壊はみられない.

成長していく過程において，年齢によって異なる対象に不安を感じることが知られている. 例えば，小児の10％程度は何らかの不安障害を経験するといわれているが，そのなかで最も頻度が高く，また社会的にも大きく問題視されているのは**登校拒否**である. 一方，成人の場合は，仕事上の責任，自分や家族の健康など，他人から見れば些細な取り越し苦労のような事柄にとらわれている例が少なくない. わが国における成人以降の生涯有病率は約10％と見積もられており，男性よりも女性に多い. このように，不安障害の発症頻度はかなり高いが，本人や医師がそれに気づかないことが多く，十分に治療が行われているとは言い難い.

不安障害の原因は明らかにされていないが，心身両面の要因に加えて，社会的環境や遺伝とも無縁ではない. また，副腎皮質ホルモンやコカインなどの薬によって生じることもある.

2 不安障害の治療薬

不安障害の治療には，主にベンゾジアゼピン系[24]の抗不安薬が用いられるが，不安障害に用いられる薬はすべて抗不安薬かというと，必ずしもそうではない（表7）. 中長期的に使用する場合は，薬物依存を起こしにくいことから，抗不安作用を示す**SSRI**（抗うつ薬）が

※22 国際疾病分類第10版（ICD-10）では「F40-F48 神経症性障害，ストレス関連障害及び身体表現性障害」というカテゴリーにまとめられており，7つのサブカテゴリーに分けられている. そのなかには200を超える具体的な疾患名が含まれる.

※23 器質的な障害が現れる例として消化性潰瘍などが，機能的な障害が現れる例として過敏性腸症候群，気管支喘息，過換気症候群，摂食障害，緊張性頭痛などが含まれる.

※24 ベンゾジアゼピン系のベンゾジアゼピン受容体作動薬を指す. 以下同じ.

好んで用いられるようになってきた.

抗不安薬と睡眠薬は別種の薬と考えられがちであるが, 抗不安と催眠のどちらを目的とした場合にも, ベンゾジアゼピン系薬が使用されてきたことからわかるように, 薬効を現すメカニズムに本質的な差はない. 相対的に抗不安作用の強いものが抗不安薬として, また催眠作用の強いものが睡眠薬として用いられている.

●表7　不安障害の治療薬

ベンゾジアゼピン系薬	短時間型	クロチアゼパム, エチゾラム, フルタゾラム
	中間型	ロラゼパム, アルプラゾラム, ブロマゼパム
	長時間型	ジアゼパム, クロキサゾラム, フルジアゼパム, メダゼパム クロルジアゼポキシド, オキサゾラム, メキサゾラム, クロラゼプ酸
	超長時間型	ロフラゼプ酸エチル, フルトプラゼパム
バルビツール酸系薬		(ほとんど用いられない)
セロトニン5-HT$_{1A}$受容体部分作動薬		タンドスピロン
抗うつ薬		フルボキサミン, パロキセチン, クロミプラミン, イミプラミン
抗アレルギー薬		ヒドロキシジン

1）ベンゾジアゼピン系薬

血中半減期の違いから, 短時間型, 中間型, 長時間型および超長時間型に分類される[25]. **短時間型**の半減期は5時間前後で, **クロチアゼパム**や**エチゾラム**などの薬がある. 半減期が10〜20時間程度のものを**中間型**といい, **ロラゼパム**や**アルプラゾラム**が含まれる. **長時間型**は半減期が数十時間のもので, **ジアゼパム**, **クロキサゾラム**, **クロルジアゼポキシド**, **オキサゾラム**, **クロラゼプ酸**, などがある. **超長時間型**は半減期が200時間前後と非常に長く, この型に分類されるのは**ロフラゼプ酸エチル**と**フルトプラゼパム**の2種類である.

ベンゾジアゼピン系薬は, 不安障害治療における中心的な薬として広く用いられている. 種々の発作の症状軽減には短時間型や中間型を必要に応じて服用し（頓服）, 発作を頻繁にくり返す場合には長時間型または超長時間型を常用することで発作の再発を予防する. 慢性の不安状態に対してもある程度有用であるが, 薬物依存を防ぐため, 漫然とした長期服用は避けなければならない. 長期使用後に服用を突然中断すると, 不眠, 不安, 焦燥, 光や音への過敏, 不快気分, 吐き気, 発汗, 振戦, 筋攣縮, 幻覚, せん妄, 痙攣発作などの退薬症状が現れることがある.

2）セロトニン5-HT$_{1A}$受容体部分作動薬

タンドスピロンは, 縫線核のセロトニン作動性神経に存在する5-HT$_{1A}$自己受容体に部分作動薬として作用する. 5-HT$_{1A}$受容体はG$_i$タンパク質と共役しており, cAMPの産生抑制またはK$^+$チャネルの開口促進を介してセロトニン作動性神経の活動を抑制することで, 不安障害における各種身体症候と抑うつ, 不安, 焦燥, 睡眠障害, 恐怖などの精神症状を軽減する. 一方, タンドスピロンによる持続的な5-HT$_{1A}$受容体刺激がこの受容体を介する情報伝達系のダウンレギュレーションを引き起こし, 逆にセロトニン作動性神経活動を増加させ

※25 分類の仕方が睡眠薬の場合と異なるので注意が必要である.

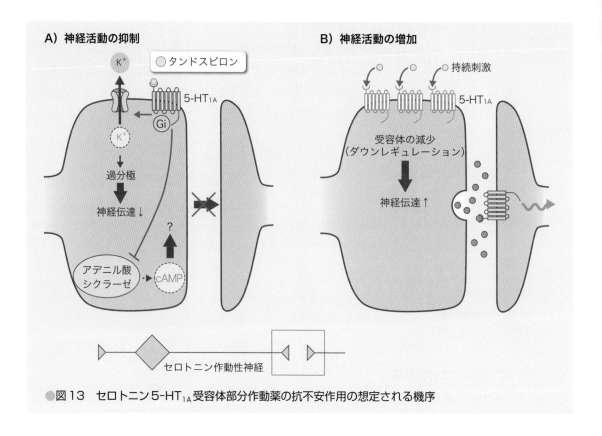

A) 神経活動の抑制

K+

タンドスピロン

5-HT$_{1A}$

Gi

K+

過分極

神経伝達↓

?

アデニル酸
シクラーゼ

cAMP

B) 神経活動の増加

持続刺激

5-HT$_{1A}$

受容体の減少
（ダウンレギュレーション）

神経伝達↑

セロトニン作動性神経

●図13　セロトニン5-HT$_{1A}$受容体部分作動薬の抗不安作用の想定される機序

　ることにより抗不安作用を発揮するという考え方もある．薬効発現までに2週間近くを必要
とするという事実は，何らかの構造の再構築が起こっていることを示唆しているが，メカニ
ズムの詳細は不明である（図13）．抗不安作用は弱く，後述のとおり副作用も少ないので，
軽症例や高齢者に向いている．

　タンドスピロンは，筋弛緩作用や記憶障害作用をほとんど示さず，長期間使用しても耐性
や薬物依存は生じない．

3）抗うつ薬

　SSRIのうち，**フルボキサミン**や**パロキセチン**は強迫性障害や社会不安障害などに用いられ
る．三環系抗うつ薬の**クロミプラミン**や**イミプラミン**もある種の不安障害に有効である．詳
細は本章-4を参照のこと．

7　抗てんかん薬

1　てんかんとは

　てんかんとは，大脳皮質の過剰な興奮により発作（**てんかん発作**）をくり返す慢性の脳疾
患で，原因はさまざま[26]である．てんかん発作は，一側大脳半球の局所からはじまる**部分
発作**と，最初から両側半球の広い範囲で異常興奮が起こる**全般発作**の2つの型に大別される．

症状は意識消失や痙攣，運動機能障害など多彩であるが，主な部分は原因となった大脳皮質領域の機能で決まる．例えば，運動野に原因があると一定間隔でくり返す間代性の痙攣が現れ，一方，側頭葉から生じる複雑部分発作では意識が障害される．

てんかんは珍しい病気ではない．神経疾患のなかでは発生頻度が高く，その有病率は1,000人当たり3～10人，生涯において特発性てんかん発作を経験する人の割合は約5％と見積もられている．明らかな人種差や性差，地域差は認められない．乳児で高頻度に現れ，全体の80％が成人前に発症する．遺伝的にてんかんを起こしやすい体質※27があることや，脳の傷害や薬物中毒などが原因で後天的に発作を起こしやすい体質になることが知られている．

2 発作の型と治療薬の選択

てんかん発作の型が，1）**部分発作**と2）**全般発作**に大別されることは前述したが，それに加えて3）**てんかん重積状態**がある．

1）部分発作は，さらに①単純部分発作，②複雑部分発作，③二次性全般化発作の3種類に，また2）全般発作は，さらに①強直−間代発作，②間代発作，③欠神発作，④ミオクロニー発作，⑤強直発作，⑥脱力発作の6種類に分けられる．てんかん発作※28がある程度の長さ以上続くか，または短い発作でも反復し，その間の意識がないものをてんかん重積状態という．かつては，てんかん発作の持続時間は30分以上とされてきたが，近年は発作が5～10分以上継続すればてんかん重積状態と診断して治療を開始する．抗てんかん薬の急激な減量や中止によってもてんかん重積状態となることがあるため，抗てんかん薬の減量や中止の際には徐々に減量することが必要である．

特発性てんかんの薬物療法による完全寛解率は，部分発作で約60％，強直−間代性発作で約70％，欠神発作で約80％といわれる．脳の器質的病変が原因の症候性てんかんは，一般に薬物療法に抵抗性である．てんかん発作の型によって有効な薬が異なるため，その型を確実に診断することは，治療薬を選択するうえできわめて重要である（表8）．

また，乳幼児期に発症する難治性てんかん（てんかん性脳症）に，①早期ミオクロニー脳症，②E.I.E.E.（early infantile epileptic encephalopathy with suppression burst）※29，③West症候群（点頭てんかん），④Lennox-Gastaut症候群，⑤遊走性焦点発作を伴う乳児てんかん，⑥Dravet症候群，などがあり，いずれも難病（特定疾患）に指定されている．これらに対しては，抗てんかん薬が奏効しにくく，きわめて難治である．最近，West症候群，Lennox-Gastaut症候群，およびDravet症候群に対する希少疾病用医薬品として，**ビガバトリン，ルフィナミド**，および**スチリペントール**がそれぞれ上市された．

※26 脳腫瘍，脳梗塞，頭部外傷など，原因が明らかな場合を「症候性てんかん」，原因が不明の場合を「特発性てんかん」とよぶ．また，症候性であることが疑われるが，原因を突き止めることができない場合を「潜在性てんかん」ということがある．数のうえでは，特発性てんかんが過半数を占める．

※27 家族性てんかんの遺伝子解析から，各種イオンチャネルの遺伝子に変異が認められており，それがてんかん発症の感受性に関与していると考えられているが，家族性以外のてんかんの場合は，明確な感受性遺伝子は特定されていない．

※28 ここでみられる発作は，強直−間代発作が多い．

※29 新生児期に発症する原因不明の難治性てんかんで，強直性攣縮を主体とする発作がみられる．成長に伴いWest症候群やLennox-Gastaut症候群に移行する例が多く，精神的また身体的な障害を残すことがある．大田原症候群ともいう．

●表8　てんかん発作の型と治療薬の選択

		第一選択薬	第二選択薬	慎重投与すべき薬剤
部分発作	① 単純部分発作 ② 複雑部分発作 ③ 二次性全般化	カルバマゼピン, ラモトリギン, レベチラセタム, ゾニサミド ＋トピラマート	フェニトイン, ＋ガバペンチン, バルプロ酸, フェノバルビタール, クロバザム, クロナゼパム, ＋ペランパネル, ラコサミド	
全般発作	① 強直－間代発作 ② 間代発作	バルプロ酸	ラモトリギン, ＋レベチラセタム, トピラマート, ゾニサミド, クロバザム, フェノバルビタール, フェニトイン*, ＋ペランパネル	フェニトイン*
	③ 欠神発作	バルプロ酸, エトスクシミド	ラモトリギン	カルバマゼピン, ガバペンチン, フェニトイン
	④ ミオクロニー発作	バルプロ酸, クロナゼパム	＋レベチラセタム,（トピラマート), ＋ピラセタム, フェノバルビタール, クロバザム	カルバマゼピン, ガバペンチン, フェニトイン
	⑤ 脱力発作 ⑥ 強直発作	バルプロ酸	ラモトリギン, ＋レベチラセタム, （トピラマート)	カルバマゼピン, ガバペンチン
てんかん重積状態		ミダゾラム, ホスフェニトイン	フェノバルビタール, フェニトイン	

＋：わが国では併用療法でのみ用いることができる薬を示す.
＊：強直間代発作や間代発作に対する第二選択薬として推奨されているが, 強直間代発作を増悪する例があることが報告されており,
　　慎重投与すべき薬剤にも記載されている.
トピラマートはわが国では部分発作にのみ適応があり, 全般発作に関しては適応外となる.
「てんかん診療ガイドライン2018」（日本神経学会／監,「てんかん診療ガイドライン」作成委員会／編）, 医学書院, 2018をもとに作成.

3 抗てんかん薬

　各抗てんかん薬の作用機序を解説するが（図14）, 今後の研究の進展により, 新たな作用機序が提唱される可能性がある.

　なお, 以下に述べる薬物はいずれも催奇形性を示すことが知られているが, てんかん発作自体が胎児に与える影響の方が重篤であるとの考えから, 断薬により発作が起きる場合は, 妊娠中も抗てんかん薬の服用を継続するのが一般的である. ただし, 催奇形性のリスクを下げるため, 最小限の投与量の単剤での治療が望ましい. 妊娠前にカウンセリングの時間を十分取り, てんかんをもつ女性の出産や, てんかん治療薬の催奇形性に関する基礎知識を説明することが必要である.

❶ カルバマゼピン

　部分発作の第一選択薬である. 主な作用機序は, 神経細胞にある電位依存性Na^+チャネルの遮断である. Na^+チャネルの不活性化状態からの回復を遅らせることにより, 細胞内へのNa^+の流入を減少させ, 反復的な活動電位の発生を抑制する. GABAやグルタミン酸など, 中枢神経伝達物質の作用や代謝には影響しない. カルバマゼピンの代謝物である10,11-エポキシカルバマゼピンにも同様の抗てんかん作用がある.

　重大な副作用に骨髄障害, 皮膚粘膜眼症候群（Stevens-Johnson症候群）, 中毒性表皮壊死症（Lyell症候群）, 全身性エリテマトーデス（SLE）様症状, 肝機能障害, 間質性肺炎, アナフィラキシー反応, 悪性症候群などがある. また, その他の副作用に色素沈着, 丘疹など

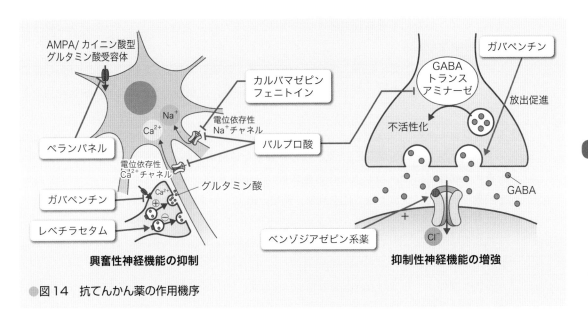

興奮性神経機能の抑制 　　　　　　　　　　　　　　抑制性神経機能の増強

●図14　抗てんかん薬の作用機序

の皮膚症状や，眠気，めまい，ふらつき，脱力，痙攣，関節痛などがある．従来薬のなかで
は，比較的催奇形性が低い．

❷ バルプロ酸

　全般発作の第一選択薬である．バルプロ酸は，GABAの分解酵素であるGABAトランスア
ミナーゼを阻害して脳内GABA濃度を上昇させ，抑制性神経の活動を増強する．また，カル
バマゼピンと同様の電位依存性Na^+チャネルの遮断に加え，欠神発作のペースメーカー役を
果たす視床のT型Ca^{2+}チャネル[※30]を遮断する．

　重大な副作用として，重篤な肝障害，横紋筋融解症，溶血性貧血，抗利尿ホルモン不適合
分泌症候群（SIADH）のほか，高アンモニア血症を伴う意識障害，急性膵炎，間質性腎炎・
ファンコニー症候群，脳の萎縮・認知症様症状など，特徴的な症状がみられることがある．
近年，バルプロ酸を服用する母親から生まれた児のIQが低い傾向にあることや自閉症発症率
が高いことが報告されたため，妊娠可能な女性に対してはバルプロ酸以外の薬を考慮し，妊
娠中の女性に対する投与はできるだけ避けるようになった．避けられない場合は，投与量を
600 mg/日以下にすることが望ましい．

❸ フェニトイン

　主な作用機序は，前記2薬と同様，電位依存性Na^+チャネルの遮断である．臨床用量では
GABAおよびグルタミン酸の作用には大きな影響を及ぼさない．

　フェニトインの場合，薬物代謝酵素P450による代謝が飽和し，有効血中濃度付近では，投
与量の増減が血中濃度に及ぼす影響がきわめて大きく，またその個人差および年齢差も非常
に大きい．したがって，TDMを行って最適な投与量を決定する必要がある．また，薬物代
謝酵素の活性を変化させる薬と併用するとフェニトインの血中濃度が大きく変化するうえに，

※30 Ca^{2+}チャネルは膜電位に依存して開閉するが，開くのに大きな電位差を要するものはL，N，P/Q，中くらいのものはR，小さ
　　いものはT型とよばれる．なお，T型は大脳皮質ニューロンにおける律動的放電のペースメーカーとして機能する．

フェニトイン自身にも薬物代謝酵素誘導作用があるため，薬物相互作用[31]の発現には十分な注意が必要である．

重大な副作用として，発疹，蕁麻疹，顔面浮腫，剥脱性皮膚炎，Stevens-Johnson症候群があり，比較的頻度の高い副作用に，頭痛，顔面潮紅，浮動性めまい，筋痛，歯肉増殖などがある．

❹ エトスクシミド

エトスクシミドはT型Ca^{2+}チャネルの特異的な遮断薬である．

重大な副作用にStevens-Johnson症候群，SLE様症状，再生不良性貧血・汎血球減少が，その他の副作用に食欲不振，体重減少，頭痛，眠気，めまい，などがある．

❺ ゾニサミド

作用機序の詳細は不明であるが，電位依存性Na^+チャネルやT型Ca^{2+}チャネルに対する遮断作用が示唆されている．

重大な副作用として，Stevens-Johnson症候群，再生不良性貧血，急性腎不全，間質性肺炎，横紋筋融解症，腎・尿路結石，発汗減少に伴う熱中症，悪性症候群，幻覚・妄想・錯乱などの精神症状などが知られている．

❻ ピラセタム

ピラセタムは，環状GABA誘導体であり，皮質性ミオクロニー発作に対して他の抗てんかん薬との併用で用いられている．作用機序はよくわかっていないが，高濃度でグルタミン酸受容体，GABA受容体，オピオイド受容体，およびセロトニン受容体に対する遮断作用を示すことが報告されている．また，線条体や黒質，脳幹におけるセロトニン濃度を増加させる作用も報告されている．

❼ ベンゾジアゼピン系薬とバルビツール酸系薬

ベンゾジアゼピン系薬のうち，抗痙攣作用が強く，作用時間の長い**ジアゼパム**，**ニトラゼパム**，**クロナゼパム**および**クロバザム**がてんかんの治療に用いられている．**ミダゾラム**やジアゼパムの注射液は，てんかん重積状態の第一選択薬として用いられている．

バルビツール酸系薬では長時間作用型の**フェノバルビタール**と，体内で一部がフェノバルビタールに変換される**プリミドン**が用いられている．

いずれも$GABA_A$受容体の機能増強作用によって効果を現す（薬理作用および副作用の詳細は本章-5，6参照）．

4 新しい抗てんかん薬（新世代薬）

2008年以降，6つの新薬が市販された．これらの薬はいずれも，他の抗てんかん薬で十分な効果の得られない部分発作に対して，他の抗てんかん薬と併用されることが多いが，一部の薬に対しては最近単独投与が承認された．これらの薬物の催奇形性は，トピラマートを除いて，前述の抗てんかん薬に比べて弱く，比較的安全であると考えられている．ただし，ペ

---

[31] フェニトインは，主として薬物代謝酵素CYP2C9および一部CYP2C19で代謝されるので，これらを阻害する薬物によって作用の増強が，またこれらを誘導する薬物によって作用の減弱が起こる．また，フェニトイン自身はCYP3AおよびCYP2B6の誘導作用を有するので，これらで代謝される薬物の効果を減弱させる．具体的には，フェニトインにより肺高血圧症治療薬のタダラフィルの代謝が促進され，血中濃度が低下することがあるため，併用は禁忌となっている．

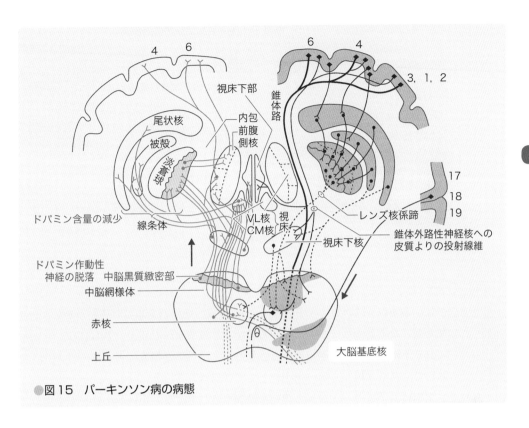

●図15　パーキンソン病の病態

　ここまで述べてきたパーキンソン病を**特発性（本態性）パーキンソン病**とよぶが，脳血管障害，脳炎，薬の副作用，一酸化炭素や水銀の中毒などにより，二次的にパーキンソン病様の症状が引き起こされる**二次性パーキンソン症候群**も知られている．そのなかで，統合失調症治療薬などの副作用[33]により引き起こされるものを**薬剤性パーキンソン症候群**という．

　パーキンソン病の主な症状は，①**無動（動作緩慢）**，②**筋固縮**，③**静止時振戦**，④**姿勢反射障害**であり，これらを4主徴という．これに**歩行障害**を加えて5主徴とすることもある．起立性低血圧，便秘，排尿障害などの自律神経障害や，うつ，認知症などの精神神経症状を伴うことも多い．

2 治療薬の分類と作用機序（表9）

1）ドパミン前駆体

　線条体におけるドパミン不足の解消を目的とした補充療法に，ドパミン前駆体の**レボドパ**が用いられている．ドパミンそのものは血液脳関門を通過できないが，レボドパは血液脳関門を通過して脳内に移行し[34]，線条体でドパミン作動性神経終末内に取り込まれ，ドパ脱炭酸酵素[35]によりドパミンに変換される．そして，神経伝達物質として貯蔵されて，神経の興奮に伴ってシナプスに放出される（図16）．特効薬というべき作用を有するパーキンソン病の基本的な治療薬である．発症から5年までは，劇的な効果がみられることが多いが，そ

※33 ドパミンD_2受容体の遮断による．
※34 実際に中枢に移行するのは，経口投与した量の1％程度である．
※35 芳香族L–アミノ酸脱炭酸酵素ともいう．

●表9　パーキンソン病の治療薬

ドパミン前駆体		レボドパ
ドパミンアゴニスト	麦角系	ブロモクリプチン，ペルゴリド，カベルゴリン
	非麦角系	タリペキソール，プラミペキソール，ロピニロール，ロチゴチン，アポモルヒネ
MAO_B 阻害薬		セレギリン，ラサギリン
COMT阻害薬		エンタカポン
ドパミン遊離促進薬		アマンタジン
レボドパ賦活薬		ゾニサミド
アデノシンA_{2A}受容体遮断薬		イストラデフィリン
中枢性ムスカリン性アセチルコリン受容体遮断薬		トリヘキシフェニジル，ビペリデン，プロフェナミン，ピロヘプチン，マザチコール
ノルアドレナリン前駆体		ドロキシドパ

の後，薬効の持続が短くなるwearing-off現象，薬効の発現に時間がかかるdelayed-on現象，薬が効いたり効かなくなったりするのをくり返すon-off現象，さらには，ジスキネジアと呼ばれる不随意運動などが出現する．したがって，認知機能障害がある場合や高齢者の場合を除いて，発症初期から第一選択薬として使用されることは少ない．

　末梢におけるドパミンへの代謝を抑制することにより脳内への移行率を高め，また吐き気などの末梢におけるドパミンの副作用を軽減することを目的として，通常は末梢性[36]ドパ脱炭酸酵素阻害薬の**カルビドパ**または**ベンセラジド**との合剤を投与する．

　重大な副作用に悪性症候群や，錯乱・幻覚・抑うつなどが，またそれ以外の副作用に悪心・嘔吐，不随意運動，頭痛，口渇，めまいなどがある．

2）ドパミンD_2受容体刺激薬（ドパミンアゴニスト）

　黒質-線条体系のドパミン作動性神経の多くが脱落しても，シナプス後膜側のD_2受容体は残っているので，それらを刺激して興奮性アセチルコリン作動性神経を抑制することにより薬効を発揮する（図16）．麦角系[37]の**ブロモクリプチン**，**ペルゴリド**および**カベルゴリン**と，非麦角系の**タリペキソール**，**プラミペキソール**，**ロピニロール**，**ロチゴチン**および**アポモルヒネ**がある．ただし，アポモルヒネはパーキンソン病におけるオフ症状時のレスキューにのみ皮下注射で用いられる．レボドパよりも作用は弱いが，持続は長く，長期投与による悪影響が現れにくいので，特に非麦角系の薬が非高齢者かつ認知機能障害のないパーキンソン病患者に対する第一選択薬として使用されている．麦角系と非麦角系とでは薬効に大きな違いはみられないが，副作用の現れ方は異なっている．麦角系では胸膜，肺などの線維症や心臓弁膜症の報告が多い．非麦角系は前兆のない突発的睡眠を起こす可能性があり，自動車の運転が生活上必須な患者などに対しては使いにくい．

3）モノアミン酸化酵素B（MAO_B）選択的阻害薬

　線条体におけるドパミン代謝の大半を担っているのがモノアミン酸化酵素B（MAO_B）で

※36 末梢でだけ作用し，中枢には移行しないという意味である．
※37 イネ化の植物に寄生する真菌に麦角とよばれるものがあり，麦角から得られた生理活性物質を麦角系と称する．

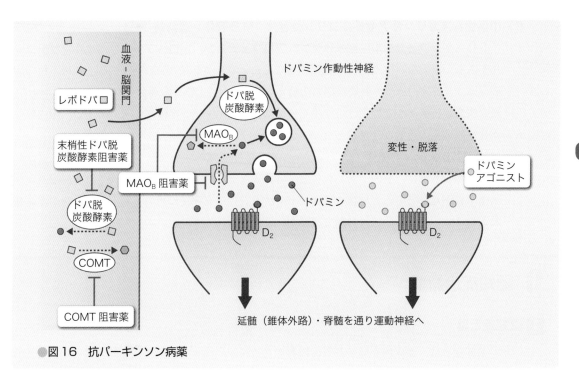

●図16　抗パーキンソン病薬

ある．**セレギリン**や**ラサギリン**はこの酵素を選択的かつ非可逆的に阻害することによりドパミンの作用を増強する（図16）．臨床ではレボドパ含有製剤と併用されることが多いが，その場合はレボドパの主作用だけでなく副作用も増強する．軽症例では単独でも使用され，その場合の副作用は軽い．

4）カテコール-*O*-メチル基転移酵素（COMT）阻害薬

エンタカポンは，末梢でレボドパをメチル化するCOMTを阻害することにより，レボドパの血中半減期を延長し，脳内への移行率を高める（図16）．症状の日内変動（wearing-off現象）の改善に用いられるが，単独では効果がないので，必ずレボドパ含有製剤と併用する．

5）ドパミン遊離促進薬

アマンタジンはA型インフルエンザの予防・治療薬として開発されたが，偶然抗パーキンソン病作用が発見され，現在はもっぱらパーキンソン病の治療に用いられている．ドパミンの放出促進・再取り込み抑制・合成促進作用により，ドパミン作動性神経機能を亢進させる．

6）レボドパ賦活薬

ゾニサミドは，MAO$_B$阻害とドパミン作動性神経におけるドパミンの合成・遊離促進により，レボドパの作用を増強する．レボドパと他の抗パーキンソン病薬を併用しても十分な効果が得られない場合に，追加して使用する．

7）アデノシンA$_{2A}$受容体遮断薬

イストラデフィリンは，線条体および淡蒼球において，アデノシンA$_{2A}$受容体を遮断し，GABA神経の過剰な興奮を抑制することにより，運動機能障害を改善する．

　レボドパ含有製剤で治療中の患者のwearing-off現象の改善に用いられる．

8）中枢性ムスカリン性アセチルコリン受容体（M受容体）遮断薬

　　トリヘキシフェニジル，ビペリデン，プロフェナミン，ピロヘプチン，およびマザチコールがある．線条体のM受容体を遮断することにより，淡蒼球外節の活動抑制，視床下核の活動亢進，淡蒼球内節や黒質網様部の活動亢進を解除し，大脳皮質運動野の活動を亢進させる．統合失調症治療薬などの副作用で生じる薬剤性パーキンソン症候群に有効である．緑内障や重症筋無力症の患者には禁忌となっている．

9）ノルアドレナリン前駆体

　　ドロキシドパは，脳内でドパ脱炭酸酵素によりノルアドレナリンに変換される．ドパミンとともに不足している青斑核のノルアドレナリンの補充療法に用いられる．パーキンソン病におけるすくみ足の改善に有効であるが，改善率は高くない．

9 認知症治療薬

1 認知症とは

　　認知症とは，後天的な脳の器質的障害のために，一度正常に発達した知的機能が不可逆的かつ持続的に低下し，日常生活や社会生活を送ることが困難になる病態のことである．認知症を引き起こす疾患は非常に多いが，ICD-10においては，①Alzheimer型認知症，②血管性認知症，③その他の疾患により引き起こされる認知症，④特定不能の認知症に分類されている．わが国における65歳以上の高齢者の認知症の有病率は約15％と推定されており，今後もますます増加することが予想されている．そのなかで最も頻度が高いのはAlzheimer型認知症で全体の約70％を占め，続いて血管性認知症が約20％，Lewy小体型認知症がおよそ5％である．

　　Alzheimer型認知症の病理組織学的特徴は老人斑と神経原線維の変化であり，それぞれアミロイドβの斑状蓄積と高度にリン酸化されたτタンパク質の線維状凝集体の出現である．老人斑はまず大脳皮質連合野に，神経原線維変化は，まず海馬辺縁系に現れ，病態の進行に従ってその数が増加し，他の部位にも広がっていく．Lewy小体型認知症の病理組織学的特徴は，神経細胞内にα-synucleinを含む封入体（Lewy小体）が異常蓄積することである．このような変化が起きる原因が全く明らかになっていないため，現在のところ根本的な治療は不可能な状況である．

　　血管性認知症は，脳梗塞や脳出血により起きる認知症である．大血管の動脈硬化によるアテローム血栓や，小血管病変が原因となることが多い．

　　認知症患者において認められる主な認知機能障害は，①必要な作業に対する注意力を維持できなくなるため，作業ミスが増える，②物事を段取りよく進めることができなくなる，③発症後に経験した新しい物事を記憶できない前向性健忘や，発症前に経験したことを思い出せなくなる逆行性健忘，④構音運動や聴覚などの機能には問題がないにもかかわらず，会話や読み書きなどができなくなる，⑤図形の模写や手指の形の模倣ができなる構成障害，よく知っている場所にもかかわらず道に迷う地誌的失見当識，無意味な模様などを人や虫などと見間違える錯視，実際には存在しないものが見える幻視，⑥ジェスチャーなどの慣習的動作ができなく

なる観念運動性失行，使い慣れた道具をうまく使えなくなる観念性失行，着衣動作ができなくなる着衣失行，⑦周囲の状況を把握し，適切な行動をとれなくなる，などである．

認知症患者は認知機能障害に加えて，行動症状や心理症状を合併することがほとんどである．主な症状として，①攻撃的行動や徘徊などの異常行動，②統合失調症様症状，③不安，うつ，④自発活動や意欲の低下などがある．②の例として，Alzheimer型認知症でよく認められる健忘を背景とした「物盗られ妄想」や，Lewy小体型認知症でよく認められる幻視・錯視を背景とした「嫉妬妄想」「幻の同居人妄想」などがあげられる．

② Alzheimer型認知症やLewy小体型認知症の治療薬

患者の中核症状ともいえる認知機能障害と行動・心理症状を改善し，生活の質を向上させるために，薬物療法と非薬物療法を組合わせて行う．認知機能障害に対する対症療法に用いられる薬を，表10にまとめた．

●表10　Alzheimer型認知症やLewy小体型認知症の治療薬

中枢性アセチルコリンエステラーゼ（AChE）阻害薬	ドネペジル
	ガランタミン
	リバスチグミン
NMDA型グルタミン酸受容体遮断薬	メマンチン

1）中枢性アセチルコリンエステラーゼ阻害薬

Alzheimer型認知症やLewy小体型認知症の患者においては，脳内アセチルコリン作動性神経系が顕著に障害されており，認知機能障害との関係が示唆されている．中枢性アセチルコリンエステラーゼ阻害薬は，中枢神経系のアセチルコリン濃度を上昇させてアセチルコリン作動性神経伝達を改善することで，認知機能障害の進行を抑制する．日本で開発された**ドネペジル**と，海外で開発された**ガランタミン**および**リバスチグミン**が上市されている．日本においては，リバスチグミンは経皮吸収パッチ剤として開発された．

主な副作用として，悪心・嘔吐，下痢，食欲不振などの消化器症状，徐脈，心ブロックなどの循環器症状，痙攣などがある．心疾患や血中電解質の異常がある患者に投与する際は，重篤な不整脈の発症に注意し，十分な観察を行う必要がある．

2）NMDA型グルタミン酸受容体遮断薬

Alzheimer型認知症の患者では，ある種の記憶形成に必須であるグルタミン酸神経系の機能異常が起きており，認知機能障害との関係が示唆されている．グルタミン酸神経系の異常興奮は，神経細胞に存在するNMDA型グルタミン酸受容体を活性化して細胞内にCa^{2+}を流入させることで，神経興奮毒性による神経細胞死を誘発する．NMDA型グルタミン酸受容体遮断薬である**メマンチン**は，神経細胞内へのCa^{2+}流入量を低下させ，神経興奮毒性を抑制することで認知機能障害の進行を抑制する．

最も多い副作用はめまい，頭痛，眠気，および便秘であり，投与初期に多くみられる．重大な副作用として，痙攣，失神，錯乱や興奮などの精神症状，横紋筋融解症などがある．

10 全身麻酔薬

1 麻酔の深度と全身の状態

全身麻酔薬には**吸入麻酔薬**と**静脈麻酔薬**の2種類があり，それらがもたらす可逆的な鎮静（意識消失），鎮痛（痛覚消失），骨格筋弛緩（不動化），および有害反射除去（唾液分泌，気道内分泌，徐脈などの副交感神経反射の予防）の各作用は，外科手術を円滑に行ううえで必須である．（図17）．実際の麻酔では，必要な麻酔深度と持続時間を得るために，複数の麻酔薬を併用することが多い．

多くの全身麻酔薬は，大脳皮質，間脳，中脳，脊髄，延髄の順に中枢神経系を抑制する．つまり，全身麻酔薬の作用は，知覚・意識の抑制からはじまって運動機能の抑制に向かって，脳の中をおおむね下向きに進行する[38]．

全身麻酔には以下の3つの概念に基づいた方法がある．

神経遮断性麻酔（ニューロレプト麻酔）	強力な麻薬性鎮痛薬**フェンタニル**と神経遮断薬のドパミンD_2受容体遮断薬**ドロペリドール**を併用すると，よびかけには応答できる程度の意識レベルを保ちながら，手術可能な無痛状態を得ることができる．これは神経遮断性麻酔とよばれ，バランス麻酔の概念へとつながるものである．
バランス麻酔	神経遮断性麻酔の発展形である．鎮静・睡眠，鎮痛，筋弛緩，そして自律神経反射抑制を，作用時間がきわめて短く体内蓄積の少ない別々の薬剤で実現する方法である．各薬剤の優れた効果が得られ，かつ主な副作用の原因となる麻酔薬の使用量を減らすことができる．全身麻酔薬として，吸入麻酔薬か静脈麻酔薬を症例に応じて選択する．
全静脈麻酔	バランス麻酔の概念に基づき，必要な薬剤をすべて持続静注することにより麻酔管理を行う方法である．優れた静脈麻酔薬の登場と，麻酔薬を投与するためのシリンジポンプの技術革新により，近年，普及が進んでいる．術中覚醒に注意する必要がある．

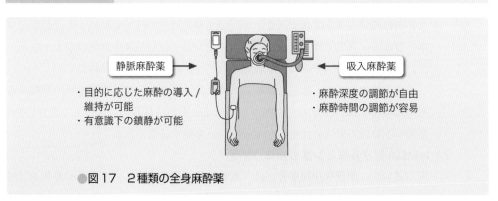

静脈麻酔薬 →
・目的に応じた麻酔の導入／維持が可能
・有意識下の鎮静が可能

← 吸入麻酔薬
・麻酔深度の調節が自由
・麻酔時間の調節が容易

●図17　2種類の全身麻酔薬

2 麻酔薬の作用機序

次のような複数のメカニズムが関与すると考えられているが，不明な点が多い．

吸入麻酔薬には，$GABA_A$受容体やグリシン受容体を介する抑制性機能の増強や，グルタミン酸受容体やアセチルコリン受容体を介する促進性機能の抑制などの作用があるので，そ

---

[38] 脊髄と延髄の順番が入れ替わっているのは，生命維持の観点から好都合である．このような事情から不規則な下降性麻酔という．

れらが複合的に作用して麻酔効果が現れると考えるのが一般的である．なかでも，**GABA$_A$受容体機能の増強**と**グルタミン酸受容体機能の抑制**が重要であると推測されている．また，各種電位依存性イオンチャネルに対しても影響を及ぼすことが示されているが，その意義は明らかではない．

3 吸入麻酔薬 （表11）

吸入麻酔には，**ガス性麻酔薬の亜酸化窒素**（N$_2$O，「**笑気**」ともいわれる）と，セボフルランなどの**揮発性麻酔薬**が使われる．揮発性麻酔薬は常温・常圧で液体であるため，使用には気化器が必要である．

吸入麻酔薬は，肺胞から吸収されて全身循環に移行し，脳に運ばれて麻酔状態をもたらす．麻酔への導入に要する時間は，麻酔薬の血液への溶解度や吸気中の濃度と吸入量，肺の血流量など，さまざまな要因によって変動する．肺胞における麻酔薬の濃度が上がりやすい（肺換気量が大きい，麻酔薬の吸入濃度が高いなど），あるいは下がりにくい（**血液／ガス分配係数**[39]が低い，肺血流量が少ないなど）状況では，麻酔への導入が速い．

●表11　吸入麻酔薬

種類	薬物名	製剤ラベルや気化器の色
亜酸化窒素（笑気）		－
ハロゲン化麻酔薬	セボフルラン	黄
	イソフルラン	紫
	デスフルラン	青

麻酔からの回復は，麻酔薬が脳内から消失していくスピードで決まる．血液／ガス分配係数が小さい麻酔薬は血液や脳に溶けにくいため，脳内から除去されやすく，麻酔からの覚醒も速い．麻酔薬の大部分はそのままの形で呼気から体外に排出されるが，一部は肝臓や他の臓器で代謝されて，胆汁中や尿中に排泄される．

吸入麻酔薬の強さは，**最小肺胞内濃度**（minimum alveolar concentration：**MAC**）で比較できる．MACとは，身体に痛み刺激[40]を与えても，50％の人や動物が反応しなくなる麻酔薬の肺胞内濃度（v/v％）のことである．MACが小さいということは，麻酔作用が強いことを意味する．外科手術を行う場合は，MAC値よりも1.5～2.0倍程度濃い濃度を用いる．MAC値は，年齢，体温，体内電解質の濃度などによって影響を受ける[41]．また，笑気は血液／ガス分配係数が小さく，急速に肺胞から血液中に移行して揮発性麻酔薬の肺胞分圧の上昇を早めるため，併用する揮発性麻酔薬のMAC値を低下させることができる（二次ガス効果）．

1）亜酸化窒素

肺胞から血液中への移行が速いため，作用発現がすみやかである．刺激性が弱く，鎮痛作用は強いが，鎮静作用は弱く，呼吸抑制や筋弛緩作用も示さない．心血管系に対する影響もほとんどなく，肝毒性も示さない．本薬を吸入中は必ず酸素を併用して呼気中酸素分圧を20％以上に保ち，低酸素症の予防のため，投与終了後は100％酸素の吸入を5分以上継続する．歯科外来での無痛治療などの際に酸素吸入を行いつつ単独で用いられることはあるが，

※39 血液／ガス分配係数は，吸入麻酔薬の血液への溶解性の指標となる．血液／ガス分配係数が大きいということは吸入麻酔薬が血液に溶けやすいということを意味しており，このことは吸気と血液との間で平衡に達するまでに長時間を要するということを意味している．したがって，血液と脳組織との間で平衡に達するまでの時間も長く，麻酔への導入は遅い．デスフルランや，笑気，セボフルランは血液／ガス分配係数が低い．

※40 通常は皮膚の切開が行われる．

※41 MAC値は，高齢，低体温，低ナトリウム血症で低下する．つまり，吸入麻酔薬の効きがよくなる．

通常は全身麻酔の補助薬として，他の強力な吸入麻酔薬や静脈麻酔薬と併用される．

2）ハロゲン化麻酔薬

セボフルランは気道刺激性が低く，導入と覚醒がすみやかな麻酔薬である．酸素吸入下，単独で，あるいは亜酸化窒素と併用して急速吸入により，麻酔の導入・維持が可能であり，従来の静脈麻酔薬を併用した急速導入法も行うことができる．血液／ガス分配係数が小さいため，過量投与による血圧低下や呼吸抑制が起きやすい．イソフルランに比べ異常脳波誘発作用が強く，痙攣誘発の可能性があることに注意する．

イソフルランは，導入と覚醒がすみやかな麻酔薬であるが，他の2つのハロゲン化麻酔薬と比較すると血液／ガス分配係数がやや大きいため，導入と覚醒はやや遅い．睡眠量の静脈麻酔薬を投与した後に，酸素吸入下，単独で，あるいは亜酸化窒素と併用して導入・維持する．酸素吸入下，単独で，あるいは亜酸化窒素と併用して急速吸入導入することも可能である．呼吸抑制や血圧低下を引き起こし，頻脈を招くこともあるため，呼吸・循環機能に対する観察を怠ってはならない．術後の悪心・嘔吐や，まれに肝障害を引き起こすことがある．

デスフルランは，血液／ガス分配係数が非常に小さく，導入と覚醒が非常にすみやかな麻酔薬であるが，気道刺激性が強いので，急速吸入導入には適さない．睡眠量の静脈麻酔薬を投与した後に，酸素吸入下，単独で，あるいは亜酸化窒素と併用して導入・維持する．加熱装置を有する専用の気化器を用いる．1MACを超える濃度では血中カテコラミン濃度の上昇による一過性の昇圧および頻脈が起き，麻酔深度が深くなると呼吸抑制や血圧低下が起きる．そのため，心血管病変や頻脈，高血圧の患者に単独で用いることはない．過去にハロゲン化麻酔薬を投与されたことのある患者に投与すると，肝炎が引き起こされることがある．また，術後に悪心・嘔吐を引き起こすことがある．

4 静脈麻酔薬（表12）

　静脈麻酔薬とは，静脈内投与によって麻酔効果を現す麻酔薬である．一般に**単回投与**は，急速に血中薬物濃度を上昇させて脳内に移行させることで，麻酔導入の際に利用される．プロポフォールやミダゾラムでは，**持続点滴静注**による**麻酔維持**も行われる．

1）プロポフォール

　プロポフォールは麻酔導入と持続点滴静注による麻酔維持に用いられる．麻酔導入は1分以内に起き，回復にかかる時間も5分程度と超短時間型バルビツール酸誘導体よりも速く，持続投与時も

●表12　静脈麻酔薬

プロポフォール	
ベンゾジアゼピン系	ミダゾラム
	ジアゼパム
	フルニトラゼパム
フェンサイクリジン系	ケタミン
バルビツール酸系	チオペンタール
	チアミラール
ブチロフェノン系	ドロペリドール
麻薬性鎮痛薬 （オピオイド）	モルヒネ
	フェンタニル
	レミフェンタニル

蓄積は少ない．非水溶性のため，ロイシン含有エマルジョン[※42]として使用される．脳幹にある血管運動中枢を抑制して血圧を低下させるが，心筋抑制作用は弱い．低用量で制吐作用を示すため，術後の悪心・嘔吐を抑制する．脳代謝を抑制し，また脳血流量も減少させるた

※42 水と油のように本来分離する物質どうしを，マヨネーズのように乳化させた状態を指し，非水溶性の薬でも，血液という液体の中で安定した動態を示すようにすることが可能となる．原料の大豆油や卵黄レシチンに対し過敏症を示す患者には使用できない．

め，頭蓋内圧は低下する．したがって，脳の外科手術に適する．作用機序として，$GABA_A$受容体を介するGABAの作用増強が重要と考えられている．また，NMDA型グルタミン酸受容体や過分極で活性化する非選択的陽イオンチャネルに対する抑制作用があり，これもニューロンの興奮性の減弱に寄与している．鎮痛作用はないため，フェンタニルなどの鎮痛薬と併用する．

2）ベンゾジアゼピン系薬

ベンゾジアゼピン系薬の**ミダゾラム**や**ジアゼパム**などが，鎮静の目的で麻酔薬と併用される．ベンゾジアゼピン系薬を用いると，完全に意識を消失させることなしに，健忘，鎮静，鎮痛の効果をもたらすことが可能である（**有意識下の鎮静**）．麻酔作用機序は，$GABA_A$受容体を介するGABAの作用増強であり，受容体と一体化したCl^-チャネルの開口頻度を増加させることによる全般的な中枢神経細胞機能の抑制である．一般的にバルビツール酸誘導体の静脈麻酔薬と比較すると，麻酔効果の発現が遅く，作用は持続的で，回復にも長時間を要するが，ミダゾラムは比較的作用の発現が速く持続時間も短いことが特徴である．投薬後のことを忘れる順行性健忘の発生頻度が高い．ベンゾジアゼピン結合部位の競合的遮断薬である**フルマゼニル**は，ベンゾジアゼピン類による麻酔（鎮静）からの回復を早める（図11参照）．

3）フェンサイクリジン系薬

ケタミンはフェンサイクリジンの誘導体でNMDA型グルタミン酸受容体拮抗作用を有する．静注または筋注で用いられる．脂溶性が高く，中枢移行性がよいが，バルビツール酸誘導体と同様に脳以外の組織に再分布する．ケタミンは，脳波上では大脳皮質が徐波化しているのに大脳辺縁系は覚醒波を示すという，解離性麻酔を引き起こす．強力な鎮痛作用を有するため，麻酔だけではなく慢性疼痛の治療にも使われる．心血管系に対する直接的な刺激作用の他に，中枢性に交感神経を興奮させて血圧の上昇と心拍数の増加をもたらす．また，脳血流量を増加させて頭蓋内圧を上昇させるため，脳外科手術には適さない．ケタミン麻酔からの回復期には覚醒時現象とよばれる不快な夢や幻覚が起きることがあるが，ジアゼパムやドロペリドールの前投与でこの現象は軽減する．国内外での違法使用が問題となり，2007年より麻薬に指定されている．

4）バルビツール酸系薬

超短時間作用型バルビツール酸系薬の**チオペンタール**や**チアミラール**が使用される．麻酔導入や短時間の手術に使われるが，より忍容性の高い他の種類の麻酔薬に置き換えられつつある．単回投与で用いられ，点滴静注には不適である．麻酔導入が速く，また回復も速い．投与10～20秒後には意識が消失し，15～30分で回復する．高い脂溶性のため，容易に血液-脳関門を通過して急速に脳に移行するが，骨格筋や脂肪組織などの脳以外の組織に再分布して脳内濃度が低下するため，麻酔時間が短い．脳以外の組織への再分布よりもずっと遅れて肝代謝により体内から消失する．麻酔作用の機序は，$GABA_A$受容体に対するGABAの作用増強であり，$GABA_A$受容体Cl^-チャネルの開口時間を延長することによって中枢神経全般を抑制する．鎮痛作用は強くないため，フェンタニルなどの鎮痛薬と併用する．脳代謝を抑制し，脳血量を減少させて頭蓋内圧を低下させるため，脳外科手術に用いられている．呼吸抑制作用と交感神経抑制作用のため，重症の気管支喘息患者には禁忌である．

5）麻薬性鎮痛薬（オピオイド）

　　麻薬性鎮痛薬である**モルヒネ**，**フェンタニル**，およびレミフェンタニルが鎮痛の目的で麻酔薬と併用される．また，オピオイド鎮痛薬は有意識下の鎮静を患者にもたらす．モルヒネと笑気の併用は心臓手術の麻酔に広く使われている．オピオイドには呼吸抑制作用があるが，オピオイドμ受容体遮断薬の**ナロキソン**の投与で回復できる．フェンタニルやレミフェンタニルは骨格筋の硬直を起こしやすい．超短時間作用型であるレミフェンタニルは，血液中ならびに組織内に存在する非特異的エステラーゼによってすみやかに代謝されるため，血中半減期が短く，体内に蓄積しにくい．オピオイドを使用すると，麻酔中の覚醒や術後に不快な記憶の想起を生じることがある（オピオイドについては本章-11で解説）．

11 鎮痛薬

1 痛みの生理

　　痛みは熱や化学物質，あるいは機械的衝撃など，種々の刺激[43]によって起こる．これらの刺激が皮膚や関節，筋肉，内臓などに加わると，局所ではケミカルメディエーターといわれる種々の化学物質が産生・遊離される．そのなかには生理的な**発痛物質**である**ブラジキニン**があり，これが感覚神経[44]の**自由神経終末**[45]を興奮させることによって，痛みの感覚が発生する（図18）．同時に**プロスタグランジンE$_2$**（**PGE$_2$**）も産生されることが多く，これには感覚神経のブラジキニン感受性を増大させる[46]作用がある．侵害受容器が刺激され，神経が興奮すると，その情報は脊髄[47]へ伝えられ，脊髄からさらに高位の中枢を経由して，大脳皮質の感覚野で痛みとして認識される．痛みの感じ方は，体調や精神心理的な状態によって大きく影響されることが知られており，このことから痛みの経路にはいろいろな調節機構が存在すると考えられている．

1）痛みの種類

　　痛みはその発生場所によって，**表在痛**（皮膚），**深部痛**（筋肉，腱，骨膜など），および**内臓痛**の3種類に分けられる．また，痛覚情報を伝える神経線維の種類によって，有髄のAδ線維によって伝えられる速く鋭い痛み（**一次痛**）と，無髄のC線維によって伝えられる遅く鈍い痛み（**二次痛**）に区別される．

2）痛覚伝導路

　　皮膚や筋肉，内臓などからの痛覚情報は脊髄に伝えられ，そこでニューロンを乗り換える．痛覚刺激は，脊髄レベルでは屈曲反射などの疼痛反射を引き起こすが，一般的には脊髄からは反対側の白質を上行して上位の中枢へと伝えられる．

※43 これらの細胞や組織を傷害するような刺激を侵害刺激といい，侵害刺激を受け取る細胞の構造を侵害受容器という．
※44 求心性一次感覚神経ともよばれる．
※45 刺激を受容するために特定の構造をもたない，感覚神経の末端部位．
※46 つまり，より強く痛みを感じるようになる．
※47 一次求心性線維（つまり感覚神経線維）は，後根とよばれる背中側から脊髄灰白質の後角に入る．

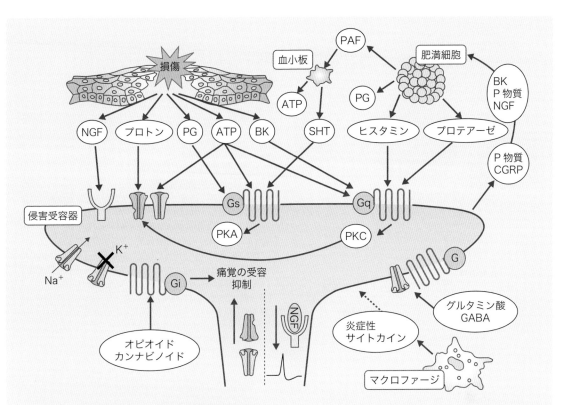

●図18 侵害受容器における発痛物質の受容

組織損傷時にはさまざまな化学物質が放出される．侵害受容器上にはイオンチャネル型受容器やGタンパク質共役型受容体だけではなく，抑制性のGタンパク質共役型受容体も存在する．傷害受容器は単に侵害性の化学刺激を電気信号に変換するだけではなく，さまざまな末梢性の痛覚過敏化機構に関与している．侵害受容器の興奮によって放出されたP物質は肥満細胞を活性化させて，間接的に侵害受容器を興奮させる．Gタンパク質共役型受容体の下流で誘導されるPKCはTRPチャネルをリン酸化する．神経成長因子と受容体の複合体は逆行性に細胞体まで運ばれて，TRPチャネルやナトリウムチャネルなどの遺伝子発現を増強させ，それらは順行性に終末まで運ばれる．

「痛みの薬物治療」（山本達郎／編），p22，文光堂，2013をもとに作成

3）下行性疼痛抑制系

　　古くから強度のストレスや生命に危険が及んでいる状況では，痛覚を感じなくなることがあることが知られており，内在性の疼痛抑制系が存在すると考えられてきた．背外側橋被蓋のノルアドレナリン作動性神経細胞群，いわゆる青斑核から脊髄後角に投射されるノルアドレナリン神経と，吻側延髄腹内側部のセロトニン作働性神経細胞群，つまり大縫線核から脊髄後角に投射されるセロトニン神経が下行性疼痛抑制系として知られている（図19）．これらの経路は，中脳水道周囲灰白質などの上位の中枢による調節を受けており，また，脊髄網様体路からの入力の影響も受けている．

4）オピオイド受容体

　　麻薬性鎮痛薬や合成鎮痛薬，オピオイドペプチドなどは**オピオイド受容体**を刺激することで鎮痛作用を発揮する．各オピオイド受容体は脳内で特有の分布を示し，痛みの情報をコントロールする部位に存在密度が高い．オピオイド受容体には，広く知られているμ（ミュー），δ（デルタ）およびκ（カッパ）の3種類に加えて，ノシセプチン／オルファニンFQ受容体

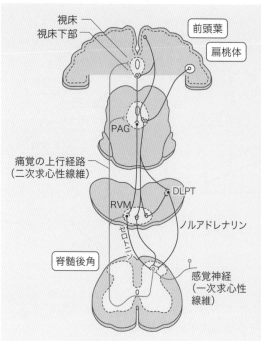

●図19　下降性疼痛抑制系

下行性疼痛調節系（赤線で示す）．前頭葉や扁桃は直接あるいは視床下部を介して，中脳中心灰白質（PAG）に投射する．中脳中心灰白質はRVMや背外側橋被蓋（DLPT）に投射する．RVMからはセロトニンニューロンの投射が，背外側橋被蓋からはノルアドレナリンニューロンの投射が脊髄に終止する．これらの神経が活性化すると，脊髄後角における感覚神経から痛覚の上行経路へのシナプス伝達が抑制される．RVM：吻側延髄腹内側部．
「痛みの薬物治療」（山本達郎/編），文光堂，2013「The Pain System: The Neural Basis of Nociceptive Transmission in the Mammalian Nervous System」（Willis WD/ed），S Karger AG, 1985をもとに作成

（NOP）[48]がある．

2 内因性鎮痛物質

　　アヘン由来の鎮痛物質を**オピエート**とよぶ．オピエートは細胞膜上の受容体に作用して鎮痛などの効果を現す．オピエートと同じ受容体に作用する物質を，一括して**オピオイド**とよぶ．ヒトや動物の体内で産生される内因性鎮痛物質には**エンケファリン**，**ダイノルフィン**および**β-エンドルフィン**の3種類のペプチドがあるが，これらはいずれもオピオイド受容体に作用することから**オピオイドペプチド**とよばれ，神経伝達物質として痛みを弱める働きをしている．これらのオピオイドペプチドには共通のアミノ酸配列（Tyr-Gly-Gly-Phe）があり，立体構造は麻薬のモルヒネによく似ている[49]．最近，ヒトを含む哺乳類の体内でモルヒネそのものが生合成されていることが証明され，注目を集めている．

3 麻薬性鎮痛薬

　　ケシの未熟果皮から得られる乳液を乾燥して粉末としたものが**アヘン**である．そのなかには多数のアヘンアルカロイドが含まれているが，医薬品として有用な成分は，**モルヒネ**，**コデイン**，**パパベリン**および**ノスカピン**である（表13）．

1）モルヒネ

　　アヘンに含まれるアルカロイドのうち，およそ10％程度を占める．モルヒネは主にμ受容

※48 内因性ペプチドであるノシセプチン/オルファニンFQにより活性化される．マウスに低用量のノシセプチン/オルファニンFQを投与すると痛覚過敏が，比較的高用量のノシセプチン/オルファニンFQを投与すると鎮痛作用が引き起こされる．
※49 それゆえ，モルヒネは，オピオイドペプチドと同様，オピオイド受容体に結合する．

体を刺激することで，中枢神経系および消化器系に薬理作用を現すが，δおよびκ受容体にも親和性を有する．その作用は多様で，鎮痛，麻酔，多幸感，呼吸抑制，鎮咳などの中枢抑制作用と，悪心・嘔吐，縮瞳，痙攣などの中枢興奮作用，そして便秘などの末梢作用や内分泌系への作用などがある（図20）．

モルヒネには，①意識を消失させることなく強力な鎮痛作用[※50]を発揮する，②他の鎮痛薬が効かない癌性疼痛の抑制に有効である，そして③陶酔感といわれる爽快な精神状態をもたらす，などの特徴がある．③は痛みに苦しむ患者を不安から解放するという点で有用であるが，健常人が用いると精神依存を引き起こすため，モルヒネは麻薬に指定されており，輸出入，製造，製剤，譲渡などが厳しく規制されている．

モルヒネの鎮痛作用は，①大脳皮質における痛みの感受性を低下させるほか，ⅱ脳から脊髄に至る下行性疼痛抑制系を活性化させ，

● 表13　麻薬性鎮痛薬と麻薬拮抗薬

麻薬性鎮痛薬		
天然アヘンアルカロイド（麻薬）		アヘン
モルフィナン系オピオイド（麻薬）	モルヒネ	モルヒネ
	モルヒネ以外	コデイン*
		ジヒドロコデイン*
		オキシコドン
		ヒドロモルフォン
フェニルピペリジン系オピオイド（麻薬）		フェンタニル
		ペチジン
その他のオピオイド（麻薬）		メサドン
		タペンタドール
ベンゾモルファン系オピオイド（非麻薬）		ペンタゾシン
		エプタゾシン
モルフィナン系オピオイド（非麻薬）		ブプレノルフィン
その他のオピオイド（非麻薬）		トラマドール
麻薬拮抗薬		
オピオイド受容体遮断薬		ナロキソン
		レバロルファン

*コデインとジヒドロコデインの1％散（100倍散）は，法律上麻薬として扱われない（家庭麻薬）．

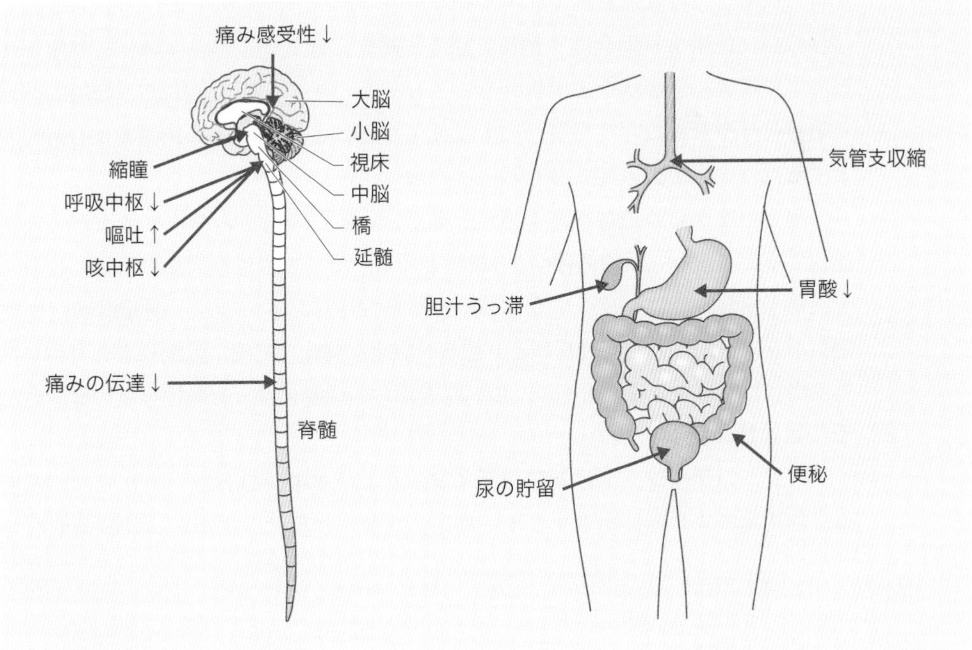

● 図20　モルヒネの作用

※50 モルヒネには光学異性体があるが，鎮痛作用を示すのは左旋性異性体である．

⑩脊髄後角で感覚神経からの痛みの情報伝達を抑制する，などにより現れる．鎮静・催眠作用もある．

　加えてモルヒネには，延髄の咳中枢抑制を介する鎮咳作用や，延髄の化学受容器引金帯（chemoreceptor trigger zone：CTZ）を刺激して嘔吐を起こす作用，脳幹の呼吸中枢を抑制する作用，中脳の動眼神経核を興奮させて縮瞳を起こす作用などがある．呼吸抑制は少量から現れ，大量ではチェーン・ストークス型呼吸[51]となる．モルヒネ中毒による死因のほとんどは呼吸麻痺である．また，モルヒネ依存症患者を見分ける方法として瞳孔の大きさを調べることがあるが，これは他の作用に比べて縮瞳作用が耐性を起こしにくいという事実に基づいている．動眼神経は副交感神経なので，モルヒネによる縮瞳は抗コリン薬の**アトロピン**などで拮抗される．

　少量のモルヒネは胃の運動を抑制し，胃内容物の排出時間を延長する．通常，胃酸分泌は抑制される．総胆管および膵管の十二指腸開口部に存在するOddi括約筋を収縮させるため，胆汁がうっ滞して，総胆管内圧が上昇する．同時に膵液や腸液の分泌も減少するため，食物の消化は遅延する．さらに，腸管平滑筋の緊張増大により蠕動運動が抑制され[52]，便秘となる[53]．これらの作用にも耐性は生じにくい．モルヒネは膀胱括約筋も収縮させるため，尿の貯留を起こす．また，ヒスタミン遊離作用を介して気管支収縮を引き起こし，中枢性の呼吸抑制を助長する．

　モルヒネは，中等度から強度の急性痛（開胸・開腹手術の後など），癌や心筋梗塞により引き起こされる疼痛，あるいは，激しい咳や下痢に対して用いられるが，対症療法であることは認識しておかなければならない．くり返し使用すると耐性が生じる．モルヒネの血中半減期は2時間程度と短いが，坐剤や徐放性製剤の開発により，1日1回投与で安定した鎮痛効果が得られるようになった．

　慢性痛に使用する場合は，便秘，悪心・嘔吐，眠気が3大副作用として知られている．排尿障害や精神神経症状などが現れることもある．適正に使用すれば，精神依存は生じにくい．

　過量投与や麻薬依存症患者への大量使用などにより，昏睡，縮瞳および呼吸抑制を3主徴とする急性中毒が引き起こされる．

　苦痛・不安からの逃避や多幸感への欲求といった理由からモルヒネなどの麻薬を意図的に連用すると，やがて**薬物依存**[54]の状態となる．モルヒネ依存症患者に対してモルヒネの投与を突然中断したりオピオイド受容体遮断薬を投与したりすると，**退薬症候**，すなわち，不快感，不安，不眠などの精神症状と，悪寒，震え，嘔吐，下痢，痙攣などの身体症状が現れ，重篤な場合は死に至ることもある．依存状態からの離脱には，麻薬投与量の漸減療法を行う[55]．

2）モルヒネ類似薬

　アヘン，**コデイン**，**ジヒドロコデイン**，および**オキシコドン**（半合成品）が用いられている．作用はモルヒネに類似するが，適応，代謝，作用スペクトル，持続時間などに相違がみ

---

[51] 浅い呼吸から深い呼吸になり，再度浅くなった後に数10秒間無呼吸状態へ移行するという周期を繰り返す呼吸の型のこと．

[52] オピオイド受容体は消化管に高密度に存在する．μ，δ，κいずれの受容体も消化管運動抑制に関与するが，最も重要なのは腸間膜神経叢のμ受容体である．

[53] この作用を利用して，ケシ生薬が古くから止瀉薬として用いられてきた．

[54] 薬物を連用したいと強く願う状態を精神依存，薬物の連用を中断すると正常な身体機能を営めなくなった状態を身体依存という．

[55] 合成麻薬のメサドンによる置換療法が行われる場合もある．

られる．2017年に半合成のモルヒネ誘導体である**ヒドロモルフォン**が発売された．ヒドロモルフォンは，モルヒネの約5倍という強い鎮痛作用を有する．これらの薬はいずれも麻薬に指定されているが，コデインとジヒドロコデインの1％散剤（100倍散）は，法律上麻薬として扱わない．

3）合成オピオイド鎮痛薬

フェンタニル，**ペチジン**および**メサドン**はμ受容体の完全刺激薬であり，**タペンタドール**はモルヒネに比べるとやや弱いμ受容体刺激作用[56]とノルアドレナリン再取り込み抑制による下行性疼痛抑制系の亢進作用を併せもつ薬である．いずれも麻薬に指定されている．**ペンタゾシン**および**エプタゾシン**はκ受容体刺激薬である．**ブプレノルフィン**はμ受容体の部分刺激薬であるが，κ受容体には遮断作用を示す．**トラマドール**とその代謝産物はμ受容体の部分作動薬であり，セロトニンやノルアドレナリンの再取り込み抑制作用による下行性疼痛抑制系の亢進作用をあわせもつ．これらの薬は麻薬には指定されていない．

このように合成オピオイド鎮痛薬という名称でくくられているものの，それぞれの薬は，受容体に対する特異性が異なるため，薬理作用や耐性・薬物依存の形成能に大きな違いがみられる．

4）麻薬拮抗薬

ナロキソンは比較的選択性の高いオピオイドμ受容体の遮断薬[57]である．麻薬性鎮痛薬の過量による呼吸抑制からの回復や薬物依存の診断に用いられる．バルビツール酸薬など，他の鎮静・睡眠薬による呼吸抑制には拮抗しない．麻薬依存患者に投与すると退薬症候[58]を誘発する．

レバロルファンも，麻薬性鎮痛薬による呼吸抑制に拮抗する．ただし，部分刺激薬であるため，連用すると薬物依存を生じることが知られている．

4 解熱鎮痛薬とその他の鎮痛薬

視床下部にある体温調節中枢は，体温の上昇に対しては副交感神経を，また体温の下降に対しては交感神経を興奮させることにより，体温を調節しているが，細菌感染などにより各種の細胞からTNF-αやIFN-γ，IL-1などの発熱性物質が遊離されると，それらは体温調節中枢におけるPGE$_2$の産生を促進して，体温のセットポイントを上昇させ，発熱を引き起こす．解熱鎮痛薬は，このPGE$_2$による体温の上昇を阻止することで，体温を正常に戻す（表14）．したがって，解熱鎮痛薬が正常体温を低下させることはない．

1）非ステロイド性抗炎症薬（NSAIDs）

非ステロイド性抗炎症薬（NSAIDs）は，シクロオキシゲナーゼ（COX）の阻害を介してPGE$_2$の産生を抑制し，PGE$_2$による発痛物質ブラジキニンに対する感受性増大を妨げることで鎮痛作用を発揮する（図21）．**サリチル酸誘導体**を含むNSAIDsについては，11章において詳しく述べる．

※56 δ受容体やκ受容体に対する親和性も有するが，μ受容体への親和性と比較すると1/10程度である．

※57 μ受容体への親和性を1とすると，κおよびδ受容体への親和性はそれぞれ1/15および1/40と報告されている．

※58 以前は「禁断症状」とよばれていたが，最近は「退薬症候（症状）」「離脱症候（症状）」などの用語が使用されることが多い．

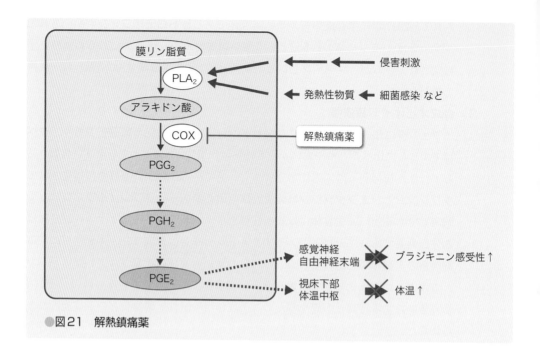

●図21　解熱鎮痛薬

●表14　解熱鎮痛薬とその他の鎮痛薬

NSAIDs	サリチル酸系	サリチル酸，アスピリン　など
	サリチル酸系以外	ジクロフェナク，インドメタシン，イブプロフェン，ロキソプロフェン　など
パラアミノフェノール誘導体		アセトアミノフェン
ピラゾロン誘導体		スルピリン，アンチピリン，イソプロピルアンチピリン
その他の鎮痛薬（神経障害性疼痛緩和薬）		プレガバリン ガバペンチン
抗うつ薬		クロミプラミン，ノルトリプチリン，アミトリプチリン，イミプラミン，デュロキセチン，ミルナシプラン
抗てんかん薬		フェニトイン，クロナゼパム，カルバマゼピン，バルプロ酸

NSAIDsについては11章で詳説する.

2）パラアミノフェノール誘導体

　パラアミノフェノール誘導体の**アセトアミノフェン**にはCOX阻害作用はほとんどないが，視床と大脳皮質における痛覚閾値を高めることにより鎮痛作用を発揮すると考えられている．また，体温調節中枢に作用し，発熱時に上昇している体温のセットポイントを正常化することで皮膚血管を拡張させ，熱の放散を促して体温を下げる解熱作用を有する．抗炎症作用はほとんどない．大量に服用すると肝障害を起こすことがあり，アルコール飲料を普段から多く摂取しているとそのリスクが高まる．

3）ピラゾロン誘導体

　ピラゾロン誘導体には，**イソプロピルアンチピリン**などがある．いわゆるピリン系の薬で

あり，配合剤としての用途が多い．薬理作用，適応，副作用はサリチル酸誘導体（11章参照）に準じるが，解熱・鎮痛作用に比べて抗炎症作用は弱い．

4）その他の鎮痛薬（神経障害性疼痛緩和薬）

新しい作用機序の鎮痛薬に，**プレガバリン**がある．プレガバリンはシナプス前膜にあるCa^{2+}チャネルの$\alpha 2\delta$サブユニットに結合して，興奮に伴う神経終末部へのCa^{2+}の流入を減少させる．その結果，興奮性神経伝達物質の過剰放出が抑制されて，鎮痛作用が現れると考えられている．末梢性の神経障害性疼痛に対する第一選択薬として用いられている．解熱作用はない．重大な副作用に心不全や腎不全などが，また比較的頻度の高い副作用にめまい，悪心，浮腫，転倒・転落，体重増加などがある．

5）抗うつ薬や抗てんかん薬

三環系抗うつ薬やSNRI（本章-4参照）は，ノルアドレナリンやセロトニンの再取り込み抑制作用により下行性疼痛抑制系の働きを強めるため，慢性疼痛や神経因性疼痛などに用いられることがある．また，抗てんかん薬のカルバマゼピン（本章-7参照）は，三叉神経痛の第一選択薬である．

5 癌性疼痛に対する鎮痛薬の使用（緩和医療）

癌患者は，癌性疼痛とよばれる激しい痛みを訴えることが多い．WHOは癌性疼痛の緩和医療に際して，①痛みによって夜間の睡眠が妨げられないようにする，②安静時の痛みを消失させる，③起立・体動時の痛みを消失させる，という3段階の治療目標を掲げている．また，その目標を達成するための治療の5原則として，① by the mouth：できるだけ経口投与を行う，② by the clock：鎮痛効果が途切れないように鎮痛薬を

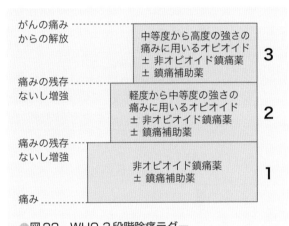

●図22　WHO 3段階除痛ラダー

定時に規則正しく投与する，③ by the ladder：**WHO 3段階除痛ラダー**（図22）に従い，痛みの強さに応じた鎮痛薬を選択する，④ for the individual：患者ごとに適切な鎮痛薬の用量を決定する，⑤ with attention to details：患者の状態を監視し，治療効果の判定や副作用対策を行うとともに必要に応じて鎮痛補助薬を投与するなどの細かい配慮を行う，が定められている．

軽度の痛みに対しては，アセトアミノフェンやNSAIDsを投与する．効果が不十分な場合は，麻薬性鎮痛薬を投与する．軽度から中程度の痛みに対しては，コデインやトラマドールといった弱オピオイドや，少量のオキシコドンを投与する．中程度から強度の痛みに対しては，モルヒネ，オキシコドン，フェンタニル，あるいはヒドロモルフォンを投与する．

鎮痛薬の至適用量は，痛みが消失する量であり，依存などの副作用を恐れて投与量が不十分にならないようにしなければならない．特に，第3段階で用いられる麻薬性鎮痛薬につい

ては，患者の意識があり，他の副作用をコントロールできている限りにおいては，増量における天井効果はない．痛みが急増した場合は，オキシコドンやヒドロモルフォンの速放性製剤やフェンタニルの舌下錠やバッカル錠を頓用で投与する（**レスキュードーズ**）．麻薬性鎮痛薬を投与中に，副作用の軽減やより高い鎮痛作用を期待して，他の麻薬性鎮痛薬に変更することがある．これを**オピオイドスイッチング**という．

　麻薬性鎮痛薬を適正に使用している限り，依存，錯乱および耐性などの副作用は生じにくい．ただし，麻薬性鎮痛薬を急に減量あるいは中止すると，退薬症候群が引き起こされることがあるので，減量が必要な場合は徐々に減量する必要がある．

6 片頭痛治療薬

　片頭痛とは，頭痛発作を何度もくり返す疾患であり，未治療，あるいは治療が無効の場合，1回の発作は4～72時間持続する．片側性で拍動性の中等度から重度の頭痛であり，歩行や階段昇降などの日常的な動作により頭痛が増悪することが多い．頭痛発作中に，悪心・嘔吐や光過敏，音過敏を伴う．本邦における有病率はおよそ8％と高く，20～40歳の女性に多い．

　片頭痛の発症機序はいまだ完全に解明されていないが，脳血管に多く分布し血管の緊張性を調節しているセロトニン5-HT$_{1B/1D}$受容体刺激の減少や，カルシトニン遺伝子関連ペプチドの放出促進による血管拡張が関係していると考えられている（表15）．

● 表15　片頭痛治療薬

5-HT$_{1B/1D}$受容体刺激薬 （トリプタン系薬）		スマトリプタン，ゾルミトリプタン，エレトリプタン，リザトリプタン，ナラトリプタン
麦角アルカロイド		エルゴタミン
片頭痛予防薬	Ca^{2+}チャネル遮断薬	ロメリジン
	抗てんかん薬	バルプロ酸
	アドレナリンβ遮断薬	プロプラノロール
	抗ヒスタミン薬	ジメチアジン

1）5-HT$_{1B/1D}$受容体刺激薬（トリプタン系薬）

　スマトリプタンなどが上市されている．5-HT$_{1B/1D}$受容体を刺激し，拡張した脳血管を収縮させることで，片頭痛発作を改善する．有効性の高い薬であるが，不応例もある．血管収縮作用を示すため，心筋梗塞の既往のある患者，虚血性心疾患の兆候のある患者，脳血管障害の既往がある患者，末梢血管障害を有する患者，およびコントロールされていない高血圧症の患者などには禁忌である．

2）麦角アルカロイド

　セロトニン，ドパミン，アドレナリンなどの神経伝達物質と構造類似性があり，これらの神経伝達物質の受容体に対し刺激作用を示す．片頭痛抑制効果は，5-HT$_{1B/1D}$受容体の刺激作用による脳血管収縮作用などに由来する．わが国では，**エルゴタミン**，イソプロピルアンチピリン，およびカフェインの配合剤のみが使用可能である．トリプタン系薬の登場により，使用頻度は減少している．末梢血管障害，閉塞性血管障害，狭心症，冠動脈硬化症，およびコントロール不十分な高血圧症の患者などに対しては禁忌となっている．悪心・嘔吐や食欲

不振などの消化器系の副作用が多い.

3）片頭痛予防薬

わが国においては，Ca^{2+}チャネル遮断薬の**ロメリジン**，抗てんかん薬の**バルプロ酸**，アドレナリン β 受容体遮断薬の**プロプラノロール**，および抗ヒスタミン薬の**ジメトチアジン**が保険適応となっている.

ロメリジンは，ピペラジン誘導体の Ca^{2+} チャネル遮断薬であり，持続的かつ脳血管選択的な拡張作用を示す.降圧作用は弱い.主として片頭痛発作時の血管拡張に先だつ血管収縮を予防することにより，片頭痛予防効果を示すと考えられている.主な副作用として，ALT（GPT）とAST（GOT）の上昇，眠気，めまい，悪心があり，抑うつがあらわれることもある.

まとめ

□ 中枢神経系の主な興奮性神経伝達物質はグルタミン酸とアスパラギン酸，主な抑制性神経伝達物質はGABAとグリシンであり，いずれもアミノ酸である.

□ その他の神経伝達物質に，コリンのアセチルコリン，モノアミンのドパミン，ノルアドレナリン，セロトニン，ヒスタミンなど，ペプチドのエンケファリン，エンドルフィン，サブスタンスPなどがある.

〈以下に，中枢神経系に作用する薬の重要な作用機序をまとめて記す〉

□ 抗精神病薬：ドパミン D_2 受容体の遮断，セロトニン5-HT_2 受容体の遮断.

□ 抗うつ薬：主にノルアドレナリンやセロトニンの再取り込みの抑制による両神経系の賦活化.

□ 気分安定薬：神経細胞の興奮性低下，イノシトール代謝回転の抑制.

□ 睡眠薬および抗不安薬：GABAの作用増強.

□ 抗てんかん薬：Na^+ チャネルの遮断，Ca^{2+} チャネルの遮断，GABA トランスアミナーゼの阻害.

□ パーキンソン病治療薬：ドパミン D_2 受容体の刺激，ムスカリン性アセチルコリン受容体の遮断.

□ 認知症治療薬：中枢性アセチルコリンエステラーゼの阻害.NMDA型グルタミン酸受容体の遮断.

□ 全身麻酔薬：GABAの作用増強，グルタミン酸の作用減弱.

□ 麻薬性鎮痛薬および合成オピオイド鎮痛薬：オピオイド受容体の刺激.

□ 解熱鎮痛薬，NSAIDs：COXの阻害.機序不明のものもある.

□ 神経障害性疼痛緩和薬：Ca^{2+} チャネルの活性抑制によるグルタミン酸遊離の抑制.

□ 片頭痛治療薬：セロトニン5-$HT_{1B/1D}$ 受容体刺激.

5章 循環系に作用する薬

循環系を構成するのは，心臓と血管である[※1]．まず，心臓と血管，そしてそれら両者が協調して働く循環系の構造と機能について簡単におさらいする．そして，代表的な心臓の疾患として心不全，不整脈，および虚血性心疾患を，また血液循環の調節異常により発症する疾患として高血圧症を取り上げ，それらに用いられる薬について話を進めることにしよう．

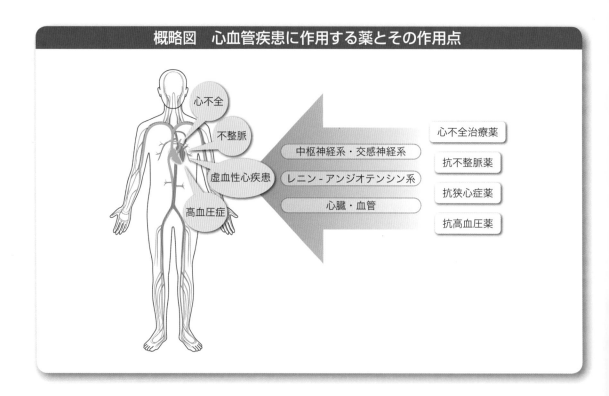

概略図　心血管疾患に作用する薬とその作用点

心不全
不整脈
虚血性心疾患
高血圧症

中枢神経系・交感神経系
レニン‐アンジオテンシン系
心臓・血管

心不全治療薬
抗不整脈薬
抗狭心症薬
抗高血圧薬

※1　広義の循環系には，心臓と血管の他に，リンパ管も含まれる．しかし，ここでは機能的に大きく性質の異なるリンパ管は除き，血液の循環調節に直接関与している心臓と血管に対象を絞って解説する．

1 心臓の構造と機能

1 心臓の構造

　心臓の役割を一言でいうと，血液を送り出すポンプである．

　身体の中のあらゆる細胞は，血液から酸素と栄養を受け取っている．つまり，細胞が元気に生きていくための最も基本的な条件は，必要かつ十分な量の血液が供給されることである．供給される血液の量は，多過ぎても少な過ぎてもいけない．心臓が止まると，血液の循環が止まり，きわめて短時間のうちに多くの神経細胞は活動を停止して，回復不能の状態に陥る．すると，個体としての統合性が失われ，私たちは命を落とすことになる．

　私たちの心臓は2つの心房と2つの心室で構成されている（図1）．心房と心室の間，そして心室と動脈[※2]の間には血液の逆流を防ぐための弁がある．右心室は**肺循環**（小循環ともいう）へ，左心室は**体循環**（大循環ともいう）へ血液を送り出す．

　心房や心室といった心臓の内側には常に血液が充満しているが，心臓の筋肉層は非常に厚いため，その内側にある血液だけでは心筋に十分な酸素と栄養を供給することはできない．このため，心臓には，自分自身を栄養するための血管が存在する．これを**冠血管**（冠状血管）という．図1では省略したが，大動脈が心臓から出たすぐのところから2本の冠動脈[※3]（左冠動脈および右冠動脈）が分岐し，枝分かれをくり返して心臓全体に分布している．冠動脈は毛細血管を経て冠静脈[※3]となり，冠静脈洞から右心房に戻る．心臓から拍出される血液の約5％が冠血管を流れている．

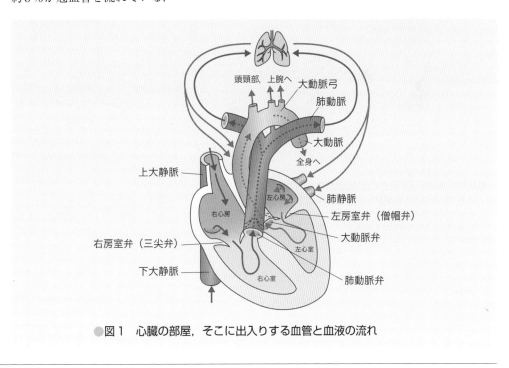

●図1　心臓の部屋，そこに出入りする血管と血液の流れ

※2　肺動脈と大動脈．

※3　冠動脈は冠状動脈ともいう．同じように冠静脈は冠状静脈ともいう．

　運動神経が興奮しないと収縮しない骨格筋とは異なり，心筋は外からの刺激がなくても，自発的に周期的な収縮をくり返している．これを**自動能**という．心臓には，心筋細胞から分化して神経のような機能に特化した細胞群，いわゆる**特殊心筋**[※4]があり，**洞房結節**で発生した興奮[※5]を心臓全体に伝えている．この構造を**刺激伝導系**といい（図2），興奮は洞房結節，心房，**房室結節，His束，左脚・右脚，Purkinje線維**の順に伝わる．

　速い遅いの差はあるものの，刺激伝導系の多くの細胞には自動能がある．健康な人の場合，最も速い自動能をもっているのは洞房結節の細胞で，次は房室結節，そしてHis束，Purkinje線維の順となっている．したがって，健康な心臓は洞房結節のリズムで動いている．そして，何らかの原因で洞房結節の自動能が失われたとしても，決して心臓が止まることがないように，何重もの安全策がとられているのである．

　洞房結節は，右心房の上大静脈開口部付近にあり，ここで生じた興奮は心房全体に伝わって，まず心房を収縮させる．ついで興奮は，心房と心室の間の唯一の連絡路である房室結節を通ってHis束から左右の脚に分れて心室に入り，Purkinje線維から心室筋に伝えられて，心室の収縮が引き起こされる．心筋および刺激伝導系の細胞は，部位によって特有の活動電位波形をもっているが，神経線維と比べると，活動電位持続時間がはるかに長い（図2）．

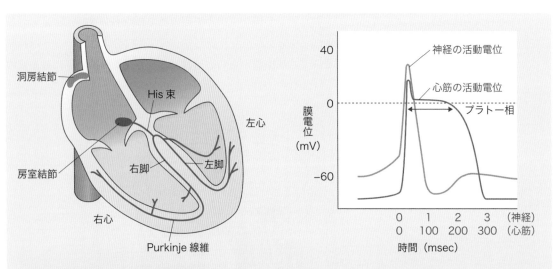

●**図2　刺激伝導系と心筋の活動電位**
これら刺激伝導系の細胞と各所の心筋細胞が，ドミノ倒しのように順繰りに興奮（活動電位を発生すること）と回復（再分極）をくり返すことで，心臓は拍動を続けることができ，疲れを知らないポンプとして機能している．神経と心筋の活動電位の時間軸には約100倍の開きがある．

※4　特殊心筋に対して，心室壁や心房壁などを構成する一般の心筋細胞のことを固有心筋という．
※5　活動電位のこと．

3 心臓の神経支配とその影響

心臓は交感神経と副交感神経による拮抗的二重支配を受けている.

交感神経が興奮すると節後線維膨大部から**ノルアドレナリン**が分泌され，心臓の各部位に存在するアドレナリンβ_1受容体が刺激される. すると，心拍数が増加し，心筋の収縮力が強くなる. また，興奮伝導速度が速くなる. したがって，心機能は亢進する. 一方，副交感神経が興奮すると節後線維膨大部から**アセチルコリン**が分泌され，ムスカリン性アセチルコリンM_2受容体が刺激される結果，心拍数が減少する. つまり，心機能は抑制される. 交感神経線維が心臓全体に分布しているのに対して，副交感神経線維は洞房結節と心房，房室結節にのみ分布しており，心室には分布していない.

4 心筋の収縮とCa^{2+}

他の筋細胞の場合と同様に，心筋の収縮にもCa^{2+}が重要な役割を果たしている. ただ，他の筋細胞の場合に比べて，心筋の収縮の過程は，以下に述べるようにやや複雑である.

活動電位が発生すると，細胞膜に存在する電位依存性L型Ca^{2+}チャネルがプラトー相の時期に開き，細胞外からCa^{2+}が流入する. このCa^{2+}は**筋小胞体**からCa^{2+}を遊離させ[6]，筋小胞体に由来するCa^{2+}が筋フィラメント（収縮タンパク質）に結合して収縮を起こす（図3）. このように，細胞外から流入したCa^{2+}だけではなく，筋小胞体から遊離されたCa^{2+}が収縮を引き起こすという点がポイントである. したがって，筋小胞体中に貯蔵されているCa^{2+}の量や筋小胞体から遊離されるCa^{2+}の量が，心筋の収縮力に直接的な影響を及ぼすことになる.

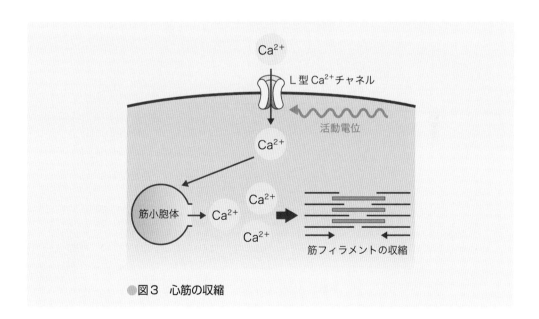

●図3 心筋の収縮

※6　これをCa^{2+}-induced Ca^{2+} release（CICR）という.

2 血管系の構造と機能

1 体循環（大循環）

　左心室から出た**大動脈**ははじめ上方へ向かうが，直ちに大動脈弓で下方へ180度の方向転換をし，胸部大動脈，腹部大動脈となって脊柱沿いに下降する．大動脈から枝分かれした動脈は分岐をくり返して太さ数十 μm〜の**細動脈**となり，終末細動脈を経て直径数〜10 μm の**毛細血管**へと移行する（図4）．

　太い動脈はエラスチン[※7]という弾性線維を多く含み，心室の収縮と拡張に伴って発生する断続的な血液の流れを血管壁の弾力によって吸収することで，圧変化の少ない連続的な流れに変える働きをしている（**弾性血管**）．健康な人の血圧が120/80 mmHg 程度の範囲に収まっているのは，太い動脈のこの性質によっている．動脈硬化などで太い動脈の弾力が失われると血圧の収縮期圧が上昇して，脳出血などの出血性疾患を招きやすくなる．手首などで脈に触れることができるのは，心臓から拍出された血液によって生じた動脈の膨張を感じているわけである．

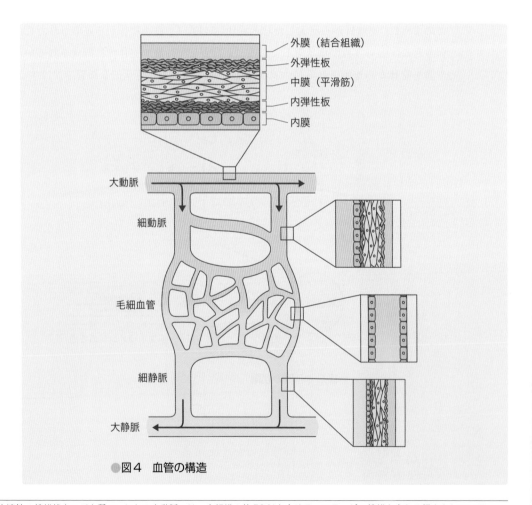

●図4　血管の構造

※7　非水溶性の線維状タンパク質で，ヒトの大動脈では，全組織の約50％を占める．コラーゲン線維を支える働きもしている．

一方，細動脈は平滑筋細胞を豊富に含み（**筋性血管**），平滑筋細胞の収縮・弛緩によって引き起こされる体内各部位の細動脈の直径の変化が，全身血圧と各血管床への血流の分配を左右している．交感神経活動の影響が強くあらわれるのも，この血管である．総末梢血管抵抗[※8]の約50％が細動脈に由来するため，**抵抗血管**ともいわれる．

　細動脈の先で，血管は網目状に張り巡らされた毛細血管となる．毛細血管は内皮細胞[※9]のみで構成されており，血管壁がきわめて薄く，また内皮細胞間の接着が密ではないため，小分子[※10]なら比較的容易に血管の内外を移動することができる．そして，総断面積がきわめて大きいため，血流速度は著しく遅い．これらのことから，血管の内外でさまざまな物質のやり取りが行われる場所となっている（**交換血管**）．毛細血管は，一定の間隔で収縮性のある周皮細胞に取り巻かれているが，この周皮細胞の収縮・弛緩によって毛細血管の血流調節がなされている．

　血管は毛細血管の先で静脈系となり，集合をくり返して細静脈から静脈，そして大静脈となって右心房へと戻る．動脈系に比べて静脈系血管の壁は薄く，伸展性が高い．また，静脈系は圧が低いため，ところどころに弁があって血液の逆流を防いでいる．通常は全血液量の約75％が静脈側に存在するので，静脈は**容量血管**ともいわれる（図5）．

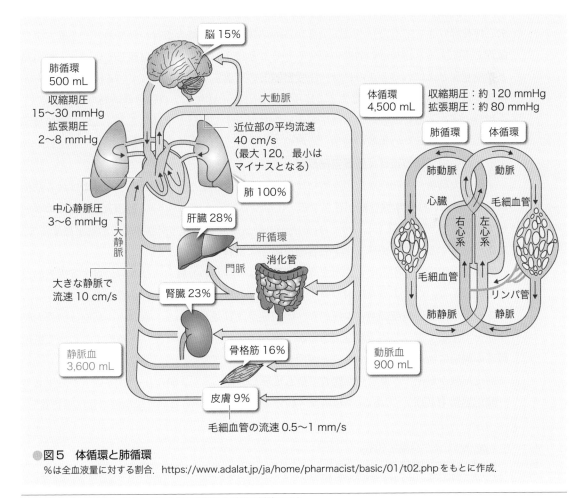

●**図5　体循環と肺循環**
　%は全血液量に対する割合．https://www.adalat.jp/ja/home/pharmacist/basic/01/t02.phpをもとに作成．

※8　心臓が血液を押し出すときに全身の血管から受ける抵抗のこと．
※9　血管壁の血流に面した内腔側は，どの血管もすべて1層の内皮細胞で覆われている．
※10　血漿タンパク質のような分子量が数万を超える大きな分子は移動できないが，分子量が数千程度までなら移動が可能である．

2 肺循環（小循環）

右心室から出た肺動脈は，肺の内部で細かく枝分かれして肺胞壁を取り囲む肺毛細血管となる．これが血液と外気との間の**ガス交換**の場である．大動脈圧に比べて肺動脈圧は非常に低く，収縮期圧は15～30 mmHg，拡張気圧は2～8 mmHg程度である．肺毛細血管を通過した血液は，肺静脈を経て左心房に入る．なお，名前は「動脈」でも肺動脈には酸素飽和度の低い，いわゆる静脈血が流れており，一方，肺静脈には酸素飽和度の高い，いわゆる動脈血が流れていることに，注意しておきたい（図5）．

3 血圧の調節

血圧[11]は，心臓から拍出される血液の量（心拍出量）と細動脈の収縮の程度（総末梢血管抵抗）で決まる[12]．即時的（数～数十秒）な調節は自律神経によってなされているが，短期的（分～時間・日）にはホルモンや血液の粘性が重要となる．また中長期的（月～年）には動脈の弾性や血液量などの変化も無視できない．これらは加齢，水・電解質バランス，栄養状態などの影響を受ける（本章-6参照）．

血圧の調節にかかわる自律神経の中枢は，脳の延髄に存在する．延髄では感覚神経などの求心性神経によってもたらされる全身からの情報の処理・統合が行われており，心臓および血管を支配する自律神経の活動の変化させることによって，血圧を調節している．大動脈弓と頸動脈洞とよばれるところには，**圧受容器**という血圧をモニターしている圧力センサーが存在する（図6）．血圧が上昇すると圧受容器がこれを感知し，自律神経活動を変化させて，心拍数の減少と血管拡張による血圧の下降をもたらす．血圧が下降すると，これと逆の反応が起こる．つまり，心拍数の増加，心収縮力の増大，そして血管収縮が起こり，血圧は上昇する．この血圧調節機構は**圧受容器反射**とよばれる．

一方，大動脈弓と頸動脈洞の近くには，それぞれ大動脈小体と頸動脈小体とよばれる部位があり，そこには**化学受容器**が存在する．化学受容器は血中のO_2分圧とCO_2分圧をモニターしており，O_2分圧が低下したりCO_2分圧が上昇したりすると，交感神経の活動が高まって，血圧が上昇する．この機構は**化学受容器反射**とよばれる．

心臓・血管系に対する薬の作用を考える際には，各薬の心臓および血管に対する直接的な作用のほかに，このような反射を介する間接的な作用にも注意を払う必要がある．

また近年，**血管内皮細胞**の血圧調節への関与が注目されている．血管内皮細胞は血管内腔全面をくまなく覆っている細胞であるが，種々の生理活性物質を産生・遊離することで循環機能の調節に深く関与していることが明らかにされてきた．

内皮細胞が産生する血管活性物質で最も重要なのは，アミノ酸のL-アルギニンから生じる**一酸化窒素（NO）**[13]である．NOはガス状分子で，分子量が30という最小の情報伝達物質[14]

---

[11] 正しくは，心臓の高さにおける動脈圧である．

[12] 血圧は，心拍出量と総末梢血管抵抗の積であらわされる．すなわち，「血圧＝心拍出量×総末梢血管抵抗」である．例えば，水道の蛇口をより大きく開いても（血流量が増加），蛇口につながっているホースをつぶしても（血管抵抗が増加），ホースの壁にかかる水の力（血圧）が増すと同じである．これは，オームの法則の式，「電圧＝電流×抵抗」とよく似ている．

[13] かつては（今でもそうかもしれないが），大気汚染物質NO_xの代表選手として悪玉扱いされていたものである．

[14] 一酸化炭素（CO，分子量28）や硫化水素（H_2S，分子量34）などのガス状小分子も生体内である種の情報伝達に関与しているとの報告がなされている．しかしNOと比べ，その重要性は十分に確立されているとはいえない．

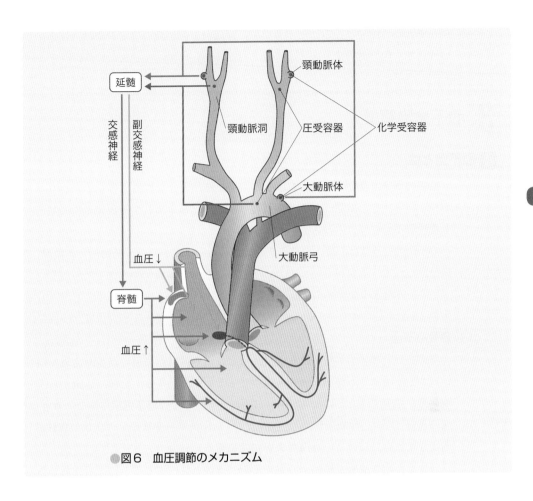

●図6　血圧調節のメカニズム

として知られている．常時，内皮細胞から遊離されており，血管を持続的に拡張させている．実際，NO合成酵素を阻害してNOの産生を抑制すると，動物の血圧は数十mmHgも上昇する．NOは，血管平滑筋細胞内のサイクリックGMP（cGMP）含量を増加させることによって血管を拡張させる．

　また，内皮細胞からは強力な血管収縮作用を有するエンドセリン[※15]が遊離されることも示されており，いろいろな病気との関連に興味がもたれている．これら以外にも，内皮細胞はプロスタグランジンI_2（PGI_2，別名プロスタサイクリン）やトロンボキサンA_2（TXA_2）などを産生することで，循環機能にさまざまな影響を与えていることが知られている．

4 血管床

　それぞれの臓器を灌流する毛細血管の一群を**血管床**といい，例えば，脳血管床や肺血管床のように，臓器の名前をつけて区別する．それぞれの血管床には特有の自律神経支配と薬物受容体の分布がみられるため，薬の作用はすべての血管床において同じになるとは限らない．

※15 21個のアミノ酸からなるペプチドで，1988年に筑波大学の研究グループによって発見された．最強の血管収縮物質として知られるが，その生理学的な意義は十分明らかにされておらず，肺高血圧症や心不全，腎不全などの疾患との関連が注目を集めている．

なかでも薬の標的となることが多い脳，腎臓および心臓の冠血管床は，反応の質と感受性という点で，他の血管床と大きく異なる点が多い[16]．

3 心不全治療薬

1 心不全とは

心臓のポンプ機能[17]が低下して，末梢組織に十分な血液を供給できなくなった状態を心不全という．その結果，体内の諸臓器は酸素不足を原因とする代謝異常に陥る．**急性心不全**と**慢性心不全**に分けられる．

心不全のときには心臓への負荷が増えている．心臓の負荷は**前負荷**と**後負荷**（図7）の2つに分けられる．前負荷とは，静脈から心臓に戻った血液によって生じる負荷であり，心臓に戻ってくる血液の量が多くなるほど前負荷は大きくなる．後負荷とは，心室内圧を動脈圧より大きく上昇させて弁を開かせるための負荷であるから，動脈圧が高いほど後負荷は大きくなる．

1）急性心不全

急性心不全は，①外傷や消化管出血などによる循環血液量の減少や急激な血管拡張，あるいは②心筋梗塞や不整脈などの心臓の病気が原因で発症し，突然，心臓から送り出される血液の量が減少することにより，全身の臓器が機能不全に陥る病態である．**ショック**ともいう．顔面蒼白となり，呼吸困難，起坐呼吸[18]，血圧低下，頻脈などの症状が現れる．すみやかに適切な処置をしないと，意識喪失から死に至る．

急性心不全の治療目標は，心臓のポンプ機能を維持することによる救命である．したがって，主に心筋により強い収縮力を発生させる強心薬と，血管を拡張して心臓の負荷を軽減させる薬を用いる．

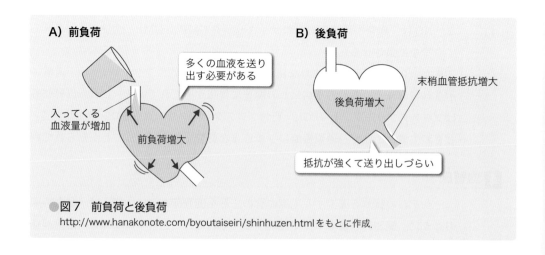

A) 前負荷

多くの血液を送り出す必要がある

入ってくる血液量が増加

前負荷増大

B) 後負荷

末梢血管抵抗増大

後負荷増大

抵抗が強くて送り出しづらい

●図7　前負荷と後負荷
http://www.hanakonote.com/byoutaiseiri/shinhuzen.htmlをもとに作成．

※16 そのような性質の違いをうまく利用すると，ある血管床に選択的に作用する薬をつくり出すことができるに違いない．
※17 心拍出量のこと．
※18 横になった状態では呼吸困難に陥るため，上半身を起した姿勢で呼吸すること．

2）慢性心不全

　それに対して，心機能の低下が徐々に進行するものを，慢性心不全という．心筋炎や弁膜疾患などの心臓の障害のほか，高血圧などの心臓以外の疾患も原因となることがある．

　心臓のポンプ機能が低下すると，それをもとに戻そうとして，体内では交感神経系が興奮したり，**レニン-アンジオテンシン系**[19]が活性化されたりする（図8）．心不全が軽症のうちは，このような代償性機構の働きによって全身への血流が確保されるので，自覚症状が現れることはない．しかし，このような状態が長く続くと，心臓には徐々に**心肥大**という形態的変化が生じてくる[20]．心筋細胞は増殖することができないため，心肥大は個々の心筋細胞のサイズが大きくなることで実現される．各細胞に含まれる収縮タンパク質の量が増えるので心収縮力は増大するが，心筋が太くなりすぎると，細胞の中心部まで十分な酸素が届きにくくなる．つまり，心筋の内部に酸素不足の領域ができることになり，それが原因で各心筋は肥大に見合っただけの収縮力を発生できなくなる．加えて，過剰な圧負荷の持続により心筋細胞が伸展して心室内腔がさらに拡大すると，心室筋の厚さが薄くなりすぎて心収縮力の低下を招く．すると心臓は，代償性機構への依存度をさらに強めていき，やがてあらゆる代償性機構を動員しても全身循環を維持できない状態となる．早い時期に適切な処置を施さないと心肥大はさらに進行し，それによって心不全はさらに悪化するという悪循環に陥る．

　症状としては，肺うっ血による呼吸困難や全身うっ血による浮腫，体重増加のほか，疲れやすさや運動時の動悸・息切れなどがみられる．

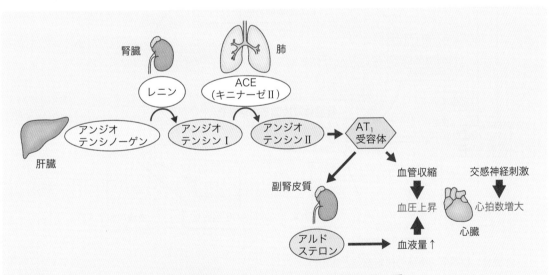

● **図8　心臓のポンプ機能の代償性機構としてのレニン-アンジオテンシン系**
腎臓から分泌されたレニンによって，肝臓でつくられたアンジオテンシノーゲンからアンジオテンシンIが切り出される．アンジオテンシンIには生理活性がほとんどないが，これを強力な血管収縮物質であるアンジオテンシンIIに変換するのが主に肺に分布するアンジオテンシン変換酵素（angiotensin-converting enzyme：ACE）である．アンジオテンシンIIはアンジオテンシンAT₁受容体の刺激を介して，血管収縮，副腎皮質からのアルドステロン分泌，心臓や血管の組織構築の変化（リモデリング）などを引き起こす

---

[19] 循環系には，レニンを出発物質とし，電解質コルチコイドのアルドステロンを最終物質とする重要な調節機構が備わっている．この系はレニン-アンジオテンシン（-アルドステロン）系とよばれる．この系でつくられるアンジオテンシンIIは強力な血管収縮物質として，また心肥大などの組織リモデリングを促進する物質として知られている．

[20] このような組織の細胞構築の変化を「リモデリング」という．

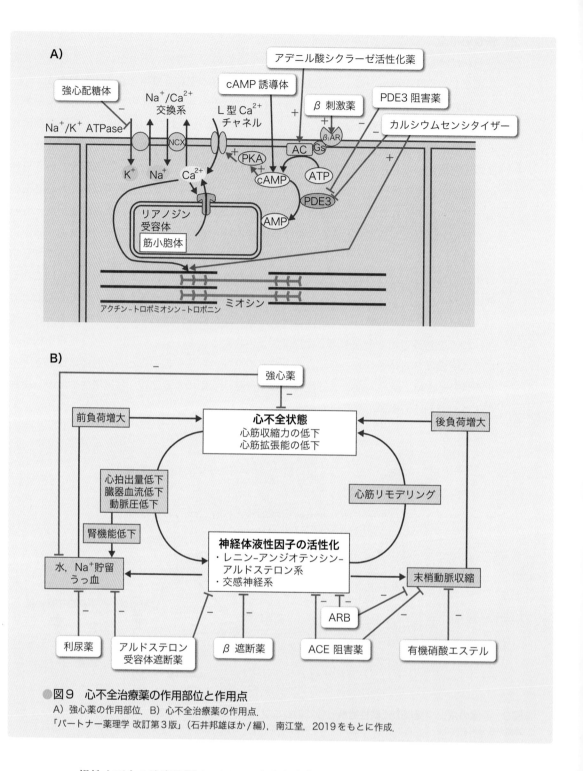

●図9　心不全治療薬の作用部位と作用点

A）強心薬の作用部位．B）心不全治療薬の作用点．
「パートナー薬理学 改訂第3版」（石井邦雄ほか／編），南江堂，2019をもとに作成．

　慢性心不全の治療目標は，QOL の向上と生命予後の改善である．現在では，慢性心不全治療薬として，次の3種類の薬が用いられている．すなわち，①いずれかの負荷を減少させることによって心臓への負荷を軽減する薬，②心拍数を減少させる薬，そして③強心薬である（図9）．慢性心不全治療薬といえば，1970年代以前は利尿薬が，また1970年代は強心薬が中心であったが，1980年以降はいろいろな作用機序の薬が用いられるようになっている．現在

●表1　心不全治療薬

主に急性心不全に使われる薬		
β刺激薬	カテコールアミン	ドパミン，アドレナリン，イソプレナリン，ドブタミン　など
	カテコールアミン類似薬	デノパミン
PDE3選択的阻害薬		ミルリノン，オルプリノン
カルシウムセンシタイザー		ピモベンダン
アデニル酸シクラーゼ活性化薬		コルホルシンダロパート
cAMP誘導体		ブクラデシン
利尿薬	ループ利尿薬	フロセミド　など
	アルドステロン受容体遮断薬	カンレノ酸
	バソプレシンV$_2$受容体遮断薬	トルバプタン
	A型（心房性）ナトリウム利尿ペプチド	カルペリチド
血管拡張薬	有機硝酸エステル類	ニトログリセリン，硝酸イソソルビド
		ニコランジル
抗不整脈薬	アドレナリンβ$_1$受容体遮断薬	ランジオロール
	強心配糖体	ジゴキシン
主に慢性心不全に使われる薬		
アンジオテンシン変換酵素阻害薬（ACE阻害薬）		エナラプリル，リシノプリル
アンジオテンシンII AT$_1$受容体遮断薬（ARB）		カンデサルタンシレキセチル
アドレナリンβ受容体遮断薬		カルベジロール，ビソプロロール
利尿薬	ループ利尿薬	フロセミド　など
	チアジド系利尿薬	ヒドロクロロチアジド，トリクロルメチアジド　など
	アルドステロン受容体遮断薬	スピロノラクトン，エプレレノン
	バソプレシンV$_2$受容体遮断薬	トルバプタン
強心配糖体		ジゴキシン，メチルジゴキシン，デスラノシド

では，慢性心不全に対する強心薬の使用は少なくなり，**アンジオテンシン変換酵素（ACE）阻害薬**が第一選択薬となっている．心不全という病気の本質，すなわち，心不全は神経内分泌疾患であるということに対する理解が深まるとともに，種々の薬による大規模臨床試験が実施され，それぞれの薬の特徴が明らかにされてきたことがその理由である．

　これらの薬は必ずしも単独で用いられるわけではなく，病態に応じて作用機序の異なる複数の薬が併用されることが多い．

2 主に急性心不全の治療に用いられる薬

　主に心筋細胞内のサイクリックAMP（cAMP）量を増加させる薬である．

1）アドレナリンβ受容体刺激薬（β刺激薬）

　ドパミン，イソプレナリン（イソプロテレノール），ドブタミンなどの**カテコールアミン**[21]

類は，心筋のβ$_1$受容体を刺激する[22]ことでGタンパク質の一種であるGsを活性化する．活性化されたGsはアデニル酸シクラーゼを活性化し，cAMPの産生を促進するため，心筋細胞内のcAMP量が増加する．cAMPは細胞内貯蔵部位からのCa^{2+}の遊離量を増加させるため，

※21 ベンゼン環のo–位に2個の水酸基が入った構造をカテコールといい，この構造とアミノ基の両方を分子内にもつ化合物をカテコールアミンという．

※22 これらは選択的な刺激薬ではないため，薬によって異なるが，α$_1$やβ$_2$など，他の受容体も刺激する（2章参照）．

心収縮力が増大し，強心作用となって現れる．急性心不全や慢性心不全の急性増悪の治療に不可欠であり，主として点滴静注で用いられるが，①心拍数を増加させる，②長期投与で耐性を生じやすい，③作用の持続が短い，④不整脈による突然死を起こすことがある，などの問題点があるため，他の薬が無効な場合にのみ，できるだけ短期間の投与が行われる．

カテコールアミン類似薬の**デノパミン**は，経口投与が可能で作用持続も比較的長いため，点滴静注の強心薬を経口投与薬剤に切り替える際に用いられることが多い．選択的な β_1 刺激薬であり，心収縮力に対する効果に比較して，心拍数や血圧に与える影響が小さい．

2）PDE阻害薬

心筋細胞には複数のホスホジエステラーゼ[※23]（PDE）アイソザイム[※24]が存在するが，それらのなかでcAMPの分解を特異的に触媒するのはPDE3である．この酵素を選択的に阻害する**ミルリノン**などの薬は，心筋細胞内のcAMP含量を増加させる[※25]ため，強力な強心作用が得られる．

PDE3は血管平滑筋細胞にも存在する．そのため，PDE3阻害薬は，アドレナリンなどの β_2 刺激作用を介した血管拡張を増強することにより，血圧を下降させる．この作用は心臓への負荷を軽減するので，この点からも心不全の改善に有利に作用する．他の薬を投与しても効果が不十分な急性心不全に，点滴静注で用いられる．

3）カルシウムセンシタイザー

ピモベンダンは，心筋細胞の Ca^{2+} 感受性を高めることによって強心作用を引き起こすことから，**カルシウムセンシタイザー**とよばれる．PDE3阻害作用も有する．経口投与製剤なので，点滴静注の強心薬を経口投与薬剤に切り替える際に有用であり，慢性心不全にも使用されることがある．

4）アデニル酸シクラーゼ活性化薬

コルホルシンダロパートはアデニル酸シクラーゼを直接活性化することで，細胞内cAMP量を増加させ，強心作用と血管拡張作用を発揮する．他の薬で十分な効果の得られない急性心不全に，点滴静注で用いられる．

5）cAMP誘導体

心筋の細胞内cAMPが増えると強心作用となって現れることは前述の通りである．したがって，cAMPそのものを投与すれば強心作用が現れるのではないかと考えるのは自然である．しかし，cAMPは細胞膜を通過することができないので，細胞膜を通過することができるようにcAMPの構造を修飾し，ジブチリル体としたのが**ブクラデシン**である．細胞内に入ると，代謝を受けてcAMPになり，強心作用を現す．急性心不全に静注で用いられる．強心作用のほかに，血管拡張作用，インスリン分泌促進作用，脂肪分解抑制作用，利尿作用などを示す．

[※23] セカンドメッセンジャーであるcAMPやcGMPなどの環状ヌクレオチドを，不活性な5'-AMPや5'-GMPに分解する酵素のこと．その活性により細胞内のセカンドメッセンジャーの量が変動するので，細胞機能の調節に重要な意義を有する．

[※24] 同一または類似の生化学反応を触媒するが，サブユニットの組合せなど，タンパク質としての分子形態が異なる複数の酵素をこうよぶ．

[※25] β刺激薬や後述のコルホルシンダロパートがcAMPの産生を促進することによって細胞内のcAMP量を増やすのに対して，PDE3阻害薬はcAMPの分解を抑制することによって細胞内のcAMP量を増やすという点が異なる．ただ，どちらの場合も，強心作用は細胞内のcAMP量の増加によってもたらされる．

6）利尿薬

利尿薬（本章-3-**3**-3）参照）も肺うっ血や浮腫などの症状を軽減し，前負荷を減少させるため，急性心不全患者に対して即効性の効果を示す．種々の利尿薬（8章参照）や，利尿作用と血管拡張作用を示すA型（心房性）ナトリウム利尿ペプチド（ANP）製剤の**カルペリチド**も用いられている．

7）血管拡張薬

主に静脈を拡張させる有機硝酸エステル類は，静脈側に血液を貯留させることで心臓の前負荷を軽減するため，左心室充満圧※26を低下させ，肺のうっ血を取り除く．急性心不全患者の血行動態を改善する目的で，**ニトログリセリン**やNO放出作用とATP感受性K^+チャネル開口作用による血管拡張作用を示す**ニコランジル**が用いられることがある．

8）その他

心房細動を併発した急性心不全患者には，β_1受容体選択的遮断薬の**ランジオロール**や強心配糖体の**ジゴキシン**（本章-3-**3**-4）参照）が用いられる．

3 主に慢性心不全の治療に用いられる薬

1）ACE阻害薬とアンジオテンシンII AT$_1$受容体遮断薬（ARB）

慢性心不全治療の第一選択薬であり，すべての心不全患者への投与が推奨されている．

心不全時には心拍出量が減少して血圧が低下するため，代償性機序として交感神経活動が亢進する．これに伴って腎臓からのレニン遊離が増加し，レニン–アンジオテンシン系が活性化される．その結果，末梢血管が収縮して心臓の後負荷が増大する．レニン–アンジオテンシン系の活性化は，心筋のリモデリングを誘導して心肥大を促進する．

ACE阻害薬とARB（angiotensin AT$_1$ receptor blocker）は，これらの変化を抑制することにより，心不全の病態を改善する．腎機能障害を有する患者には慎重に投与するとともに，過度の降圧に注意する．

ACE阻害薬とARBについては本章-6で詳しく述べる．

2）アドレナリンβ受容体遮断薬（β遮断薬）

以前は，β遮断薬は心収縮力を低下させ，心不全の病態を悪化させるとして，心不全患者には禁忌であった．しかし現在では，自覚症状の有無にかかわらず，左室収縮機能低下を示す慢性心不全患者の治療には，β遮断薬を他の心不全治療薬と併用するのが一般的である．

慢性心不全では，代償性機構の一環として交感神経活動が亢進しているため，体内は過剰なアドレナリンとノルアドレナリンの刺激にさらされている．β遮断薬はこれらカテコールアミンのβ_1作用を遮断することにより，①心拍数を減少させて心室の拡張能を改善する，②不整脈を予防する，③心筋の酸素消費量を減らして心筋障害を予防する，④腎臓からのレニン遊離を抑制してレニン–アンジオテンシン系の活性化に起因する血圧上昇（後負荷増大）と心筋のリモデリングを予防する，などの効果を発揮し，症状と予後を改善する．過度の徐脈を防ぐため，投与は少量から開始し，数日〜2週間ごとに段階的に増量していく．

臨床では，非選択的β受容体遮断作用に加えてα_1受容体遮断作用を併せもつ**カルベジロー**

※26 拡張末期の左心室内圧のこと．この値は肺のうっ血の指標となる．

ルと，β_1受容体選択的遮断薬である**ビソプロロール**が用いられている．

3）利尿薬

　心不全患者では体液の貯留が起こるため，利尿薬の投与が必要となることが多い．利尿薬は体液量を減らすことにより浮腫を取り除き，また心臓の前負荷を低下させることで，心不全の症状を改善する．ただ，ループ利尿薬やチアジド系利尿薬の単独使用は，交感神経系の興奮やレニン-アンジオテンシン系の活性化を引き起こすため，必ずしも予後に良好な影響を与えるとは限らない．β_1遮断薬やACE阻害薬・ARBとの併用はそのリスクを軽減する．

　アルドステロン受容体遮断薬（K^+保持性利尿薬）の**スピロノラクトン**や**エプレレノン**は，重症心不全患者の生存率を向上させることが示されている．作用機序は利尿作用ではなく，アルドステロンによって引き起こされる心筋リモデリングの抑制であると考えられている．

4）強心配糖体（ジギタリス類）

　強心配糖体とは，その化学構造中に糖が存在する強心薬という意味である．強心作用の機序は，心筋のNa^+-K^+ポンプ（Na^+，K^+-ATPase）の阻害である（図10）．Na^+-K^+ポンプは細胞外にNa^+を排出するので，活性が低下すると細胞内のNa^+濃度が上昇する．すると，細胞内外のNa^+の濃度勾配[※27]が減少して，Na^+-Ca^{2+}交換機構[※28]による細胞内から細胞外へのCa^{2+}の汲み出し量が減少し[※29]，細胞内Ca^{2+}濃度が上昇する．その結果，心筋の収縮力が増大し，強心作用となって現れる．

　臨床的に最も使用頻度が高いのは，ゴマノハグサ科のジギタリス（*Digitalis purpurea*）の葉から得られる**ジゴキシン**であるが，消化管吸収の向上を目的としてつくられた半合成品に

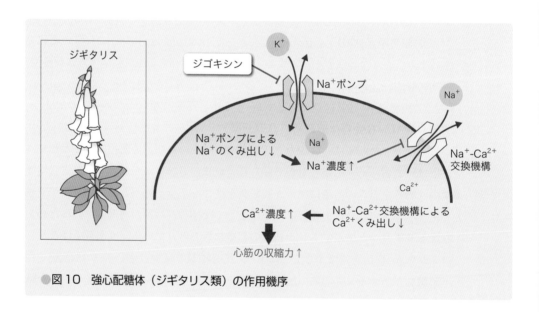

●図10　強心配糖体（ジギタリス類）の作用機序

※27 2つの溶液中に存在する溶質の濃度差のこと．正常な状態では，細胞外液のNa^+濃度は150 mM，細胞内液のNa^+濃度は15 mMであり，細胞外のNa^+の濃度は細胞内よりも10倍高い．

※28 心筋細胞膜に存在するトランスポーターで，Na^+とCa^{2+}を反対の方向に輸送する．その駆動力は，細胞膜の両側に存在するNa^+の濃度勾配である．

※29 細胞が分極している場合は，この説明の通りであるが，細胞が脱分極している場合には，Na^+-Ca^{2+}交換機構はNa^+とCa^{2+}をnormal modeとは逆方向へ輸送するreverse modeとなる．そのため，細胞内Na^+濃度が上昇すると，細胞内へのCa^{2+}の流入量が増加する．いずれの場合も，細胞内Na^+濃度の上昇は細胞内Ca^{2+}濃度の上昇をもたらす．

メチルジゴキシンがある．他に，やはり天然物由来の**デスラノシド**が用いられている．

心臓に対する薬理作用として，①収縮力増大作用（強心作用）※30，②心拍数減少作用，③興奮伝導速度低下作用の，3つが知られている．心臓以外に対する作用としては，中枢性に悪心・嘔吐などを引き起こす作用や利尿作用などが知られている．また，機序の詳細は明らかではないものの，迷走神経の緊張を増加させる作用や交感神経活動を抑制する作用もある．

かつてジゴキシンは，うっ血性心不全をはじめとする心不全や心不全患者の頻脈性不整脈に広く用いられていたが，心不全の長期生命予後を改善しないことや，心不全患者の頻脈性不整脈には，ジゴキシンよりもランジオロールの方が有効であることが明らかにされ，心不全の治療に用いることは少なくなってきている．しかし現在でも，喘息，慢性閉塞性肺疾患（COPD），あるいは心不全の増悪などのために β 遮断薬を投与できない場合には有用である．

一般的な強心配糖体の血中有効濃度は中毒濃度と一部重なるため，悪心，嘔吐，下痢，視力低下，房室ブロック，徐脈，血圧低下，心室細動などの副作用が高頻度で現れる．また，ジゴキシンの血中濃度に比例して生命予後が悪化することが明らかにされているので，近年では，強心作用を示さず交感神経抑制作用を引き起こす低用量での投与が提案されている．これは慢性心不全患者の生命予後の改善が，代償的に亢進した交感神経系の抑制によりもたらされるという，β 遮断薬の作用機序と同様の考え方である．副作用として，小児では中枢神経抑制，老人では精神症状が現れやすい．低 K^+ 血症は強心配糖体に対する感受性を増大させるので，血漿中の K^+ 濃度を低下させるループ利尿薬やチアジド系利尿薬との併用には注意が必要である．

4 不整脈の治療薬

1 不整脈とは

心臓の拍動が正常ではない状態※31を不整脈という．動悸などの症状を自覚する場合もあるが，ふだんは症状がなく，健康診断の心電図検査で偶然見つかることが多い．不整脈には**頻脈性**と**徐脈性**があり，期外収縮，房室ブロック，頻拍など多くの種類があるが，健康な人でも，1日のうち何回かは軽い不整脈を起こしてしているのがふつうである．したがって，不整脈といっても，そのまま放置しても差し支えないものから，すみやかに適切な処置を施さないと死に到る危険なもの※32まで，その重篤度はさまざまである．

不整脈はその現れ方から，大きく**興奮発生の異常**と**興奮伝導の異常**に分けることができる．前者は，心臓が洞房結節以外に発生した自動能（**異所性自動能**）によって収縮する場合である．異所性自動能が出現するメカニズムについては十分明らかにされていないが，心筋細胞内の過度の Ca^{2+} 濃度上昇が誘因の1つ※33ではないかと考えられている（図11A）．後者のメ

※30 他の強心薬に比べると，この作用はあまり強力ではない．

※31 何とも素っ気ない定義であるが，一応，安静時の心拍数が60〜100回/分程度で，洞房結節性調律（洞調律，または「正所性」調律ともいう）の場合を正常とする．

※32 その代表的なものは心室細動である．最近は多くの公共施設にAEDが設置されているので目にしたことがある人も多いと思うが，このAEDこそ心室細動から人の命を救う切り札である．

※33 このような誘因で発生する活動電位のことを「誘発活動（撃発活動）」という．

5章 ● 循環系に作用する薬

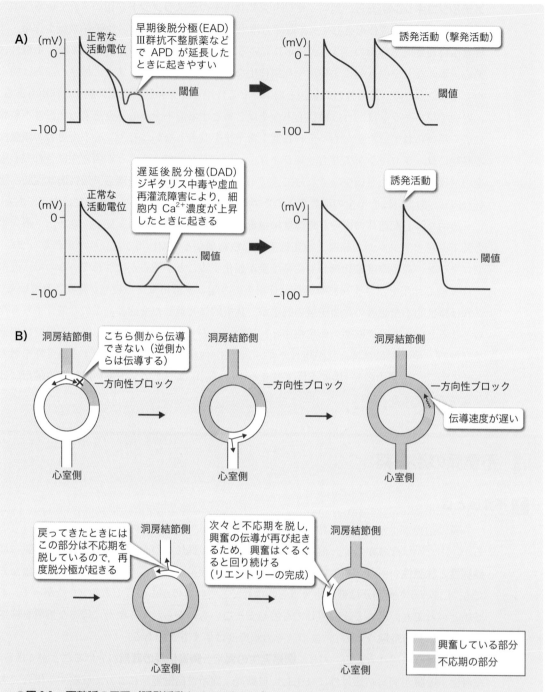

●図11 不整脈の原因（誘発活動とリエントリー）

A）誘発活動．B）リエントリー．この伝導経路上では，一発の洞房結節からの刺激が，心筋を何回も興奮させる（リエントリー）．リエントリーの起きる条件：①2つの独立した伝導経路がある．②片側の伝導経路に一方向性ブロックが起きている．③一方向性ブロックが起きている部分の伝導速度が他の部分の伝導速度よりも遅い（緩徐伝導）．

中谷晴昭，『不整脈クリニカルプラクティス』（井上 博，山下武志／編），p8，南江堂，2014および「パートナー薬理学 第3版」（石井邦雄ほか／編），南江堂，2019をもとに作成．

カニズムとしては，**リエントリー**[※34]（図11B）という考え方が提唱されており，頻脈性不整脈の原因として注目されている．

　わが国の抗不整脈薬の適応患者数は約百万人である．不整脈は虚血性心疾患，心臓の器質的障害，神経・内分泌系の異常，薬の副作用などが原因で起こる．しかし，常に不整脈が出続けていることは稀なので，正確な診断は容易ではなく，原因が特定できないことも多い．

　不整脈の種類，重篤度，機序，原因はさまざまであるが，どのような不整脈であっても，心臓の異常を示すシグナルであることに間違いはない．心臓のポンプ機能の喪失は死に直結することから，不整脈治療の最終的な目標はその原因を除去することにあるべきである．どのような不整脈を治療する場合でも，効果的で副作用の少ない抗不整脈薬が望まれるが，現状は必ずしも満足すべき状態にあるとはいえず，安全域が狭く，中毒時には重篤な有害反応[※35]を引き起こす薬が多い．また，抗不整脈薬のうち，確実に予後を改善することが示されているのはβ遮断薬と，後述する**アミオダロン**だけである．このような背景から，最近の不整脈の治療においては，非薬物療法の占める割合が高くなってきている．一部の器質的障害は，カテーテルアブレーション[※36]により原因を取り除くことができるし，致死性不整脈においても，植え込み式除細動器[※37]の有効性が薬物療法を上回ることが示され，徐々に普及が進んでいる．したがって，抗不整脈薬は，一時的に自覚症状を軽快・消失させることでとりあえず循環状態の悪化や生命の危険を避けることを目的として使用される対症療法薬として，あるいは非薬物療法の補完として投与されることが多くなりつつある．

② 抗不整脈薬

　抗不整脈薬の分類には，薬の心筋イオンチャネルに対する効果と薬理作用に基づいた**Vaughan-Williamsの分類法**が広く用いられている（表2，図12）．ただ，この分類法で同じ群にまとめられた薬であっても，同じ種類の不整脈に対してかなり効果が異なる場合があるので，注意しなければならない．近年，不整脈の発生機序と薬の標的分子に基づいて，合理的な治療法を見出すことを目的とした**Sicilian Gambitの分類法**が提唱されており，臨床の場で採用されつつある．

1）第I群：Na+チャネル遮断薬

　I群薬はNa+チャネルをブロックすることで心筋活動電位の最大立ち上がり速度を低下させ，興奮伝導を遅らせる．洞房結節の調律には直接影響を与えないが，高頻度で興奮をくり返す異所性自動能は抑制する．また，心筋の収縮力を弱める作用がある．I群薬は，臨床の場で最も使われる頻度が高い抗不整脈薬であり，活動電位持続時間への影響によりa～cのグループに細分類される．

※34 心筋に1方向性の伝導障害があると，洞房結節に発生した1つの活動電位が障害部位を経由して心筋の限られた領域をグルグル旋回し，その領域にある心筋を複数回興奮させること（＝リエントリー）がある．この異常な興奮が心室全体に及ぶと頻脈となる．

※35 抗不整脈薬の最も危険な副作用は，皮肉なことに不整脈（催不整脈作用という）である．トルサード・ド・ポアント（Torsades de pointes：TdP）とよばれる重篤な多形性心室頻拍に代表される致死性の不整脈が一例である．

※36 不整脈を引き起こしている異常な心筋組織を，足や首の静脈から挿入したカテーテルにより，加熱したり凍結したりすることで変性させること．

※37 胸部に埋め込まれるデバイスと，心臓に埋め込んでデバイスに接続されるリードからなる．心調律を常時監視し，致死性の不整脈を検出すると電気エネルギーを心臓に送ることで除細動し，突然死を防ぐ．

●表2 抗不整脈薬の分類（Vaughan-Williams分類）と心電図上の変化

群	作用機序		心電図上の変化	薬
第Ⅰ群	Na⁺チャネル遮断	Ⅰa群	QRS幅拡大，QT延長	キニジン，プロカインアミド，ジソピラミド など
		Ⅰb群	（QRS幅拡大，）QT短縮	リドカイン，メキシレチン，アプリンジン
		Ⅰc群	QRS幅拡大	フレカイニド，ピルジカイニド，プロパフェノン
第Ⅱ群	アドレナリンβ受容体遮断		RR間隔延長	プロプラノロール，アテノロール，カルテオロール など
第Ⅲ群	活動電位持続時間延長 （K⁺チャネル遮断）		QT延長，RR間隔延長	アミオダロン，ソタロール，ニフェカラント
第Ⅳ群	Ca²⁺チャネル遮断		RR間隔延長	ベラパミル，ジルチアゼム，ベプリジル

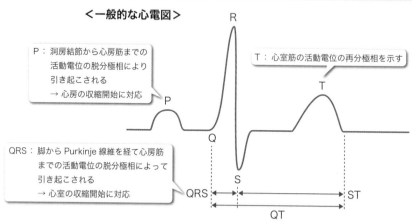

＜一般的な心電図＞

P：洞房結節から心房筋までの活動電位の脱分極相により引き起こされる
→ 心房の収縮開始に対応

T：心室筋の活動電位の再分極相を示す

QRS：脚からPurkinje線維を経て心房筋までの活動電位の脱分極相によって引き起こされる
→ 心室の収縮開始に対応

❶ Ⅰa群

　Ⅰ群薬のうち，活動電位持続時間を延長する薬はⅠa群に分類される．この延長作用はK⁺チャネル遮断作用によると考えられており，心電図上はQT間隔の延長として現れる．上室性[38]，心室性いずれの頻脈性不整脈にも有効である．抗不整脈薬の原型ともいうべき**キニジン**や**プロカインアミド**が含まれる．最近は，副作用の多いキニジンに代わって，**ジソピラミド**がよく用いられている．

　ほとんどの薬にも抗コリン作用があり，緑内障，重症筋無力症，尿貯留傾向のある患者などに対して禁忌となっているものがある．特にジソピラミドの抗コリン作用は強いので注意が必要である．

❷ Ⅰb群

　Ⅰ群薬のうち，活動電位持続時間を短縮する薬はⅠb群に分類され，**リドカイン，メキシレチン**，および**アプリンジン**が含まれる．Na⁺チャネルとの結合速度やNa⁺チャネルからの解離速度が速いため，Na⁺チャネル遮断作用はⅠa群およびⅠc群の薬に比べて弱く，心拍が速いほど作用が強く出る．不活性状態にあるチャネルへの親和性が高いことから，不活性化状態が短い心房筋には作用しにくいので，心室性不整脈にのみ効く[39]．心抑制作用が弱く，また催不整脈作用も強くないので使いやすい．

※38 心房と房‒室接合部のあたりを総じて上室とよぶ．
※39 アプリンジンはNa⁺チャネルとの結合速度やNa⁺チャネルからの解離速度が中等度であるため，心房性不整脈にも奏効する．

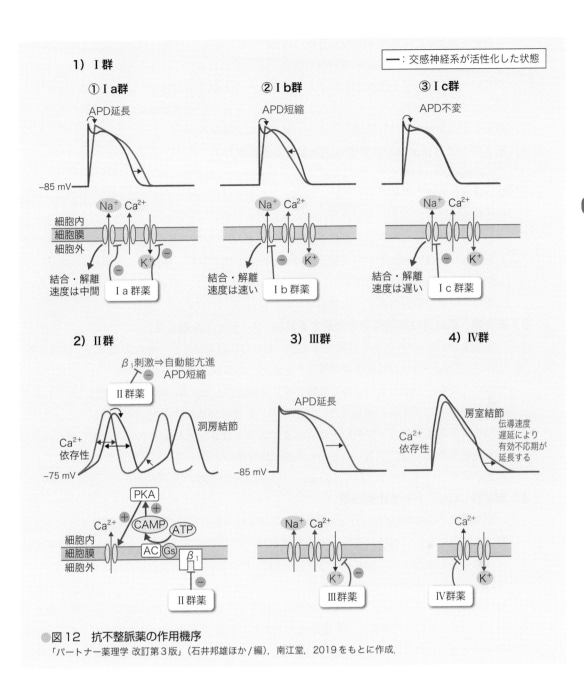

● 図12 抗不整脈薬の作用機序
「パートナー薬理学 改訂第3版」（石井邦雄ほか／編），南江堂，2019をもとに作成.

作用が迅速で有効率が高いなどの理由から，リドカインが心室性不整脈全般に対する第一選択薬として用いられている．静注または筋注で使用される．

❸ Ic群

その後，活動電位持続時間に影響を与えずに，強い伝導抑制作用を示す薬物が開発され，新たにIc群として分類された．Ia群およびIb群の薬に比べてNa⁺チャネルの遮断作用が強いため，活動電位の立ち上がり速度がより強く抑制され，興奮伝導速度の低下がより強く現れる．この作用は，心電図のQRS幅の拡大となって現れる．**フレカイニド，ピルジカイニド，およびプロパフェノン**が市販されている．

上室性および心室性の頻脈性不整脈に奏功する．特に心室性期外収縮に優れた効果を示すが，他の抗不整脈薬が無効の場合にのみ適用が考慮される．Ⅰc群の薬は，一時的に不整脈を抑制するものの，長期的に使用すると偽薬よりも生命予後が悪化するという事実が明らかにされている．また，Ⅰc群の薬による重篤な不整脈の発現や突然死が報告されており，そのような危険性を十分に認識したうえで使用する必要がある．

2）第Ⅱ群：アドレナリンβ受容体遮断薬（β遮断薬）

β遮断薬は，運動や精神的な緊張など，交感神経の興奮が原因で起こる不整脈に対して，特に優れた効果を発揮する．また，ジギタリス中毒に由来する心室性不整脈の治療や，各種発作性頻拍の予防などにも用いられる．脂溶性の薬物の方が不整脈予防効果は強く，患者の生命予後改善効果も期待できるため，近年は，$α_1$・β遮断薬の**カルベジロール**や$β_1$選択的遮断薬の**ビソプロロール**といった脂溶性の薬が好んで処方される傾向にある．

副作用として心抑制や血圧低下，気管支収縮などがある．$β_1$受容体に選択性のないβ遮断薬は，気管支喘息の患者には禁忌である．

3）第Ⅲ群：活動電位持続時間を延長する薬物（K^+チャネル遮断薬）

Ⅲ群薬は，K^+チャネルを遮断することによって活動電位の再分極を抑制する．その結果，活動電位持続時間と有効不応期が延長するため，心筋細胞はあまり高頻度で拍動することができなくなる．心電図上ではQT時間の延長が観察される．薬によっては，Na^+チャネルやCa^{2+}チャネルに対する抑制効果や，アドレナリン受容体遮断作用も示すものもある．

現在，**アミオダロン**，**ソタロール**，および**ニフェカラント**が臨床で用いられている．どの薬も副作用の発生頻度が高く，しかも重篤な例が多いので，生命に危険のある不整脈で，他の薬が効かない例に限って投与される．

4）第Ⅳ群：Ca^{2+}チャネル遮断薬

Ⅳ群薬は，心筋細胞内へのCa^{2+}の流入経路の1つである電位依存性L型Ca^{2+}チャネルを遮断する薬物であり，**ベラパミル**，**ジルチアゼム**，および**ベプリジル**の3種類が用いられている．血管選択性の高いジヒドロピリジン系Ca^{2+}チャネル遮断薬はⅣ群薬には含まれない．

洞房結節や房室結節の活動電位の発生は，Ca^{2+}チャネルの開口に依存しているので，Ⅳ群薬は洞房結節や房室結節において興奮電導速度を低下させ，心拍数の減少と不応期の延長を引き起こす．また，Ⅳ群薬は，心筋細胞内の過度の遊離Ca^{2+}濃度上昇を抑えるため，不整脈の一因と考えられている撃発活動が現れにくくなる．いずれの薬も上室性の頻脈性不整脈に使用される．

5 虚血性心疾患の治療薬

心筋に酸素と栄養素を供給している冠動脈の血流量が不足し，心筋が虚血に陥ることにより生じる疾患を虚血性心疾患という．冠動脈の閉塞により心筋細胞が壊死を起こしたものを**心筋梗塞**，冠動脈の狭窄により心筋が一時的に酸素不足の状態となり，胸痛や胸部圧迫感などの症状を呈する症候群を**狭心症**という．ここでは，狭心症の病態と治療薬について解説する．

1 狭心症とは

　狭心症には，①発作の様式による分類，②発作の誘因による分類，③発作の発生機序による分類など，いくつかの分類方法がある.

　発作の様式による分類では，発作の起きる時刻や状況，そして発作の強さが一定である**安定狭心症**と，発作のきっかけや起きる時間が不定な**不安定狭心症**に分けられる. 発作の誘因による分類では，運動などに伴う心筋酸素需要の増大に際して，十分な血管拡張が得られずに発症する**労作性狭心症**と，冠動脈の攣縮[※40]によって血流が著しく減少し，安静時に必要な最低限の酸素すら確保できなくなって発症する**安静狭心症**に分けられる. 発作の発生機序による分類では，冠動脈が狭窄している**器質性狭心症**，冠動脈の攣縮が原因で起きる**冠攣縮性狭心症**，および，心臓の微小血管の閉塞や攣縮により起きる**微小血管狭心症**に分けられる. 冠攣縮性狭心症のうち，心電図のST部分の上昇がみられるものを**異型狭心症**という. 実際の臨床例では，これらの機序がさまざまな程度で混在していることが多い.

　不安定狭心症も急性心筋梗塞もともに，冠動脈の血流に面した壁内に脂質の沈着やマクロファージの浸潤などで形成されたプラーク（粥腫）が破綻して塞栓となり，冠動脈を狭窄または閉塞させることで発症する. 塞栓による影響が一時的な狭窄ですめば狭心症であるが，永続的な閉塞になれば心筋梗塞である. このように，不安定狭心症と急性心筋梗塞の発症機序は同じであることから，両者をまとめて**急性冠症候群**とよぶ.

　最近では，自覚症状のない**無症候性心筋虚血**という病態も知られている. 治療の機会を逸することで突然死を招く可能性が高く，きわめて危険である.

2 抗狭心症薬

　抗狭心症薬は，冠動脈を拡張させて心筋への酸素の供給量を増やすか，心臓の負担を減らして心筋が必要とする酸素の量を減らすか，またはそれら両方の作用で奏効する.

　狭心症治療の第一の目的は，発作の予防・治療による日常生活の質的向上にある（**表3**）. 加えて，急性心筋梗塞への移行や，それに伴う致死的な不整脈を予防することも重要である.

●表3　抗狭心症薬

有機硝酸エステル類		ニトログリセリン，硝酸イソソルビド，一硝酸イソソルビドなど
アドレナリンβ受容体遮断薬		アテノロールなど
Ca²⁺チャネル遮断薬	ジヒドロピリジン系	ニフェジピン，アムロジピン，シルニジピン，エホニジピン　など
	ベンゾチアゼピン系	ジルチアゼム
	フェニルアルキルアミン系	ベラパミル
冠血管拡張薬		ニコランジル，ジピリダモール，ジラゼプ，トリメタジジン　など
その他	抗血小板薬	アスピリン（低用量），クロピドグレル，プラスグレル，チカグレロル　など
	抗凝血薬	ワルファリン，ヘパリン　など

※40 痙攣状の収縮のこと. 「スパスム（spasm）」ともいう.

そのような観点から，抗血小板薬として低用量の**アスピリン**が併用されることがあり，少ない費用で優れた有効性が得られることが証明されている．また，急性冠症候群の発症にかかわる血栓形成を抑制するために，抗凝血薬の**ワルファリン**や**ヘパリン**が用いられることがある．

1）有機硝酸エステル類（ニトロ化合物）

ニトロ血管拡張薬ともいわれ，強力な血管平滑筋弛緩作用がある．このグループを代表する**ニトログリセリン**は，狭心症治療薬として100年以上の歴史を有する古い薬であるが，今でもすべての狭心症発作に対する第一選択薬としてなくてはならない薬となっている．舌下錠，口腔内噴霧用スプレー，経皮吸収用軟膏・テープなど，さまざまな剤型が工夫されており，広く発作の寛解・予防に用いられている．

いずれの薬も，分子内からNOを遊離し，血管平滑筋の細胞内cGMP量を増加させることで血管拡張を引き起こす（図13）．抗狭心症作用は，主に静脈の拡張による静脈還流量（前負荷）の減少によりもたらされるが，動脈の拡張による総末梢血管抵抗（後負荷）の減少も寄与している．心臓への負荷が少なくなるため，心筋の酸素消費量が減少し，狭心痛が緩和される．ニトログリセリンが冠攣縮の解除に優れた効果を示すことからもわかるように，この群の薬が冠動脈の太い部分を拡張させることは間違いないが，労作性狭心症発作を消失させる機序としてはあまり重要視されていない．

副作用としては血管性頭痛や顔面紅潮，過度の降圧などがある．また，緑内障には禁忌である．長期間使い続けると効き目が悪くなるので，長期使用後は一定期間休薬するなどの配慮が必要である．

2）β遮断薬

β遮断薬は心筋の酸素消費量を減少させ，心室の拡張期充満時間の延長により，冠動脈を流れる血液量を増やし[41]，心筋への酸素供給量を増大させる（図13）．このような特徴から，β遮断薬は労作性狭心症の予防に用いられている．β遮断薬は，冠動脈を含む動脈の血管拡張に寄与している$β_2$受容体を遮断するため，相対的に$α$受容体の活性が優位となって[42]，

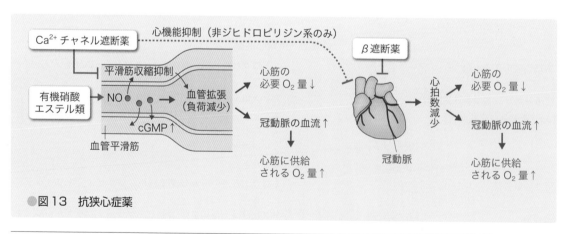

●図13　抗狭心症薬

---

[41] 他のすべての臓器では心臓の収縮期により多くの血液が流れるが，心臓の場合は拡張期に血液が流れる．収縮期には心室の壁の中にある冠血管は押し潰されてしまい，血液は流れることができないためである．

[42] これは冠動脈に限ったことではなく，体内のすべての血管で起こることである．したがって，血液中のアドレナリンに対して，血管はより強く収縮するようになる．

冠攣縮を誘発する可能性が高まるため，安静狭心症には使用しない．長期的な改善効果が示されているのは，**ビソプロロール**のような内因性交感神経刺激作用（ISA）のない薬剤である．

　高度の徐脈性不整脈，および強心薬や血管拡張薬による治療が必要な心不全の患者には禁忌である．また，β_1選択性のない薬は気管支喘息の患者にも禁忌である．副作用として，睡眠障害，倦怠感，発疹などが現れることがある．長期使用後に突然使用を中止すると，狭心症発作や心筋梗塞などの退薬症候を示すことがあるので，1週間程度の時間をかけて徐々に減量する必要がある（3-**3**-2）参照）．

3）Ca²⁺チャネル遮断薬

　Ca^{2+}チャネル遮断薬は，電位依存性L型Ca^{2+}チャネルを遮断して動脈を拡張させるため，血圧を強く下降させる．したがって，心臓の後負荷を減少させる．さらに，冠動脈を拡張させるので，冠血流量が増え，心筋への酸素供給が増大する．ジルチアゼムやベラパミルは心機能も抑制するため，心筋の酸素消費量を減少させる．Ca^{2+}チャネル遮断薬は，このように心筋の酸素需給バランスを好転させるため（図13），労作性，安静，いずれの狭心症にも有効である．**アムロジピン**のような長時間作用型の薬剤は，特に早朝に多発する安静狭心症の予防に優れた効果を発揮する．

　副作用としては，血管拡張に伴う頭痛，めまい，顔面紅潮，悪心・嘔吐，起立性低血圧などが知られている．

4）冠血管拡張薬

　この群には，種類の異なる薬が含まれる．

　ニコランジルは，分子内からNOを放出することによる有機硝酸薬類似の太い冠血管拡張作用と，ATP感受性K^+チャネル開口作用に基づく細い冠血管拡張作用を併せもつ．他の抗狭心症薬に比べて降圧の程度は小さく，心抑制作用がないので，血圧が低めの症例や心不全合併例でも使いやすい．労作性，安静どちらの狭心症にも使用でき，他の抗狭心症薬と併用されることが多い．近年では，心筋細胞を虚血性障害から保護する作用も併せもつことが示唆されている．

　ジピリダモールは，虚血心筋から遊離されるアデノシンの細胞内への取り込み阻害を介して冠動脈を拡張させると考えられている．同類の薬として，**ジラゼプ**と**トリメタジジン**がある．抗狭心症作用はあまり強くないので，第一選択薬として用いられることはない．他の薬で十分コントロールできない症例で他の抗狭心症薬と併用される．

6　高血圧症の治療薬

1　高血圧症とは

　病院や健診施設などで測定した安静時の収縮期血圧が140 mmHg以上または拡張期血圧が90 mmHg以上の状態を**高血圧**という．この基準に従うと，40歳以上の日本人のうち男性の約6割と女性の約4割が，また70歳以上では男女ともに7割を超える人が高血圧となる．その数は日本全体で約4,000万人と見積もられる．

　高血圧症は神経系や内分泌系などの異常のほかに，心臓血管系の病変，妊娠，薬の副作用

など，さまざまな原因で引き起こされる．原因が明らかな高血圧は**二次性高血圧症**とよばれ，原因を取り除けば血圧を正常化することができる．しかし，実際には原因が不明の高血圧が大部分（90％以上）を占めており，それらは**本態性高血圧症**とよばれる．

　①高血圧を有するほとんどの人で高血圧の原因を突き止めることができない，また②高血圧それ自体が日常生活を営むうえで支障となることはない[43]，という2つの事実を前にすると，「高血圧は病気なのか」という疑問がわく．例えば，健康な人の身長や体重に一定のバラツキがあるように，高血圧は単に健康な人の血圧のバラツキの高い側に注目して騒いでいるのに過ぎないのではないだろうか，と考えるのは自然である．おそらく，この疑問は正しい．

　しかし，血圧が高いまま放っておくと，①心臓の負担が増えて心不全になる可能性が高まる，②動脈硬化が促進されて心臓や脳などの血管に悪影響が現れるやすくなる，という調査結果がある．つまり高血圧は間接的にではあるが，寿命を短縮させたり，生活の質（QOL）を低下させたりする．したがって，そのような状況に陥る可能性をなるべく低くするためには，高血圧は是正した方がよい．それゆえに，血圧が高い状態を単に「高血圧」といわず，「**高血圧症**」ということによって，病気と同じ扱いで対応しようというのが，社会のコンセンサスとなっている．

　本態性高血圧症は原因がわからないし，血圧が高いということが諸悪の根源なので，とにかく血圧を正常なレベルにまで下げ，それを維持することが治療の目標となる．対症療法に過ぎないとはいえ，合併症による生命の危険や生活上の不自由を回避するうえで，抗高血圧薬が果たす役割はきわめて大きい．

　2-**3**で説明したように，血圧の直接的な決定因子は心拍出量と総末梢血管抵抗であるが，循環血液量も心拍出量に影響を与えることによって，間接的に血圧調節に重要な働きをしている．体内で血圧調節に関与する因子は，これら3つの要素のいずれかに影響を与えることで血圧を変化させる．心機能は主として自律神経系とホルモンのアドレナリンによって制御されており，また血管の緊張度は交感神経系と**アドレナリンやアンジオテンシンⅡ**をはじめとする種々のホルモンおよびオータコイドによって左右されている．循環血液量の調節は腎臓の機能に負うところが大きいが，やはり自律神経やホルモンのコントロールを受けている（図14）．

　このように，血圧はさまざまな内因性因子が相互に影響しあう複雑なシステムによって調節されている．そして，抗高血圧薬には，①どのような方法であれ高い血圧を望ましい範囲にまで安全に下降させること，そして②患者が有する他の疾患を悪化させない[44]こと，の2点が求められる．それゆえ，抗高血圧薬の作用点は多様[45]であり，それ以上に多くの種類[46]の薬剤が存在する．

---

[43] 急激な血圧の上昇によって，頭痛や視力障害などの急性症状が引き起こされる高血圧性脳症という病態が知られているが，これは高い血圧が維持されることによって生じるわけではなく，脳血管の自動調節の範囲を超えた血圧の急変によって引き起こされるものである．

[44] 高血圧症の有病率は高齢者ほど高いので，糖尿病や高脂血症など，他の病気をもっている場合が多く，それらに悪影響を及ぼさないというのは，重要な条件である．

[45] とにかく安全に血圧を下げることができればよい，ということは，そのメカニズムは問わないということであり，つまり血圧調節機構のどこに作用してもよいということになる．したがって，血圧調節機構の複雑さを反映して，抗高血圧薬の作用点は多様である．

[46] 同じ作用点をもつ薬でも，標的分子への選択性や脂溶性，剤形など，多くの種類の薬剤が存在する．それだけ患者の体質や体調，使い勝手に合わせた薬を選択する幅が広いといえる．

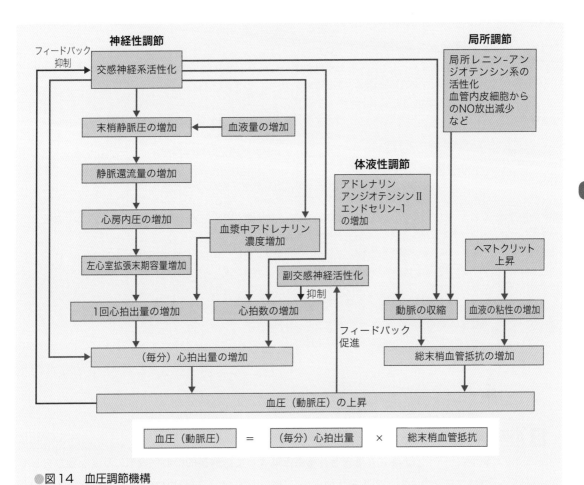

●図14　血圧調節機構
Touyz RM, 「Cellular and Molecular Pathobiology of Cardiovascular Disease」(Willis MS, et al/eds), pp257–275, Academic Press, 2014をもとに作成.

　現在, 利尿薬, β遮断薬, ACE阻害薬, ARB, およびCa^{2+}チャネル遮断薬の5種類が主要な降圧薬とされており, いずれの薬も心血管病抑制効果を示すことが証明されている（表4）. それぞれの薬には, 積極的に使うべき病態や, 禁忌あるいは慎重投与となる病態があるため, 患者ごとに最適な降圧薬を選択する. 積極的に選ぶべき薬がない場合は, 利尿薬, ACE阻害薬, ARB, およびCa^{2+}チャネル遮断薬のなかから選択する.

2 利尿薬

　降圧利尿薬は40年以上にわたって高血圧症治療の第一選択薬として使われてきた. 特にわが国の場合, 食塩の摂取量が多く, Na$^+$の蓄積に伴う体液の貯留が高血圧に関与していると考えられるため, **利尿薬**（8章参照）は欠くことができない. 特に, 他の作用機序の薬との併用は降圧効果を相互に増強し, 副作用を減らすという点で有効である.

　投与開始初期には, 利尿作用による血液量の減少とそれに基づく心拍出量の低下が認められるが, 降圧効果の安定する数週間後にはそれらの数値はかなり回復するにもかかわらず, 血圧は低く保たれる. この時期の降圧機序は, 十分明らかにされておらず, 利尿以外の作用

●表4 抗高血圧薬

利尿薬	ループ利尿薬	フロセミド
	チアジド系利尿薬	ヒドロクロロチアジド，トリクロルメチアジド，インダパミド など
	アルドステロン受容体遮断薬	スピロノラクトン，エプレレノン
	K⁺保持性利尿薬	トリアムテレン
β遮断薬		プロプラノロール，カルテオロール，アテノロール，ビソプロロール，メトプロロール，カルベジロール，ラベタロール など
ACE阻害薬		カプトプリル，エナラプリル，リシノプリル，アラセプリル，イミダプリル など
ARB		ロサルタン，カンデサルタンシレキセチル，バルサルタン，テルミサルタン，アジルサルタン など
Ca²⁺チャネル遮断薬	ジヒドロピリジン系	ニフェジピン，アムロジピン，シルニジピン，エホニジピン など
	ベンゾチアゼピン系	ジルチアゼム
その他	アドレナリンα₁受容体遮断薬	プラゾシン，テラゾシン，ドキサゾシン，ブナゾシン など
	アドレナリンα₂受容体刺激薬	クロニジン，グアナベンズ，メチルドパ
	レニン阻害薬	アリスキレン
	ラウォルフィアアルカロイド	レセルピン
	血管拡張薬	ヒドララジン

が重要ではないかと推測されている.

3 β遮断薬

図15に，ここで扱うさまざまな薬の作用点を示した.

プロプラノロール，カルテオロール，アテノロール，ビソプロロール，メトプロロール，カルベジロール，ラベタロールなど，20種類近くの薬が用いられている. α遮断作用[47]や血管拡張作用，Ca^{2+}チャネル遮断作用を併せもつ薬もある. 作用の発現は穏やかで，安定した効果が得られるまでに，2〜3週間かかる. 軽度〜中等度の高血圧症に用いられる.

β遮断薬の降圧作用には，β$_1$受容体の遮断に基づく心拍出量の減少と腎臓からのレニン分泌の抑制が重要である. 分類にしばしば用いられるβ受容体サブタイプに対する選択性や，固有活性，膜安定化作用[48]，脂溶性などの違い（2章も参照）は，降圧作用を左右する指標とはならず，むしろ個々の患者の病態に応じた薬を選択する際の目安として重要である.

β遮断薬の副作用は，主に他の臓器におけるβ遮断作用に起因する. 気管支喘息の悪化，下痢や嘔吐などの消化器症状，倦怠感や不眠などの精神神経症状，発疹などの皮膚症状がみられることがある. 長期連用後の突然の中止は，心室性不整脈や心筋梗塞を招くことがある.

4 ACE阻害薬

ACEは，ブラジキニン分解酵素であるキニナーゼIIと同じであるから，ACE阻害薬の降

---

[47] カルベジロールおよびラベタロールは，α$_1$受容体遮断作用を併せもち，遮断作用の強さの比（α$_1$：β）は，それぞれ1：8および1：1である.

[48] MSA（membrane stabilizing action：膜安定化作用）．Na$^+$チャネル遮断作用のこと. この作用が知覚神経で現れると局所麻酔作用という.

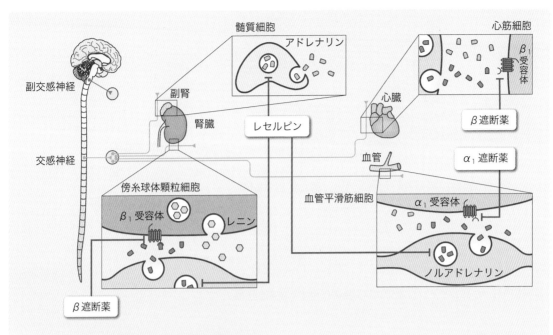

●図15　末梢交感神経系に作用する抗高血圧薬
即時的な総末梢血管抵抗の調節には, 交感神経系の活動が中心的な役割を果たしている. すなわち, 交感神経節後線維は常に血管平滑筋に向けてノルアドレナリンを放出しており, 刻一刻変化するその量で血管平滑筋の収縮の程度を変化させている. したがって, 血管への交感神経の影響を弱めることができれば, 血圧は低下する. 一方, 心臓もまた交感神経の影響下にあり, ノルアドレナリンは心筋のβ_1受容体を刺激して心機能を高める. 心機能が変化すれば, それに伴って血圧も変化する. したがって, 心機能の抑制も, 抗高血圧薬の作用機序の1つとなる. 血圧に対しては, 副腎髄質から分泌されるアドレナリンも, ノルアドレナリンと類似の影響を及ぼしている.

圧作用には, 血管収縮作用を有するアンジオテンシンⅡの産生抑制と, 血管拡張作用を有するブラジキニンの分解抑制という二面性がある (図16).

　単独で使用したときの有効率が高く, 軽度〜中等度の高血圧症に優れた効果を発揮する. **カプトプリルとリシノプリル**以外は, 代謝により活性体となるプロドラッグである.

　作用機序は複雑で, その詳細は不明である. ACE阻害のみならず, 組織レニン-アンジオテンシン系の阻害や交感神経終末からのノルアドレナリン遊離の減少, カリクレイン-キニン系[49]の亢進などが指摘されている.

　ACE阻害薬は後負荷減少作用に加えて, 冠血管拡張作用や心肥大抑制効果を示すため, 心不全を伴う高血圧症の治療に適している. また, 腎保護作用を有し, 腎障害の進展防止にも有効である. 加えて, 糖や脂質の代謝に悪影響を及ぼさないため使いやすい.

　重篤な副作用に血管性浮腫や, 高カリウム血症, 急性腎障害などがある. それ以外に厄介なのは夜間に起こりやすい空咳である. これは, キニナーゼⅡの阻害により増加したブラジキニンが原因と考えられている. また, SH基を有する薬 (**カプトプリルおよびアラセプリル**) に特有の副作用として, 味覚異常[50]がある. 胎児の先天異常や, 羊水過少による胎児死

※49 カリクレインは血漿中ならびに多くの組織中に存在する酵素で, キニノーゲンを分解してキニン (カリジンおよびブラジキニン) を生成する. ブラジキニンは発痛物質として知られているが (4章参照), 強力な血管拡張作用を有し, 血圧を低く維持する生理活性物質として重要な役割を担っている.

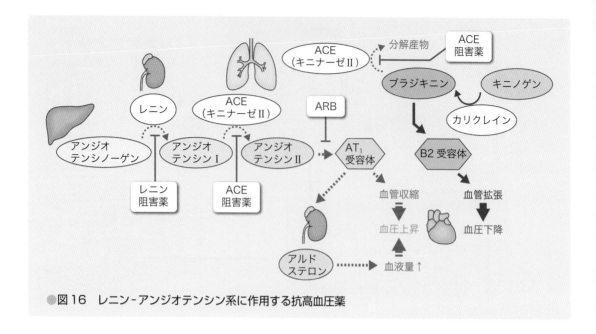

●図16　レニン-アンジオテンシン系に作用する抗高血圧薬

亡を引き起こすことがあるため，妊娠の可能性のある女性や妊娠中の女性には使用しない.

5 ARB

　アンジオテンシンⅡ AT_1 受容体を特異的に遮断して，内因性アンジオテンシンⅡの多くの生理作用を抑制する．降圧作用は主として血管平滑筋にある AT_1 受容体の遮断でもたらされるが，組織でキマーゼやカテプシンGによって産生されるアンジオテンシンⅡの作用も遮断するという点がACE阻害薬と異なる．ACE阻害薬とほぼ同等の降圧効果が得られる.

　重篤な副作用はACE阻害薬とほぼ同じであるが，ブラジキニン代謝を抑制しないため空咳の発現頻度は低い．ACE阻害薬同様，妊娠の可能性のある女性や妊娠中の女性には投与しない.

　わが国では，**ロサルタン**や**カンデサルタンシレキセチル**など，7成分が用いられており，最も使用頻度の高い抗高血圧薬となっている.

6 Ca²⁺チャネル遮断薬

　Ca^{2+} チャネル遮断薬（カルシウムチャネルブロッカー，カルシウムブロッカー，図17）は数十年におよび使用されているが，有効率が高く危険な副作用も少ないため，高血圧症の第一選択薬のなかでも優先順位が高く，現在でも使用頻度はARBに次ぐ第2位を維持している．わが国では，10種類以上の成分が市販されている

　ニフェジピンなどの**ジヒドロピリジン系**の薬は，血管拡張作用は強いが心抑制作用が弱いため，降圧に伴う反射性頻脈を起こしやすい．**シルニジピン**は電位依存性Ｎ型 Ca^{2+} チャネル

※50 この機序は「味覚を感知する味細胞の寿命は1〜2週間と短く，常に新しい細胞で置き換えられる必要がある．新たに味細胞をつくるには亜鉛が必須であるが，SH基には亜鉛と錯体を形成する性質があるため，SH基を有する薬を服用していると亜鉛が欠乏して新しい味細胞がつくられなくなり，味覚障害を起こす」と考えられている.

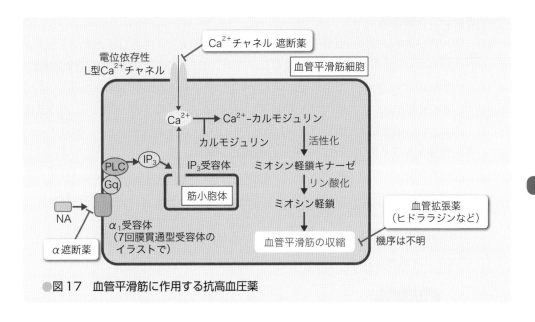

●図17　血管平滑筋に作用する抗高血圧薬

を，**エホニジピン**は電位依存性T型Ca^{2+}チャネルを遮断する作用を併せもつため，反射性頻脈を起こしにくい．

　ベンゾチアゼピン系の**ジルチアゼム**には心抑制作用があり，血圧と心拍数をともに減少させる．軽症〜中等度の高血圧症が適応となるが，房室ブロックなどの伝導障害をもつ患者には禁忌である．

7 その他

1）アドレナリンα₁受容体遮断薬

　プラゾシンなどの選択的なα_1遮断薬は，内因性カテコールアミンのα_1作用を介した血管収縮を抑制する．受容体サブタイプに非選択的なα遮断薬は，抗高血圧薬としては用いられていない[51]．

　起立性低血圧を引き起こすことがあり，特に初回投与時には意識を失うことがあるので注意を要する．加えて，心不全の発症を増加させることが臨床試験で示されたことを受けて，数年前に高血圧症の第一選択薬から除かれた．

2）アドレナリンα₂受容体刺激薬

　クロニジンや**メチルドパ**などがあるが，いずれも選択的なα_2刺激薬として作用する．抗高血圧薬としての位置付けは第二選択薬以降である．メチルドパは妊娠中の高血圧[52]の治療に，第一選択薬の1つとして推奨されている[53]．

※51　α_2受容体の遮断により交感神経から放出されるノルアドレナリン量が増加し，α_1受容体の遮断でもたらされる血管拡張に拮抗するため，安定した降圧効果が得られないというのが，その理由である．

※52　妊娠前から高血圧を認める場合，もしくは妊娠20週までに高血圧を発症する場合を高血圧合併妊娠とよぶ．妊娠20週以降に発症する高血圧を妊娠高血圧症候群とよぶ．

※53　妊娠女性の高血圧の治療においては，メチルドパに加えて，ラベタロール，血管拡張薬のヒドララジン，ニフェジピン，およびアムロジピンの経口剤が第一選択薬として推奨される．緊急時の降圧にはニカルジピンの注射薬を使用できる．

3）レニン阻害薬

　　アリスキレンは，血漿中のレニンを選択的に阻害し，アンジオテンシノーゲンからアンジオテンシンⅠの切り出しを抑制する．アンジオテンシンⅠには生理活性がほとんどないが，アリスキレンの作用で血漿中アンジオテンシンⅠの濃度が低下するため，アンジオテンシンⅡの産生が減少して血圧は下降する．バイオアベイラビリティが低く，血中濃度の個人差が大きい．副作用に，血管浮腫，高カリウム血症，血中尿酸値の上昇，頭痛などがある．

4）ラウォルフィアアルカロイド（レセルピン類）

　　インドジャボクの根由来のアルカロイドである**レセルピン**は，交感神経節後線維および副腎髄質において，小胞内へのカテコールアミンの貯蔵を抑制し，神経活動に伴って放出されるカテコールアミン量を減少させる．

　　副作用としては，抑鬱が大きな問題であり[54]，自殺を引き起こすことがある．近年，終売（2021年経過措置満了）．

まとめ

- □ 血圧は，心臓から拍出される血液の量（心拍出量）と細動脈の収縮の程度（総末梢血管抵抗）で決まる．
- □ 心不全とは，心臓のポンプ機能が低下して末梢組織に十分な血液を供給できなくなった状態をいう．
- □ 強心配糖体の強心作用の機序は，心筋のNa^+-K^+ポンプの阻害である．
- □ β受容体刺激薬やPDE阻害薬は，心筋のcAMP量を増やすことで強心作用を発揮する．
- □ 慢性心不全の治療には，強心作用のないACE阻害薬やARB，β遮断薬が主に用いられる．
- □ 不整脈とは，心臓の拍動が正常ではない状態をいう．
- □ 抗不整脈薬は4つのグループに分けられており，Ⅰ群薬はNa^+チャネル遮断薬，Ⅱ群薬はβ遮断薬，Ⅲ群薬はK^+チャネル遮断薬，そしてⅣ群薬はCa^{2+}チャネル遮断薬である．
- □ 狭心症には，発作の様式による分類，発作の誘因による分類，発作の発生機序による分類など，いくつかの分類方法がある．
- □ 狭心症の治療には，病態に応じて有機硝酸エステルや，β遮断薬，Ca^{2+}チャネル遮断薬を使い分ける．
- □ 高血圧症の大部分は原因不明の本態性高血圧症である．
- □ 高血圧治療の主役は，ARB，ACE阻害薬，およびCa^{2+}チャネル遮断薬である．

---

[54] 鎮静作用を示すことから，レセルピンは世界初の統合失調症治療薬としても用いられていた．現在では他の統合失調症治療薬に反応しない症例に限って用いられる．

6章 消化器系に作用する薬

　私たちが生きていくためには栄養が必要である．私たちの身体をつくる材料も，運動するために必要なエネルギーも，すべて食物から得られる．消化器系は，食物を身体が利用できる栄養という形に変え，それらを体内に取り込むという重要な仕事をしている．

　消化器官の内腔は体内を貫く「体外」である．私たちは消化管内という身体の外で，食物を身体が利用できる形になるまで料理しなおし（消化），必要な栄養を本当の体内に取り込んでいる（吸収）．せっかく食べることができた食物を無駄にしないように，多くの巧妙な仕掛けが用意されている．また，消化管というのは，危険に満ちあふれた体外と体内とが接する場でもあるので，危険を避けるためのさまざまな対策が施されている．しかし，それでも消化管は病気になることがある．本章では，消化器系の病気を治療するための薬について解説する．

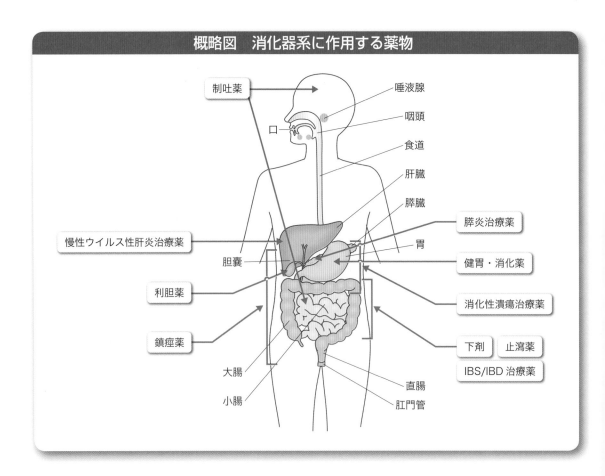

概略図　消化器系に作用する薬物

1 消化器系の機能調節

1 消化器系とは

　消化器系は，**消化管**[※1]と**消化液**を分泌する**付属器官**とで構成される[※2]．消化器系の機能は，食物を消化し[※3]，必要な栄養素を吸収することである．この機能を実現するために，消化管内には，消化酵素を含む消化液が毎日約7Lも分泌されている[※4]．この大量の水分と食物とが胃腸管の協調的な蠕動運動によって十分に混和されることによって，はじめて食物の消化が可能となり，消化された食物から得られる栄養素とその残滓がスムーズに腸管内を移動できるようになる．

　消化管の内腔は，外部から侵入してくる細菌や胃酸を含むさまざまな化学物質，そして自身が分泌する消化酵素による自己消化といった危険にさらされている．健康な身体には，これらの攻撃から消化管を守る防御体制が備わっている．しかし，何らかの原因で攻撃を防ぎきれなくなると，消化性潰瘍などの病気になる．

2 胃の構造と機能

1）胃の構造

　胃はその構造と機能から，**噴門部**，**胃底部**，**胃体部**および**幽門部**に大別できる．噴門部には粘液を分泌する噴門腺が存在する．胃底部から胃体部にかけては胃酸を外分泌[※5]する**壁細胞**とペプシノーゲンを外分泌する**主細胞**からなる胃底腺が存在する．ペプシノーゲンは胃内の強酸性条件下において活性化され，タンパク質分解酵素のペプシンとなる．幽門部にはガストリンを内分泌[※6]する**G細胞**が存在する（図1）．

　胃粘膜の表面に存在する**表層粘液細胞**や胃底線に存在する**頸部粘液細胞**（副細胞）は粘液を分泌し，粘膜表面にゲル状の胃粘膜保護層をつくっている．また，表層粘液細胞から分泌される HCO_3^- は粘膜表層のpHを上昇させ，胃酸を中和している．加えて，胃では**プロスタグランジンE_2**（PGE_2）が産生されており，これも胃粘膜の保護に寄与している．にもかかわらず，胃粘膜には未消化の食物による機械的刺激とペプシンの消化力という生化学的刺激が加わるため，表層粘液細胞の寿命は数日と短い．細胞が欠損した部分は隣の細胞が移動してくることによって直ちに埋め戻される．

2）胃の機能

　胃の機能は，飲み込まれた半固形の食物をすりつぶし，さらにペプシンによってタンパク質を分解することで均質な粥状にし，十二指腸に送り込むことである．食物が胃に入ると，

※1　食物の通り道となっている消化管は，身体の中を貫く一本の管であり，その両端は口と肛門である．消化管は体内に存在するが，その内腔は身体の外と考えることができる．

※2　消化管は口（口腔），咽頭，食道，胃，小腸（十二指腸，空腸，回腸），大腸（上行結腸，横行結腸，下行結腸，S状結腸），直腸，肛門管からなる．また，付属器官には唾液腺，膵臓，肝臓および胆嚢がある．

※3　食物（肉や穀物や油など）を腸管から吸収できる形（単糖や，アミノ酸，脂肪酸など）になるまで酵素で分解すること．

※4　これに飲み水として摂取される約2Lを加えると，消化管内には毎日約9Lもの水が流入していることになる．

※5　胃酸やペプシノーゲンは消化管の内腔，つまり身体の外に向けて分泌されるので，この分泌様式を外分泌という．

※6　ガストリンは血中に放出され，全身に分布して作用するホルモンである．血中，つまり体内に向けて分泌されるので，この分泌様式を内分泌という．

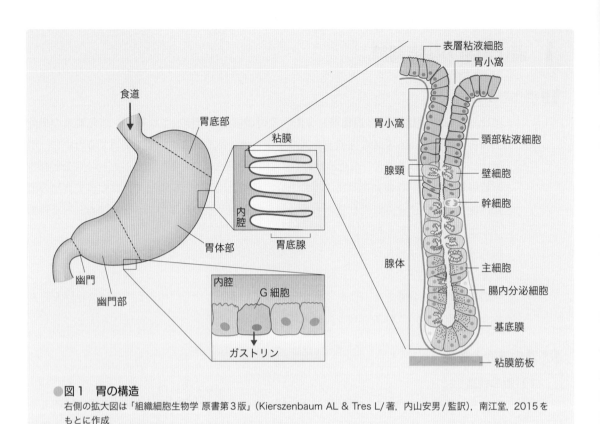

●図1　胃の構造
　右側の拡大図は「組織細胞生物学 原書第3版」（Kierszenbaum AL & Tres L/著，内山安男/監訳），南江堂，2015を
　もとに作成

噴門から幽門にかけて蠕動運動が起き，さらに胃底線から胃酸とペプシンを含んだ胃液が分泌される．このとき幽門は閉じている．食物が粥状になると，幽門が開いて少しずつ十二指腸へ運ばれる．

　胃のもう1つの重要な機能は**食物の貯蔵**である．動物が生きていくためには，常に身体を構成する細胞に栄養を補給し続けなければならないが，通常，その律速となるのは腸における消化・吸収の段階である．食べたいと思ったときに常に食物を手に入れることができるとは限らないし，小腸における消化の速度に合わせてゆっくり食べていたのでは，時間ばかりかかってしまい，その間に外敵に襲われたり，食物を奪われたりする可能性が高まる．そこで，動物はできる限り大量の食物を体内に貯蔵し，安全な場所でそれを消化・吸収するためのシステムを発達させてきた．胃はそのシステムを担う重要な臓器である．食物を保管するための空間を提供するばかりでなく，強い酸によって食物の腐敗を防ぎ，さらに腸で進行する消化・吸収にタイミングを合わせて，内容物を少しずつ十二指腸に送り込む．近年，胃からグレリンをはじめとする食欲調節ホルモンが発見され，胃が摂食行動にも強く関係していることが明らかにされつつある．

　また，有害物質を摂取した際や，過食により胃壁が異常に伸展した際には，**嘔吐**が起きて胃内容物を口から体外に排出する．このようにして，有害物質が体内に吸収されたり，消化管壁が過剰に伸展したりするのを防ぐのも胃の重要な役割である．

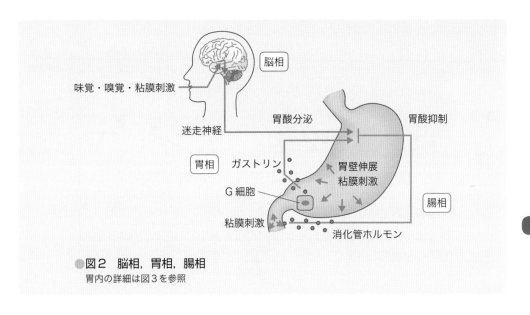

●図2　脳相，胃相，腸相
胃内の詳細は図3を参照

3）胃と腸の機能調節機構

❶胃酸の分泌

　胃酸分泌は，自律神経，オータコイドおよびホルモンによって調節されている．生理的な調節機構は，**脳相**，**胃相**，および**腸相**の3つの相に分けることができる（図2）．脳相とは，食物によって生じる味覚や嗅覚，粘膜への刺激などの情報が脳に伝えられることで迷走神経が興奮して起こる胃酸分泌促進反応を指す．胃相とは，胃内容物による胃壁の伸展や食物中のタンパク質分解物などによりG細胞から遊離されるガストリンが引き起こす胃酸分泌促進反応をいう．腸相とは，胃の内容物が小腸に移動することで種々の消化管ホルモンが遊離され，それにより胃酸分泌が抑制される反応のことである．

　他の臓器の場合と同様に，胃酸（H^+）の分泌も交感神経と副交感神経による二重支配を受けている．交感神経は抑制的に，また副交感神経は促進的に働いているが，交感神経による抑制はあまり重要ではない．一方，副交感神経は胃酸分泌機構として重要な役割を担っており[7]，次の4つの経路が明らかにされている（図3）．①壁細胞を直接刺激して胃酸を分泌させる．②壁内の下垂体アデニル酸シクラーゼ活性化ポリペプチド（PACAP）作動性神経を興奮させて**PACAP**を遊離させ，ついでPACAP刺激により腸クロム親和性様（エンテロクロマフィン様：ECL）細胞から遊離されたオータコイドである**ヒスタミン**が壁細胞に作用して胃酸を分泌させる．③胃幽門部にあるG細胞から**ガストリン**を遊離させ[8]，壁細胞からの胃酸分泌を促進する．④胃幽門部にあるG細胞から遊離されたガストリンがECL細胞を刺激してヒスタミン遊離を引き起こし，ついでヒスタミンが壁細胞からの胃酸分泌を促進する．これらの経路のなかで，重要なのは②と④であり，いずれも最終的にはヒスタミンを介する．このヒスタミンの作用を仲介するのが**ヒスタミンH_2受容体**である．

※7　かつては，副交感神経（迷走神経）終末から遊離されるアセチルコリンが胃において刺激するのはムスカリン性アセチルコリンM_1受容体と考えられていたが，現在はM_3受容体に修正されている．

※8　ガストリンが作用するのはコレシストキニン（CCK）と共通のCCK_B受容体である．

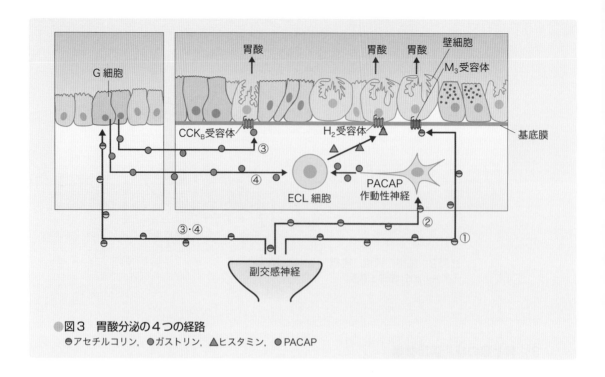

●図3　胃酸分泌の4つの経路
●アセチルコリン，●ガストリン，▲ヒスタミン，●PACAP

このように胃酸分泌にヒスタミンが関与しているにもかかわらず，それまでにつくられた抗ヒスタミン薬が効かないという事実が，1960年代における新しいヒスタミン受容体の研究という潮流を生み出し，その結果，H_2受容体の発見とH_2受容体遮断薬の創製[※9]という大きな果実をもたらした．この例は，薬理学が基礎生理学と薬物治療学の両分野に大きな貢献をすることができた幸福な例として，永く記憶に留められることであろう．

　G細胞からのガストリンの遊離には，前述③のように副交感神経由来のアセチルコリンも関与するが，食物が幽門部の粘膜に接触することによる機械的刺激の方が重要と考えられている．ガストリンには壁細胞からの胃酸分泌を促進する作用の他に，主細胞からのペプシノーゲン分泌や膵臓ランゲルハンス島 β 細胞からのインスリン分泌を促進する作用もある．

　胃の内容物が十二指腸内に入ると，腸管粘膜に対する機械的刺激が種々の消化管ホルモンを遊離させ，胃酸の分泌抑制，胃内容物の腸管内への移動の抑制，小腸における消化活動の促進などの反応を引き起こす．胃酸が流入することによって十二指腸内が酸性になると，S細胞から**セクレチン**が遊離され，ガストリンの分泌を抑制するとともに，膵臓の上皮細胞に作用してHCO_3^-に富む大量の膵液を分泌させ，十二指腸内を弱アルカリ性に変える．この作用は腸管の粘膜を保護するとともに，腸管内を消化酵素が最も働きやすいpHにする．

　胃酸やガストリン，セクレチンの刺激により胃壁や十二指腸のD細胞から遊離される**ソマトスタチン**は，壁細胞への直接作用だけでなく，ガストリンやヒスタミンの分泌抑制を介して間接的にも胃酸の分泌を抑制する．

　十二指腸や空腸の管腔内に脂肪酸が到達すると，K細胞から**グルコース依存性インスリン**

※9　H_2受容体遮断薬を発明した英国のBlack卿（アドレナリンβ受容体遮断薬も発明）は，その業績により1988年にノーベル医学・生理学賞を受賞している．

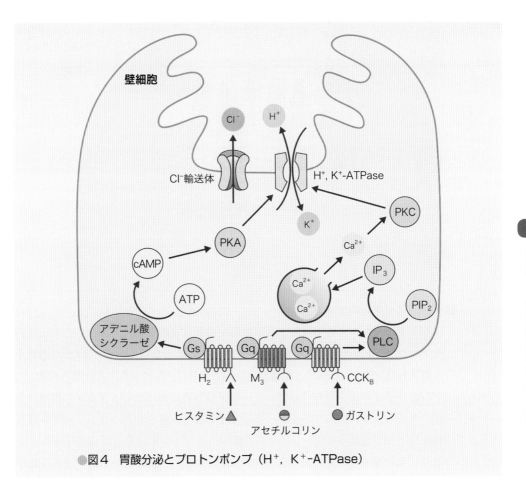

壁細胞

Cl⁻

H⁺

Cl⁻輸送体

H⁺, K⁺-ATPase

PKC

K⁺

PKA

Ca²⁺

cAMP

IP₃

ATP

Ca²⁺

Ca²⁺

PIP₂

アデニル酸
シクラーゼ

PLC

Gs

Gq

Gq

H₂

M₃

CCK_B

ヒスタミン▲

アセチルコリン

ガストリン

●図4　胃酸分泌とプロトンポンプ（H⁺, K⁺-ATPase）

分泌刺激ポリペプチド（GIP）が分泌される．GIPは壁細胞への直接作用だけでなく，ガストリン分泌抑制を介して間接的にも胃酸の分泌を抑制する．加えて，GIPには，膵臓のランゲルハンス島 β 細胞を刺激し，インスリンの分泌を促進する役割もある．

❷ プロトンポンプ

　胃酸分泌をつかさどるのは**プロトンポンプ（H⁺, K⁺-ATPase）**とよばれる一次能動輸送体（イオン輸送体の一種）で，ATPの加水分解により得られるエネルギーを利用して細胞外の K^+ イオンと細胞内の H^+ イオンを交換する．このポンプは，休止時には壁細胞内の小胞（細管小胞という）に多く存在している．壁細胞膜上の H_2 受容体刺激による細胞内cAMPの上昇や，CCK_B 受容体（ガストリン受容体）または M_3 受容体の刺激によるイノシトール三リン酸（IP_3）の産生亢進が起きると，この小胞が頂端膜と融合して分泌細管が形成され，プロトンポンプが活性化される．この時 Cl^- 輸送体[10]も同時に頂端膜に組込まれて細胞外に Cl^- を流出させるため，結果的にHClが分泌されることになる（図4）．壁細胞が分泌する塩酸の濃度はかなり濃く，pHは約0.8である．この H^+ 濃度は生理的なpH7.4に比較すると $10^{6.6}$ 倍の濃さであり，生体が形成するイオン濃度勾配のうち最大のものである．

※10 いくつかの Cl^- チャネルや K^+–Cl^- 共輸送体，Cl^-–H^+ 交換輸送体などが候補として報告されているが，いまだ確定していない．

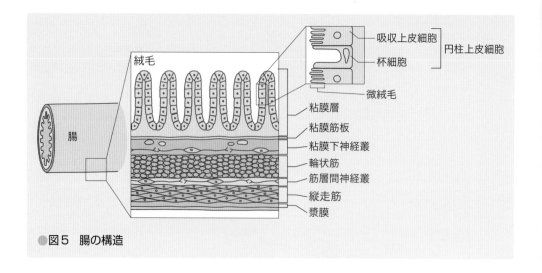

●図5　腸の構造

❸ ペプシノーゲンの分泌

　ペプシノーゲンを分泌する主細胞は副交感神経支配を受けており，その伝達物質であるアセチルコリンによるM_3受容体刺激が主な分泌刺激となっている．また，G細胞から分泌される**ガストリン**や十二指腸のS細胞から分泌されるセクレチンも，主細胞を刺激してペプシノーゲンの分泌を増加させる．ペプシノーゲンの分泌におけるヒスタミンの役割については，現在のところよくわかっていない．非活性型として分泌されたペプシノーゲンは，胃内の強酸性条件下で活性型のペプシンになる（図1）．ペプシンの活性が最も強く現れるpHは2〜3であり，食物がある状態における胃内のpHに等しい．活性化されたペプシンは中性〜弱アルカリ性の環境では不可逆的に活性を失うので，正常な十二指腸がペプシンによって消化されることはない．

3 腸の組織と機能

1）腸の構造

　腸の機能は，主に自律神経系とホルモンによって調節されている．腸壁は外側から**漿膜**，**縦走筋**，**輪状筋**，**粘膜筋板**，そして**粘膜層**で構成されており，縦走筋と輪状筋の間には**筋層間神経叢**[※11]が，また輪状筋と粘膜筋板との間には**粘膜下神経叢**[※12]が存在する（図5）．これらの神経叢は原始的な脳ともいわれ，消化管内部における反射中枢として機能している．実際，脳に存在するほとんどの神経伝達物質がこれらの神経叢にも存在する．単純な情報はこれらの神経叢で処理され，脳や脊髄から投射する自律神経はその活動を修飾する．

　小腸粘膜の表面は一層の**円柱上皮細胞**で覆われており，**絨毛**とよばれる多数の指状の突起が林立している．円柱上皮細胞には，粘液を分泌する**杯細胞**と消化・吸収を行う**吸収上皮細胞（腸細胞）**の2種類があるが，これら細胞の管腔側表面には**微絨毛**とよばれるさらに微細な細胞膜の凹凸があり，表面積を著しく増大させている．輪状ひだ（ケルクリング皺襞），絨

酵素		作用	含まれる消化液
炭水化物分解酵素	アミラーゼ（ジアスターゼ）	でんぷんを麦芽糖（マルトース）に分解	唾液，膵液
	マルターゼ	麦芽糖をブドウ糖（グルコース）に分解	腸液
	ラクターゼなど	乳糖（ラクトース）をブドウ糖（グルコース）とガラクトースに分解	腸液
タンパク質分解酵素（プロテアーゼ）	ペプシン	タンパク質を分解	胃液
	トリプシン	タンパク質を分解	膵液
	キモトリプシンなど	タンパク質を分解	膵液
脂肪分解酵素	リパーゼ	脂肪を脂肪酸とグリセリンに分解	膵液
核酸分解酵素	リボヌクレアーゼ	RNAを分解	膵液
	ヌクレアーゼ	DNAを分解	膵液

胃・腸で機能する消化酵素のうち主なものをまとめた

毛および微絨毛があることで，腸管内腔の表面積は，単純な円筒に比べて100倍以上も広くなっている．ちなみに，大人の小腸内腔の表面積は約250 m^2 であり，大体テニスコート1面分に匹敵する．

大腸の粘膜は，小腸に比べて杯細胞の割合が多く，また絨毛はみられない．

2）腸の機能

小腸の生理的役割は，食物を消化して，そこから得られる栄養分を吸収することである．そのために，小腸内には膵臓の腺房細胞からアミラーゼ，リパーゼ，ヌクレアーゼなど，種々の消化酵素を含む消化液が分泌される（表1）．この反応は，まず十二指腸粘膜にアミノ酸や脂肪酸が触れることでコレシストキニン（CCK）が内分泌され，ついでCCKが膵臓の腺房細胞に存在する CCK_A 受容体を刺激することで起こる．CCK_A 受容体の刺激は，胆嚢を収縮させるとともに総胆管の出口にあるOddi括約筋を弛緩させるので，十二指腸内に胆汁と膵液が流入しやすくなる．

また，食物と消化液をよく撹拌・混合して消化を効率的に行うために，そしてその混合物を肛門側に順次移動させるために，消化管には運動機能が備わっている．小腸の運動には，①縦走筋が収縮・弛緩をくり返すことにより内容物を撹拌する**振り子運動**，②輪状筋が収縮・弛緩をくり返すことにより内容物を撹搾する**分節運動**，そして③口側の輪状筋の収縮に対応して肛門側の輪状筋が弛緩することで内容物を肛門側に移動させる**蠕動運動**がある．内容物により小腸粘膜が伸展すると，神経伝達物質のセロトニンが放出され，その刺激を感知した感覚神経は，口側に収縮性の，そして肛門側に弛緩性のシグナルを送る．つまり，小腸の運動は腸に備わった固有の性質である．自律神経は，その収縮の強さと頻度を調節するに過ぎない．

小腸の内腔では，絶えず消化酵素による食物の消化が進行しているが，じつは粘膜を消化酵素による消化から保護しているものは表面を覆う粘液しかない．そのため，腸粘膜細胞の寿命は生体内で最も短いものの1つとなっており，わずか5日程度しか生存することができない．次々と剥離していく細胞の跡は新しい細胞で埋められるが，高線量の放射線を浴びたり細胞分裂を阻害する抗癌薬を使用したりすると，細胞の補給が間にあわなくなって粘膜剥

離型の下痢を起こすことがある．この場合，通常の止瀉薬が効かないので注意が必要である．

　小腸管腔において，脂質は単純拡散により吸収されるが，炭水化物やアミノ酸はおもにNa^+と共役した能動輸送により吸収される．これによって生じる浸透圧により，水分も受動的に吸収される．1日に小腸に流入する水分は約9 Lであり，そのうち7〜8 Lは小腸で吸収される．

　大腸では消化はほとんど行われず，内容物は腸内細菌による分解を受ける．草食動物に限らず，ヒトの場合も，正常な腸内細菌叢の維持は重要である．抗生物質の投与により腸内細菌叢が変化すると，消化不良などを引き起こすことがある．

　大腸内では糞便化した内容物は停滞し，1日におよそ1.5 Lの水分が吸収される．大腸で蠕動が生じることは多くないが，食物摂取で生じるものは**胃大腸反射**とよばれている．朝食後に生じる便意はこれによるものである．

2 胃・腸の疾患と治療薬

1 健胃・消化薬

　唾液や胃液の分泌低下，胃運動機能の減退などに基づく食欲不振や消化不良に用いられる薬である（図6，表2）．

1）健胃薬

　苦味健胃薬と**芳香健胃薬**がある．苦味健胃薬には**ゲンチアナ**，**センブリ**，**オウバク**などが，芳香健胃薬には**ケイヒ**，**ウイキョウ**，**ハッカ**，**チョウジ**などがある．いずれも生薬やその成分である．必ずしも薬理作用が明らかになっているとは限らないが，味や匂いが脳相を介して副交感神経を興奮させ，胃液分泌や胃運動を亢進させることにより，食欲を増進させ，消化機能を促進すると考えられている．S・M，つくしA・Mなどの配合散や，処方箋なしで購入できる（over the counter：OTC）胃腸薬の成分として広く使用されている．

2）消化薬

　「食べ過ぎ」や「飲み過ぎ」など，一般に「消化不良」とよばれている状態に，消化補助の

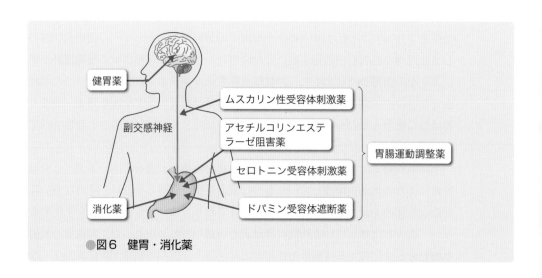

●図6　健胃・消化薬

健胃薬	
苦味健胃薬	ゲンチアナ，センブリ，オウバク，オウレン，リュウタン，ユウタンなど
芳香健胃薬	ケイヒ，ウイキョウ，ハッカ，チョウジ，ウコン，ウイキョウなど
消化薬	
消化酵素	タカヂアスターゼ，パンクレアチン，β-ガラクトシダーゼなど
胃腸運動調整薬	
アセチルコリンエステラーゼ阻害薬	アコチアミド
ムスカリン性アセチルコリン受容体刺激薬	アクラトニウム
ドパミン受容体遮断薬	メトクロプラミド，ドンペリドン，スルピリド，イトプリド
セロトニン受容体刺激薬	モサプリド
オピオイド受容体刺激薬	トリメブチン

目的で用いられる．でんぷん分解酵素の**タカヂアスターゼ**[13]や，ブタ膵臓由来のアミラーゼやリパーゼをはじめとする多くの消化酵素を含む**パンクレアチン**などがある．

　乳糖不耐症と**炎症性腸疾患**の患者では，乳糖分解酵素である腸のラクターゼ活性が低下しており，β-**ガラクトシダーゼ**を補給する必要がある．

2 胃腸運動調整薬

　器質的な障害や排便の有無などとは無関係に，胃痛，嘔気，嘔吐，胸やけなどの胃部不快感や，食欲低下などの上部消化管[14]症状を示す症候群を，**機能性ディスペプシア**（functional dyspepsia：FD）という．胃運動の低下が原因で発症することが多い．従来，慢性胃炎とよばれていた病態であるが，①食後の胃もたれ，②早期膨満感，③心窩部痛，④心窩部灼熱感のうち1つまたは2つがあり，内視鏡検査で病変を認めないものをFDと定義している．上腹部の不快感を軽減する目的で，胃腸運動調整薬が用いられる．

1）アセチルコリンエステラーゼ阻害薬

　2013年に日本から世界初のFD治療薬としてアセチルコリンエステラーゼ阻害薬の**アコチアミド**が上市された．アセチルコリンエステラーゼを阻害することにより，副交感神経節後線維から遊離されたアセチルコリンの分解を抑制し，胃の収縮や運動を増強させる．FDにおける食後膨満感，上腹部膨満感，早期満腹感を改善する．心窩部痛や心窩部灼熱感に対する有効性は確認されていない．無効の場合は，他の薬物に切り替える．

2）ムスカリン性アセチルコリン受容体刺激薬（M受容体刺激薬）

　M_3受容体刺激薬である．副交感神経活動の低下が原因の消化管運動低下に対して用いられる[15]．副交感神経の興奮と同様の効果が得られるが，他の臓器における副作用を無視することができない．消化管に対する選択性が比較的高い薬に，**アクラトニウム**がある．

3）ドパミン受容体遮断薬

　胃内に存在する神経叢では，D_2受容体は抑制性に働いており，D_2受容体の遮断によって，

---

[13] 高峰譲吉が麹菌から抽出したアミラーゼの一種．自身の"高"とラテン語の"taka（強い）"からこの名が付けられた．

[14] 食道，胃，十二指腸の総称．これに対し小腸から肛門までを下部消化管とよぶ．

[15] 例えば，消化管手術後などが，これに当たる．

上部消化管に限局した運動促進効果が期待できる．D_2受容体は中枢で嘔吐に関係しているため，FDに伴う吐き気に対する抑制作用も期待できる．

メトクロプラミドは中枢に移行するため，間脳のD_2受容体遮断に基づくプロラクチン分泌刺激により，女性では無月経や乳汁漏出，男性では女性化乳房が現れることがある．また，長期投与時には，錐体外路障害に注意が必要である．**ドンペリドン**は中枢に移行しにくいので，錐体外路症状は出にくい．**スルピリド**は統合失調症やうつ病にも使用されるが，中枢神経系への移行があまりよくないため，どちらかといえば末梢作用の方が強く現れる．**イトプリド**はD_2受容体遮断作用とコリンエステラーゼ阻害作用を併せもち，同類の薬と比べて副作用や薬物相互作用が少ない．

4）セロトニン受容体刺激薬

セロトニンの消化管運動に対する作用は，受容体のサブタイプ[※16]により異なる．**モサプリド**は$5-HT_4$受容体の部分作動薬であり，副交感神経節後線維からのアセチルコリンの遊離を増大させることにより，胃運動を亢進させる．D_2受容体に作用しないので制吐作用はないが，副作用も少ない．

5）オピオイド受容体刺激薬

トリメブチンが慢性胃炎に伴う消化器症状に用いられる．鎮吐作用も示す（**本章-2-⑨**参照）．

❸ 消化性潰瘍の病態

胃および十二指腸の粘膜に生じた組織の欠損が，粘膜下層や平滑筋層に達したものを消化性潰瘍という．これらの部位以外に，食道や空腸にも潰瘍が発生することがある．

私たちは，食物として食べた牛やブタの胃袋は消化することができるが，私たち自身の胃は消化されない．最近まで，消化管粘膜側の抵抗性（**防御因子**）が管腔側の消化力（**攻撃因子**）を上回っていることが，自己消化を防いでいるメカニズムであり，このバランスが崩れて消化力が抵抗性を上回ると潰瘍が発生すると考えられてきた．**攻撃因子**の主力は胃液（塩酸とペプシン）であり，これまで行われてきた抗潰瘍療法はその分泌抑制が主体である（図7）．実際，H_2受容体遮断薬およびプロトンポンプ阻害薬（PPI）といった強力な胃酸分泌抑制薬の登場により，かつては重篤例では避けることのできなかった消化性潰瘍に対する外科手術はほとんど姿を消してしまった．

十二指腸潰瘍は攻撃因子の増強が主な原因で起きるが，胃潰瘍の場合は防御因子の減弱が主な原因であると考えられていたため，防御因子を増強する薬の研究も進められてきた．**防御因子**には，胃粘膜の血流や粘膜の粘液などさまざまあるが，そのなかで最も重要なのが**PGE_2**である．PGの産生を抑制する**アスピリン**などのシクロオキシゲナーゼ阻害薬が胃潰瘍を起こすことや，PGE_2に胃粘膜保護作用があることから，胃においてPGE_2が産生され，防御因子として働いていることは確実である．しかし，PGE_2やその他の防御因子増強薬の抗潰瘍効果はとても満足できるものではない．

このように，消化性潰瘍は攻撃因子と防御因子という生理的因子のバランスが，不明の機

※16 消化管機能に関連するのは$5-HT_{2B}$，$5-HT_4$および$5-HT_7$である．

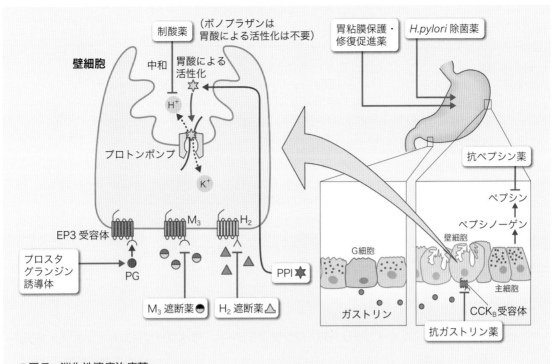

●図7　消化性潰瘍治療薬

ボノプラザン以外のPPIは分泌細管に移動し，酸による活性化を受け，プロトンポンプとS-S結合する．ボノプラザンも分泌細管に移動し，プロトンポンプに結合するが，酸による活性化は不要である

序で破綻することにより生じると長く考えられてきた．ところが，1980年代になって，消化性潰瘍は**ヘリコバクター・ピロリ**（*Helicobacter pylori*：**H. pylori**）という細菌の感染症であるという説が登場した．胃内は強い酸性であるため，細菌は生存できないというのがそれまでの常識となっていただけに，胃内から*H. pylori*が分離されたときは，誰もが驚きの声を上げた．*H. pylori*の生育条件や胃潰瘍の発症機序などが明らかにされ，また*H. pylori*の除菌により消化性潰瘍がほとんど再発しなくなったという事実から，現在では消化性潰瘍の原因は*H. pylori*の感染によるものが大部分を占める[17]と考えられている．そして，*H. pylori*の除菌療法は，消化性潰瘍治療に欠くことのできないものとなっている．ただし，アスピリンなどのシクロオキシゲナーゼ阻害薬により誘発される消化性潰瘍や，熱傷や脳卒中，脳手術などにより誘発されるストレス潰瘍[18]の場合は，胃酸が重要な発症原因となっている．

4 消化性潰瘍治療薬（表3）

1）プロトンポンプ阻害薬（PPI）

壁細胞に存在するH$^+$，K$^+$-ATPase（プロトンポンプ）を阻害する．胃酸分泌の最も強力

※17 *H. pyrori*の感染は，胃潰瘍の原因の約70％を，十二指腸潰瘍の原因の約90％を占める．アスピリンなどのシクロオキシゲナーゼ阻害薬の服用は，胃潰瘍の原因の約25％を，十二指腸潰瘍の原因の約5％を占める．

※18 一般にいわれる精神的ストレスによる潰瘍とは異なる．現在では，精神的ストレスや喫煙は，消化性潰瘍発症の直接的な原因ではないが，*H. pyrori*に感染した人に潰瘍を発生させやすくすると考えられている．

●表3　消化性潰瘍治療薬

PPI	酸で活性化を受けるもの	オメプラゾール，ランソプラゾール，ラベプラゾール，エソメプラゾール
	カリウムイオン競合	ボノプラザン
H. pylori 除菌薬		（表4参照）
H$_2$遮断薬		シメチジン，ファモチジン，ラニチジン，ロキサチジン，ニザチジン，ラフチジン
M受容体遮断薬	M$_1$受容体選択的	ピレンゼピン
	非選択的	チキジウム，ブチルスコポラミン，プロパンテリン，*N*-メチルスコポラミンなど
プロスタグランジンE$_1$誘導体		ミソプロストール
胃粘膜保護・修復促進薬		メチルメチオニンスルホニウム，ゲファルナート，アズレンスルホン酸ナトリウム，レバミピド，テプレノンなど
抗ペプシン薬		スクラルファート，エカベト
制酸薬		炭酸水素ナトリウム，酸化マグネシウム，沈降炭酸カルシウム，水酸化アルミニウムゲル，合成ケイ酸アルミニウムなど
その他		スルピリド

な抑制薬である．**オメプラゾール，ランソプラゾール，ラベプラゾール**および**エソメプラゾール**の4種類のPPI（proton pump inhibitor）は，消化管から吸収された後，酸性状態にある胃の壁細胞の分泌細管において活性化されるプロドラッグ[19]であり，酸を分泌しているプロトンポンプのSH基に特異的に共有結合して，その活性を非可逆的に阻害する．そのため，作用発現までに時間はかかるが，長期間にわたり胃から分泌される酸のほとんど（〜95％）を抑制することができる．これらのPPIの血漿半減期はおよそ1〜2時間と短いが，分泌細管のプロトンポンプに非可逆的に結合するため，その効果ははるかに長く持続する[20]．しかし，これらのPPIは酸性環境においては不安定であり，分泌細管に長く止まることができないので，血中薬物濃度が低下すると，新たに分泌細管側の細胞膜に移動してきたプロトンポンプを阻害することはできない．酸性環境の胃における分解を防ぐために，腸溶錠または腸溶性カプセルの形で投与される[21]．

　最近，上にあげた従来のPPIとは異なり，カリウムイオンと競合してプロトンポンプを阻害することにより酸分泌抑制作用を示す**ボノプラザン**が上市された．ボノプラザンは，酸による活性化は不要であり，酸性環境下でも安定のため，血中薬物濃度が低下しても分泌細管に長時間残留する．したがって，血中薬物濃度が低下した後，新たに分泌細管側の細胞膜に移動してきたプロトンポンプも阻害することができる．また，血中半減期も約8時間と，従来のPPIよりも長い．これらの性質により，ボノプラザンは従来のPPIよりもすみやかに，かつ強力に酸分泌を抑制する．

　PPIは，胃・十二指腸潰瘍，胃食道逆流症などの治療や，アスピリン潰瘍などの再発予防，*H. pylori*の除菌の補助に用いられる．作用がプロトンポンプに限局されるため，副作用の発現頻度は低い．悪心，腹痛，便秘症，膨満および下痢が一般的なものであり，その他に亜急

※19 消化管から吸収された後に活性体に変換されて作用をあらわすようになる医薬品のこと．
※20 作用の持続時間は24〜48時間であり，1日1回の投与で十分である．
※21 注射剤や口腔内崩壊錠も市販されているが，それらの場合はこのような配慮は不要である．

性筋障害，関節痛，頭痛，皮疹および高ガストリン血症が知られている．

2）*H. pylori*除菌薬

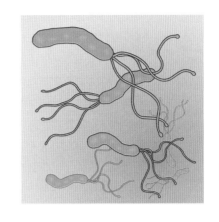

　*H. pylori*は胃の粘膜層内でコロニーを形成している．*H. pylori*は*in vitro*ではほとんどの抗生物質や抗菌薬に感受性を示すが，胃粘膜に生息している菌を殺滅するのは容易ではない．

　*H. pylori*は胃の内腔という体外に生息しているので，抗菌薬は血中からではなく，内腔側から接近させなければならない．ところが，菌は粘液層に守られているうえに，ほとんどの抗生物質は強酸性下では不安定性なため，十分な効果は期待できない．そこで，酸分泌抑制薬と抗菌薬の同時服用が必要となる（表4）．一次除菌は，抗生物質2剤（アモキシシリンとクラリスロマイシン）とプロトンポンプ阻害薬1剤による**3剤併用療法**（1日2回7日間）[22]により行う．かつては90％以上の除菌率が達成されていたが，クラリスロマイシンに対する耐性を獲得した*H. pylori*が増加しているため，近年の除菌率は75％弱まで低下している．一次除菌に失敗した場合は，二次除菌として，アモキシシリン，プロトンポンプ阻害薬，抗原虫薬のメトロニダゾールの3剤併用療法（1日2回7日間）[23]が行われる．しかし，近年，メトロニダゾールに耐性の*H. pylori*も出現し，問題となっている．二次除菌にも失敗した場合は，アモキシシリン，プロトンポンプ阻害薬，ニューキノロン系合成抗菌薬のシタフロキサシンの3剤併用療法（1日2回7日間）を行う場合があるが，保険適応外となる．

●表4　ヘリコバクター・ピロリの除菌療法

一次除菌（保険適用）			
シート商品名	ランザップ	ラベキュア	ボノザップ
プロトンポンプ阻害薬	ランソプラゾール	ラベプラゾール	ボノプラザン
ペニシリン系抗生物質	アモキシシリン	アモキシシリン	アモキシシリン
マクロライド系抗生物質	クラリスロマイシン	クラリスロマイシン	クラリスロマイシン
二次除菌（保険適用）			
シート商品名	ランピオン	ラベファイン	ボノピオン
プロトンポンプ阻害薬	ランソプラゾール	ラベプラゾール	ボノプラザン
ペニシリン系抗生物質	アモキシシリン	アモキシシリン	アモキシシリン
メトロイミダゾール系抗菌薬	メトロニダゾール	メトロニダゾール	メトロニダゾール
三次除菌（保険適用外）			
プロトンポンプ阻害薬	ボノプラザン		
抗生物質	アモキシシリンまたはメトロニダゾール		
ニューキノロン系抗菌薬	シタフロキサシン		

ランザップとランピオンは販売が終了した（2019年経過措置満了）．

※22 飲み忘れによる耐性菌の出現を防ぐため，3種類の錠剤およびカプセルを7日分パックしたものが販売されており，このパックが処方されることが多い．

※23 ピレンゼピンのM_1，M_2およびM_3受容体に対する阻害定数（Ki値）は，それぞれ16 nM，906 nMおよび180 nMと報告されており，確かにM_1受容体への選択性が高いが，M_3受容体への親和性は，M_2受容体への親和性ほど低くはないことがわかる．

3）ヒスタミンH₂受容体遮断薬（H₂遮断薬）

H_2遮断薬の登場は，消化性潰瘍の治療を根底から覆すほどの変革をもたらした．それまでの消化性疾患の治療は，胃内腔における酸の中和によって行われてきたが，当然，それでは十分な治療効果は得られなかったため，最終的には胃酸分泌部位の切除という外科手術に頼っていた．ところが，H_2遮断薬は，その目覚ましい薬効により，消化性潰瘍の治療から外科手術を一掃してしまったのである．画期的な出来事とはこのようなことをいうのであろう．より強力なプロトンポンプ阻害薬が使用されるようになり，消化性潰瘍治療の最前線ではやや影が薄くなった感があるが，作用の発現が早い，夜間の胃酸分泌抑制に対して有効であるなどの点で，現在でもその重要性は低下していない．

現在，日本では**シメチジン**や**ファモチジン**など，6種類のH_2遮断薬が胃・十二指腸潰瘍や消化性潰瘍，急性ストレス潰瘍，出血性胃炎による上部消化管出血などの治療に用いられている．H_2遮断薬は，その安全性も折り紙付きであり，現在はOTC薬として処方箋なしで入手できるようになっている．副作用の発生頻度は低く，主なものに下痢，頭痛，眠気，疲労，筋肉痛および便秘がある．ただ，シメチジンの副作用には注意が必要である．ドパミン受容体とアンドロゲン受容体に対する遮断作用により，プロラクチン分泌を介する乳汁分泌や，女性化乳房が現れることがある．また，シメチジンは薬物代謝酵素であるCYP1A2やCYP2C9，CYP2D6，CYP3A4などを強力に阻害するため，他の薬と併用すると薬物相互作用を起こすことがある．

4）ムスカリン性アセチルコリン受容体遮断薬（M受容体遮断薬）

副交感神経系の興奮により胃酸分泌が亢進することは，古くから知られていたが，副交感神経は胃以外の多くの内臓も支配しているため，胃酸分泌を抑制する目的でM受容体遮断薬を使用すると，副作用としてその影響が他の内臓にも現れること，特に心拍数増加に基づく動悸が問題視されていた．そこで，そのような副作用が弱いM受容体遮断薬の開発が精力的に進められた結果，1981年に，心拍数への影響が少ない胃酸分泌抑制薬として**ピレンゼピン**が登場した．ピレンゼピンはM_1受容体を比較的選択的に遮断する[23]ことから，かつてはM_1受容体も胃酸分泌に関与していると考えられたこともあった．しかし，その後の研究により，ピレンゼピンの胃酸分泌抑制作用はM_3受容体遮断作用によることが明らかとなった．したがって，ピレンゼピンは，臨床的には心拍数増加作用の弱いM_3受容体遮断薬と考えるべきである．

胃酸分泌抑制作用は強力であり，またガストリン分泌抑制作用や防御因子増強作用も有するため，優れた抗潰瘍効果を発揮する．胃潰瘍および十二指腸潰瘍によるびらん，出血などの胃粘膜病変の治療，急性胃炎や慢性胃炎の急性増悪期における症状の改善などに用いられる．主な副作用は口渇，便秘，下痢である．

また，非選択的抗コリン薬の**チキジウム**が用いられることもある．

なお，**ブチルスコポラミン**や**プロパンテリン**，***N*-メチルスコポラミン**などの胃・十二指腸潰瘍に適応を有するサブタイプ非選択的な合成M受容体遮断薬が数種市販されているが，副作用の頻度が高く，潰瘍の治療を目的とした連続的な使用は行われない．

5）プロスタグランジン誘導体

胃粘膜で産生される主要なPG類は，PGE_2とPGI_2である．PGE_1にも同様の作用がある．こ

れらの内因性PG類は，常に壁細胞膜上のEP3受容体[※24]の刺激を介して，①胃酸分泌の抑制，②ムチン分泌の促進，③HCO_3^-分泌の促進，④粘膜血流量の増加などの生理作用を発揮することにより，胃粘膜に保護的な効果を及ぼしている．アスピリンやインドメタシンなどの非ステロイド性抗炎症薬（NSAIDs）によって胃潰瘍などの粘膜損傷が引き起こされるのは，これら内因性PG類の産生抑制によって生じる攻撃因子と防御因子のバランスの崩れが原因である．

天然型のPGは体内で分解を受けやすく，秒単位で活性を失ってしまうため，そのままの形では抗潰瘍薬として使うことができない．現在，わが国では，PGE_1の安定誘導体である**ミソプロストール**が非ステロイド性抗炎症薬の長期投与時にみられる胃潰瘍および十二指腸潰瘍に用いられている．

主な副作用は下痢・軟便，腹部膨満感，腹痛，嘔吐などの消化器症状であり，また子宮筋収縮作用が強いので，妊婦には禁忌となっている．

6）胃粘膜保護・修復促進薬

粘液（ムチン）やPG類の産生促進，粘膜血流の増加など，いわゆる防御因子の増強により抗潰瘍効果を発揮すると考えられているが，必ずしも作用機序が明らかにされているとは限らない．抗潰瘍作用は強くないため，抗炎症薬による胃粘膜障害の予防を目的として処方されることが多い．**メチルメチオニンスルホニウム**（ビタミンU），**ゲファルナート**，**アズレンスルホン酸ナトリウム**，**レバミピド**，および**テプレノン**などがある．

7）抗ペプシン薬

ペプシンは胃の組織を消化して潰瘍を悪化させるので，ペプシンの分泌やその作用を抑制すれば，抗潰瘍効果が得られるはずである．しかし，ペプシンは強酸性条件下においてペプシノーゲンから変換されることで活性化されるため，胃内の酸性度を弱めればペプシン活性も抑制できること，また攻撃因子としてはペプシンよりも胃酸の方が重要であることなどから，実際の抗ペプシン薬では期待されるほどの効果を得ることはできない．

ペプシンの作用阻止を目的として投与される薬に，**スクラルファート**がある．ショ糖の硫酸エステルをアルミニウム塩として非吸収性にしたもので，胃内の粘膜欠損部分に結合して，ペプシンによる消化から潰瘍面を保護する．近年，使用量が減少している．

最も多い副作用は便秘である．スクラルファートの使用により少量のアルミニウムが吸収されるため，腎障害のある患者では，長期投与時のアルミニウム脳症やアルミニウム骨症の発現にも注意が必要である．また，スクラルファートは胃の表面を被覆するので，フェニトイン，ジゴキシン，シメチジンなど，他の薬の吸収を阻害することが知られている．

類似の薬に**エカベト**がある．スクラルファート同様の潰瘍面保護作用に加え，直接的な抗ペプシン作用，PGE_2およびPGI_2の合成促進作用などがある．

8）制酸薬

胃酸を中和するという単純な作用機序の薬である．消化性潰瘍に対する治療効果は証明されていない．ただ，胸焼けのような上部消化管の不快感は胃内の酸性度を弱めることによっ

[※24] PGI_2の受容体としてIP受容体も知られているが，胃ではIP受容体の発現がきわめて低いことに加え，Gsタンパク質と共役したIP受容体の刺激は，理論的にはcAMPの産生亢進を介して胃酸分泌を促進させる．したがってPGI_2の場合も，抗潰瘍作用はGiタンパク質と共役しcAMPの産生を抑制するEP3受容体の刺激を介して現れると考えられている．

て治まることが多いため，OTC薬としてさかんに利用されている．吸収性のものと非吸収性のものがあり，吸収性のものは全身への影響に注意する必要がある．

　　炭酸水素ナトリウム（重曹，$NaHCO_3$）は即効性を示す制酸薬である．胃から吸収されて血液や尿をアルカリ化するほか，ナトリウムの負荷により心不全や腎不全を悪化させる可能性がある．また胃液中の塩酸と反応して二酸化炭素を発生させるため，悪心や腹痛，げっぷなどを催すことがある．

　　非吸収性制酸薬には，**酸化マグネシウム**（MgO），**沈降炭酸カルシウム**（$CaCO_3$），**水酸化アルミニウムゲル**［$Al(OH)_3$］，**合成ケイ酸アルミニウム**（$Al_2O_3 \cdot 3SiO_2$）などがある．経口投与されたCa^{2+}は，その約15％が吸収されるため，一時的な高Ca血症を引き起こす．Al^{3+}は胃内容物の排出遅延と便秘を引き起こすが，Mg^{2+}は逆に緩下作用を示す．腎不全患者では，Al^{3+}はアルミニウム骨症やアルミニウム脳症などを起こす可能性があるといわれている．

9）その他

　　スルピリドは，統合失調症の治療に用いる用量よりも低用量で，消化性潰瘍縮小作用や潰瘍治癒促進作用を示す．胃や十二指腸における血流増加作用が関係しているといわれている．

5 制吐薬

1）嘔吐のメカニズム

　　嘔吐は上部消化管に存在する有毒物質を除去するために私たちの身体に備わっている生体防衛機構の1つである．そして，今にも吐きそうな不快な切迫感を**悪心**という．一方，下部消化管にある毒物などは，**下痢**によって排出される．これらの機構に共通して関与しているのが，**エンテロクロマフィン（EC）細胞**から遊離される**セロトニン**である．

　　嘔吐は，横隔膜や腹筋などの横紋筋の収縮・弛緩と，胃・食道の括約筋の開閉，消化管の逆蠕動運動などが協調して起こる複雑な反射運動である．嘔吐には延髄にある**化学受容器引金帯（CTZ）**と**嘔吐中枢**が重要な役割を果たしている．CTZは末梢から送られてくる毒物情報の中継点として機能しているが，それ以外に，血中の薬物や細菌毒素などの化学成分をモニターするセンサーとしても働いている．CTZにはドパミンD_2受容体，セロトニン5-HT_3受容体，オピオイド受容体およびムスカリン性アセチルコリンM_1受容体が存在しており，これらのどの受容体が刺激されても嘔吐が引き起こされる．また，中枢神経系内には，内耳からのシグナルがヒスタミンH_1受容体刺激を介して嘔吐中枢に入力する経路や，痛みや悪臭，記憶，恐怖感などによって嘔吐中枢を興奮させる経路も存在する．一方，消化管内に毒物が存在すると，消化管粘膜内でセロトニンが遊離し，迷走神経求心性線維末端にある5-HT_3受容体を刺激して直接的に，あるいはCTZを経由して間接的に嘔吐中枢に情報が伝えられる[25]．

　　嘔吐には種々の神経伝達物質が複雑に関与しているため，その原因によって制吐薬も異なる（図8）．乗り物酔いに用いられるH_1遮断薬（抗ヒスタミン薬）が，消化管内の毒物で引き起こされる嘔吐に効かないのは，そのためである．

2）ドパミンD_2受容体遮断薬（D_2遮断薬）

　　最も広く用いられている制吐薬は，D_2遮断薬である．消化管やCTZのD_2受容体を遮断す

---

[25] このように，5-HT_3受容体は末梢と中枢の両方で，嘔吐に深く関与している．

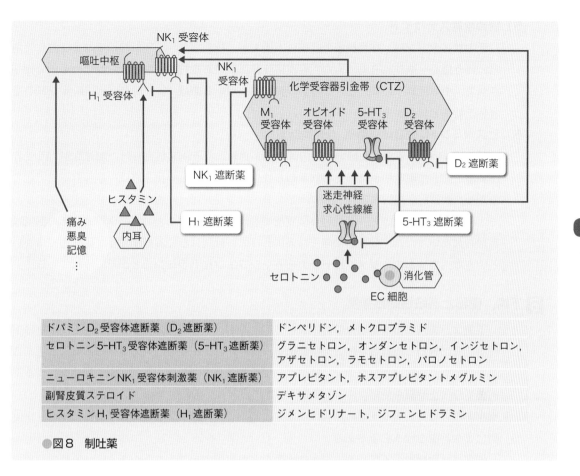

ドパミンD_2受容体遮断薬（D_2遮断薬）	ドンペリドン，メトクロプラミド
セロトニン5-HT_3受容体遮断薬（5-HT_3遮断薬）	グラニセトロン，オンダンセトロン，インジセトロン，アザセトロン，ラモセトロン，パロノセトロン
ニューロキニンNK_1受容体刺激薬（NK_1遮断薬）	アプレピタント，ホスアプレピタントメグルミン
副腎皮質ステロイド	デキサメタゾン
ヒスタミンH_1受容体遮断薬（H_1遮断薬）	ジメンヒドリナート，ジフェンヒドラミン

●図8　制吐薬

ることにより奏効する．**ドンペリドン**[※26]や**メトクロプラミド**が慢性胃炎，胃下垂症，またはレボドパ投与時などの悪心，嘔吐，腹痛，胸やけなどに用いられる．

3）セロトニン5-HT_3受容体遮断薬（5-HT_3遮断薬）

腸管壁粘膜の求心性の腹部迷走神経やCTZに存在する5-HT_3受容体を遮断することにより，強力な制吐作用を示す．主にシスプラチンなどの抗癌薬投与24時間以内に発症する悪心・嘔吐（急性嘔吐）に対して優れた抑制効果を示す．中等度以上の催吐リスクがある抗癌薬を用いる際に，嘔吐を予防するために必ず投与される（14章も参照）．本薬には，催吐作用のために中止せざるを得なかったシスプラチンなどの抗癌薬の継続使用を可能にしたという大きな功績がある．**グラニセトロン**，**アザセトロン**，**オンダンセトロン**などがある．

4）ニューロキニンNK_1受容体遮断薬（NK_1遮断薬）

CTZや嘔吐中枢に存在するニューロキニンNK_1受容体を選択的に遮断し，シスプラチンなどの抗癌薬投与によって生じる強い悪心・嘔吐を抑制する．5-HT_3受容体遮断薬が奏効しにくい，抗癌薬投与後24時間以降5日程度続く遅発性嘔吐にも有効である．シスプラチンをはじめとする高度催吐リスクのある抗癌薬を用いる際は，嘔吐を予防するため必ず投与される．経口薬の**アプレピタント**と注射薬の**ホスアプレピタントメグルミン**がある．

※26 ドンペリドンは血液脳関門を通過しないが，CTZのD_2受容体は遮断する．これは，CTZは血液脳関門の外側にあるからである．

5）副腎皮質ステロイド

デキサメタゾンは，作用機序の詳細は不明だが，抗癌薬投与，放射線治療および消化管閉塞に伴う悪心・嘔吐に有効である．軽度催吐リスクのある抗癌薬を用いる際には単独で投与される．中等度以上の催吐リスクのある抗癌薬を用いる際は，5-HT$_3$受容体遮断薬やNK$_1$受容体遮断薬と併用する．

6）ヒスタミンH$_1$受容体遮断薬（H$_1$遮断薬）

動揺病（いわゆる乗り物酔い）は内耳の三半規管にくり返し加えられた加速度が，H$_1$受容体刺激を介して嘔吐中枢に伝えられることで生じる．これらの出来事は中枢神経系内で起こるため，動揺病を抑制するH$_1$遮断薬（抗ヒスタミン薬）は，中枢神経系に移行する必要がある．中枢神経系において，H$_1$受容体は覚醒にもかかわっているため，副作用としての眠気は避けられない．ただ，動揺病に陥った人にとって，眠気はむしろ好ましく，副作用ではないという考え方もある．**ジメンヒドリナート**や**ジフェンヒドラミン**などが用いられている．

6 下痢，便秘と過敏性腸症候群

下痢は，腸内における水分貯留によって起こるが，その原因はさまざまである．下痢は下部消化管に備わった有害な物質や病原菌をすみやかに排出するための生体防御機構と考えることができ，通常は水分を十分に補給すれば治療の必要はない．特に，微生物感染による下痢の場合に**止瀉薬**を使用すると，微生物の排出が遅れ，感染が全身に及ぶ危険がある．ただ，重症あるいは持続的な下痢の場合は，水分に加え，グルコースと電解質を補給しつつ，止瀉薬による治療を行う必要がある．

便秘は食物繊維の不足や薬，全身性疾患などが原因で起こることがあるが，習慣性便秘の原因は明らかでないことが多い．食事内容の改善や規則的な排便習慣などによる対応を原則とし，安易な**下剤**の連用は避けるべきである．

過敏性腸症候群（irritable bowel syndrome：IBS）は心身症の1種であり，腸の機能不全に伴う下痢や便秘，あるいはそれらが交互に起こる交替性便通異常が慢性的に認められる疾患である．

7 下剤

下剤は，生理的な排便を補助する薬と考えるべきであり，表5のように分けられる．

1）機械的下剤

塩類下剤として，**酸化マグネシウム**などの水溶性で吸収されにくいマグネシウム塩が用いられている．腸管内の浸透圧を高く保つことで腸管内に水分を吸引し，水様便を排泄させる．長期の連用では体内へのマグネシウムの吸収が無視できないので，定期的に血清マグネシウム値を測定する．

クエン酸マグネシウム，NaClやKClをはじめとする**種々の電解質の配合液**，および**リン酸ナトリウム塩の配合錠**は，大腸検査や手術前の腸管前処置に使用される．

膨張性下剤は腸管内で親水性コロイドを生成する薬で，**カルメロース（カルボキシメチルセルロース）**がある．多量の水とともに服用すると，腸管内で水分を吸収して膨張することにより腸粘膜を機械的に刺激し，反射的に腸運動を亢進させて排便を促す．安全性が高いた

機械的下剤	塩類下剤	酸化マグネシウム，人工カルルス塩，各種電解質配合液，リン酸ナトリウム配合錠など
	膨張性下剤	カルメロース（カルボキシメチルセルロース）
	浸潤性下剤	ジオクチルソディウムスルホサルシネート
	浸透圧性下剤	ラクツロース（糖類下剤），D-ソルビトール（糖類下剤），マクロゴール
刺激性下剤	小腸刺激性下剤	ひまし油
	大腸刺激性下剤	ピコスルファート，ビサコジル，センナ，センノシド，ダイオウ，アロエなど
その他の下剤	ClC-2Cl⁻チャネル活性化薬	ルビプロストン
	胆汁酸トランスポーター阻害薬	エロビキシバット
	膜結合型グアニル酸シクラーゼ（GC-C）活性化薬	リナクロチド
	オピオイド受容体遮断薬	ナルデメジン

め，軽度の慢性便秘に対する第一選択薬として用いられている．

一方，界面活性作用により便の内部に水分を浸透しやすくして軟化する薬を**浸潤性下剤**という．**ジオクチルソディウムスルホサルシネート**が使用されている．

また，乳糖不耐症で明らかなように，腸から吸収されない糖は浸透圧作用により緩下作用を示す．**ラクツロース**はガラクトースとフルクトースからなる合成二糖の**糖類下剤**であり，腸内細菌による分解で生じる乳酸や酢酸が腸管内を酸性化してアンモニア産生菌の生育を抑制するため，肝不全傾向のある患者の便秘症に好んで用いられる．また，硫酸バリウムを消化管のX線造影剤として用いたときの便秘を防ぐ目的で使用される**D-ソルビトール**も，糖類下剤の一種である．

マクロゴール（ポリエチレングリコール）は軟膏やローション剤の基剤や錠剤のコーティング剤などに用いられているが，平均分子量が3,350〜4,000のものは浸透圧性下剤として用いられたり，大腸検査や手術前に用いる経口腸管洗浄薬に配合されたりしている．

これらの下剤は非吸収性であり，腸管内の浸透圧を上昇させたり，水分を吸引して便を軟化させたりすることで排便を容易にする．その作用様式から機械的下剤とよばれる．

2）刺激性下剤

腸粘膜を化学的に刺激して排便を促す薬であり，刺激性下剤とよばれる．

かつて頻繁に使われた**ひまし油**は**小腸刺激性**の下剤であるが，作用が強すぎることから，現在では通常の便秘の治療にはほとんど使われなくなった．十二指腸でリパーゼにより分解され，分解産物が腸運動を促進する．

ビサコジル，ピコスルファート，センノシドなどの**大腸刺激性下剤**は，常習便秘に用いられるが，症状を悪化させる可能性があるため，急性腹症や痙攣性便秘の患者や重症の硬結便のある患者には禁忌となっている．ビサコジルは腸内で代謝されてフェノールフタレインに類似した活性体となり，大腸粘膜を刺激する．ピコスルファートやセンノシドは，腸内細菌による分解を受けて，それぞれジフェノール体やレインアンスロンとなり，瀉下作用を発揮する．

3）その他の下剤

　ルビプロストンは，小腸上皮頂端膜に存在するCl^-チャネル（ClC-2）を活性化し，腸管内への腸液の分泌を促進することにより便を軟化させ，排便を促進する．**エロビキシバット**は，回腸末端部の上皮細胞に発現している胆汁酸トランスポーターを阻害して胆汁酸の再吸収を抑制することにより，大腸に流入する胆汁酸の量を増加させる．その結果，浸透圧により大腸管腔内に水分と電解質が分泌され，便を軟化させるとともに，腸管運動を亢進する．**リナクロチド**は，膜結合型グアニル酸シクラーゼの1つであるグアニル酸シクラーゼ-C（GC-C）[27]を活性化することにより，腸液の分泌や腸管輸送能を促進させることで，便秘型過敏性腸症候群に奏効する．大腸痛覚過敏も抑制する．消化管から吸収されないので，全身性の副作用は少ない．**ナルデメジン**は，末梢のオピオイド受容体を遮断することで，癌の緩和療法などでオピオイドを投与されている患者の便秘を改善する．

8 止瀉薬 （表6）

1）腸運動抑制薬

　オピオイド受容体刺激薬とM受容体遮断薬がある．腸管のオピオイド受容体[28]を刺激すると腸管運動が抑制され，水分の吸収が促進される．通常は，非麻薬性オピオイドμ受容体刺激薬で中枢作用のない**ロペラミド**が使用される．また，M受容体遮断薬も腸管運動を抑制するため，**アトロピン**などが消化管平滑筋の異常収縮に基づく腹痛や下痢に用いられることがある．

2）収斂薬

　腸粘膜表面のタンパク質と結合して不溶性被膜を形成することにより腸粘膜を保護する薬のことで，**タンニン酸アルブミン**，**次硝酸ビスマス**，および**次没食子酸ビスマス**がある．次硝酸ビスマスの場合，消化管粘膜に損傷があると，吸収されてメトヘモグロビン血症や血圧下降などを呈する亜硝酸中毒を起こすことがある．

3）吸着薬

　細菌性毒素などを吸着したり，また粘膜表面を被覆して保護したりする薬のことである．**天然ケイ酸アルミニウム**が用いられている．ただし，栄養素も吸着して栄養失調を招く危険があるため，食前か食間に服用することとし，連用はしない．

●表6　止瀉薬

腸運動抑制薬	オピオイド受容体刺激薬	ロペラミド
	ムスカリン性アセチルコリン受容体遮断薬	アトロピン，メペンゾラートなど
収斂薬		タンニン酸アルブミン，次硝酸ビスマス，次没食子酸ビスマス
吸着薬		天然ケイ酸アルミニウム
その他	抗菌薬	原因菌による（一般的にはニューキノロン系薬あるいはベルベリン）
	乳酸菌製剤	抗菌薬耐性乳酸菌

※27　コレラ菌やペスト菌，毒素原性大腸菌などの腸内感染菌由来の耐熱性エンテロトキシンの受容体である．
※28　主にμ受容体刺激を介すると考えられるが，κ受容体やδ受容体も関与するといわれる．

　過敏性腸症候群（IBS）は，消化管の運動障害にさまざまな刺激に対する過敏状態が加わって，腹痛や便秘，下痢などの症状が長期間持続する病気である．消化管に器質的な異常はみられないこと，またストレスや不安などの強い感情は何でもその症状を悪化させることから，心身症の一種と考えられている．通常は，消化管が異常な収縮を起こして下痢になるが，下痢と下痢の間に便秘になることもある．便秘型IBSには**リナクロチド**が用いられる（**本章-2-7**参照）．人口の10〜20％に認められ，非致死性ではあるが，適切な対処法が確立されていない治療の難しい疾患である．発症の頻度は女性の方が男性よりも約3倍高い．

　個々の患者の病態にもよるが，通常，治療の中心となるのは次の3つの薬であるが，精神的な要因が重要と考えられる場合は，抗不安薬や抗うつ薬を併用する（**表7**）．

●表7　過敏性腸症候群治療薬

合成高分子化合物	ポリカルボフィルカルシウム
胃腸運動調整薬	トリメブチン
選択的5-HT$_3$受容体遮断薬	ラモセトロン
M受容体遮断薬	メペンゾラート

1）合成高分子化合物

　ポリカルボフィルカルシウムは便通の正常化を目的として使用される．これは水分を吸収して膨潤するアクリルポリマーであり，便の水分バランスを調整するとともに，消化管の内容物輸送運動を適度に調整して，便秘および下痢をいずれも抑制する．カルシウムを含むので，高カルシウム血症や腎障害を有する患者には禁忌である．

2）胃腸運動調整薬

　トリメブチンは中枢に移行しない非麻薬性オピオイドμ受容体刺激薬であり，消化管に分布する自律神経系全般に抑制的に作用する[29]ため，亢進した消化管運動は抑制し，また低下した消化管運動は促進して，消化管の異常運動を改善する．

3）選択的5-HT$_3$遮断薬

　ラモセトロンは消化管運動の亢進に伴う下痢を改善する．また，大腸における痛覚の伝達を抑制するため，腹痛を軽減する（**図9**）．中枢神経系にはほとんど移行しない．下痢型過敏性腸症候群に対する第一選択薬である．女性の投与量は男性の半量である[30]．

4）M受容体遮断薬

　メペンゾラートは下部消化管に比較的選択的に作用する抗コリン薬である．過敏性腸症候群（昔は過敏大腸症とよばれていた）の治療薬として50年を超える歴史があり，消化管運動の亢進に伴う下痢を改善する．緑内障や前立腺肥大の患者には使用できない．

---

[29] 消化管運動に対して，交感神経は抑制的に，また副交感神経は促進的に作用している．オピオイド受容体はこれら両神経に存在してその機能を抑制するため，総合的にこのような作用が現れる．

[30] 女性の方が血中濃度の上昇が大きい．通常，男性は1日1回5 μg，女性は1日1回2.5 μgを服用する．

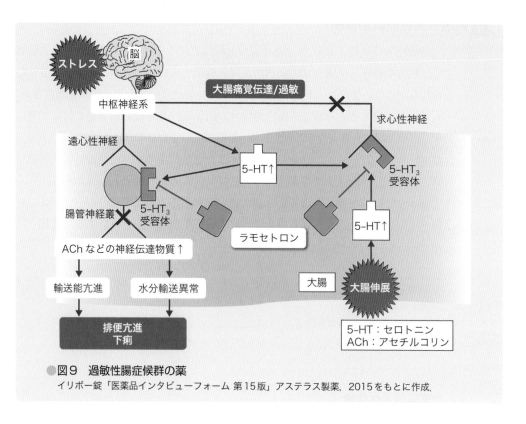

●図9　過敏性腸症候群の薬

イリボー錠「医薬品インタビューフォーム 第15版」アステラス製薬, 2015をもとに作成.

🔟 炎症性腸疾患治療薬

　　炎症性腸疾患（inflammatory bowel disease：IBD）には，クローン病と潰瘍性大腸炎がある．これら2つの疾患は，潰瘍発生部位[※31]や全身症状に差はあるものの，炎症の持続性や合併症，発症の年齢傾向などに共通点も多い．どちらの疾患も発症の機序は不明であるが，最近は，何らかの原因で消化管粘膜が傷害を受けることで消化管内腔の細菌が腸管壁中の免疫細胞にアクセスできるようになり，その結果生じる免疫反応が基盤となって発症するのではないかと考えられるようになってきた．治療には消化管粘膜における免疫反応や炎症を抑制する薬が用いられている（表8）.

　　重症例を除き，第一選択薬は**サラゾスルファピリジン**と**メサラジン**である．サラゾスルファ

●表8　炎症性腸疾患治療薬

5-アミノサリチル酸製剤	サラゾスルファピリジン，メサラジン
副腎皮質ステロイド	プレドニゾロン，ブテゾニド，ベタメタゾンなど
免疫抑制薬	シクロスポリン，タクロリムス，アザチオプリンなど
抗TNF-αモノクローナル抗体製剤	インフリキシマブ，アダリムマブ，ゴリムマブ
抗IL-12/IL-23p40サブユニットモノクローナル抗体製剤	ウステキヌマブ
JAK阻害薬	トファシチニブ

[※31] 潰瘍性大腸炎では炎症性病変が大腸に限局してみられるのに対して，クローン病の場合は，病変は口腔から肛門までのどの部位にも生じる可能性がある.

ピリジンは大腸内で細菌によって分解され，活性体の5-アミノサリチル酸と薬効のないスルファピリジンになるプロドラッグである．スルファピリジンは小腸から吸収されて副作用の原因となるため，これを避ける目的で活性体の5-アミノサリチル酸そのものを製剤化したのがメサラジンである．エチルセルロースでコーティングされた徐放錠は，小腸と大腸において5-アミノサリチル酸を放出するので，潰瘍性大腸炎だけでなくクローン病にも用いられる．pH7.2で溶解するpH応答性錠は，胃や小腸では崩壊せず，大腸においてのみ5-アミノサリチル酸を放出するので，潰瘍性大腸炎の治療に用いられる．

5-アミノサリチル酸だけでは炎症がコントロールできなくなった中等度〜重症例には，副腎皮質ステロイド[32]や，免疫抑制薬を使用する．

炎症性腸疾患の持続的な炎症にはTNF-αなどのサイトカインが関与すると考えられている．前述の治療薬が無効な例には，**インフリキシマブ**（11章参照）などのモノクローナル抗体製剤が用いられる．

3 肝臓・胆嚢・膵臓の疾患と治療薬

1 肝疾患（ウイルス性肝炎）

肝臓に生じる病変としては，ウイルスによる急性・慢性肝炎のほか，肝癌，脂肪肝，肝硬変などがある．感染症や癌以外の病態に対しては，有効な薬は存在しない．ここではわが国の肝炎のおよそ8割を占めるウイルス性肝炎とその治療薬について解説する．

A型〜E型の5種類が知られており，わが国でみられるのはA〜C型がほとんどである．それらのうち慢性化しやすいのはB型とC型である．B型はDNAウイルスであるB型肝炎ウイルス（HBV）により，A型とC型はそれぞれRNAウイルスであるA型肝炎ウイルス（HAV）とC型肝炎ウイルス（HCV）により引き起こされる．HAVは糞口感染，HBVはおもに血液感染と性感染，HCVは血液感染により伝播する．

A型の場合，まれに劇症化することがあるが，一般に予後は良好で，ウイルスキャリアになったり，慢性化したりすることはない．B型はA型より重症化しやすく，慢性化して肝硬変や肝癌に移行することがある．現在のところ，HBVを完全に排除できる治療法は存在しないので，血中のHBV DNA量を持続的に抑制することをめざす．

C型の急性症状は軽度な場合が多いが，慢性化し，肝硬変・肝癌へと進行する率が高い．わが国の肝癌患者の約60％がC型肝炎ウイルスに感染しているといわれる．C型肝炎の治療薬は，感染しているHCVの型によって変わるので，まず感染しているHCVのセログループあるいはジェノタイプ[33]を同定してから，治療方針を決定する．かつては，抗ウイルス薬とインターフェロンの併用療法が一般的であったが，直接作用型抗ウイルス薬（DAA）が開発され，現在では多剤耐性ウイルスへの感染などの特殊な場合を除き，複数のDAAのみを

---

[32] 注腸製剤がある．局所投与なので，全身性の副作用が軽減され，かつ，効果的で速やかな寛解が期待できる．

[33] ジェノタイプは1〜6に大別でき，各タイプにサブタイプがある．セログループは，抗体を用いた血清学的検査によりジェノタイプ1と2を判別するもので，セログループ1にはジェノタイプ1aと1bが，セログループ2にはジェノタイプ2aと2bが含まれる．

併用するインターフェロンフリー治療を行うことを原則とし，インターフェロンを用いる治療は推奨されていない．治療歴のないC型肝炎ウイルス感染に対し，最新のインターフェロンフリー治療は，ほぼ100％に近い奏効率を示す．

2 慢性ウイルス性肝炎治療薬 （表9）

1）抗ウイルス薬

　　現在のB型慢性肝炎の標準治療薬は，インターフェロン製剤（後述）および核酸系逆転写酵素阻害薬である**エンテカビル**と**テノホビル**である．エンテカビルとテノホビルはDNAウイルスであるHBVのDNAポリメラーゼによるデオキシリボ核酸の取り込みを競合的に阻害し，加えてDNAの伸長を停止させることにより，抗ウイルス活性を示す（図10A）．テノホビルは，ヒト免疫不全ウイルス（HIV）感染症の治療にも用いられている（13章参照）．

　　慢性C型肝炎の治療薬に関しては，数カ月おきにガイドラインが更新されている．治療歴のない場合は，HCVの複製に必須の非構造タンパク質（NS）5Aの阻害薬とHCVの複製に必要な成熟タンパク質の産生に必須のNS3・4Aプロテアーゼの阻害薬，あるいはRNAの伸長を停止させることにより抗ウイルス活性を示すNS5Bポリメラーゼの阻害薬を併用する[34]．インターフェロンフリー治療不成功例では，ソホスブビルとレジパスビルにRNA依存性RNAポリメラーゼ[35]阻害薬である**リバビリン**を併用するか，ピブレンタスビルとグレカプレビルを併用する（図10B）．

2）インターフェロン製剤

　　インターフェロンは感染により誘導される糖タンパク質で，抗ウイルス作用がある．肝炎に使用されるのは，生体内の多くの細胞で産生されるインターフェロンαまたはインターフェロンβである．B型慢性肝炎の治療には主にインターフェロンαをポリエチレングリコールで修飾した持続性製剤（ペグインターフェロン）が使用される．かつてはC型慢性肝炎の治療にも用いられていたが現在はほとんど用いられない．

●表9　慢性ウイルス性肝炎治療薬

抗B型肝炎ウイルス薬	核酸系逆転写酵素阻害薬	テノホビル ジソプロキシル，テノホビル アラフェナミド，エンテカビル，アデホビル ピボキシル，ラミブジン
抗C型肝炎ウイルス薬	NS3・4A プロテアーゼ阻害薬	パリタプレビル，グレカプレビル，アスナプレビル，グラゾプレビル，シメプレビル，テラプレビル
	NS5A阻害薬	レジパスビル，オムビタスビル，ピブレンタスビル，ダクラタスビル，エルバスビル
	NS5Bポリメラーゼ阻害薬	ソホスブビル（核酸系），ベクラブビル（非核酸系）
	RNA依存性RNAポリメラーゼ阻害薬	リバビリン（核酸系）
インターフェロン製剤		インターフェロンα，インターフェロンβ，インターフェロンα-2b，ペグインターフェロンα-2a，ペグインターフェロンα-2b
肝機能改善薬		グリチルリチン，チオプロニン，グルタチオン，小柴胡湯など

テラプレビルは2018年，パリタプレビルとシメプレビルとオムビタスビルは2019年，ベクラブビル（非核酸系）は2020年，アスナプレビルとダクラタスビルは2021年，グラゾプレビルとエルバスビルは2022年に経過措置満了．

※34 2〜3種の薬が配合された錠剤が主に用いられている．

※35 NS5BポリメラーゼがHCVのもつRNA依存性RNAポリメラーゼの代表例である．

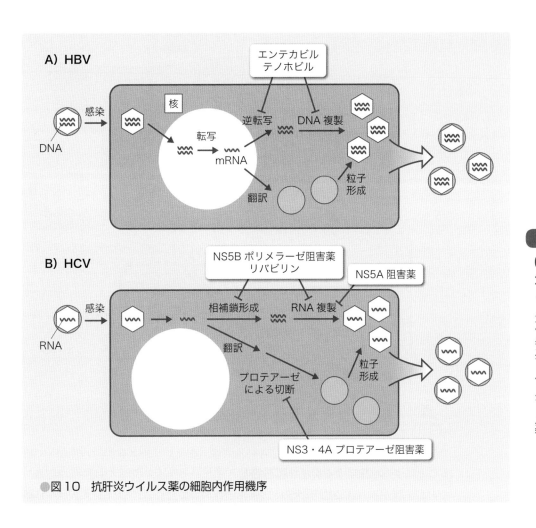

●図10　抗肝炎ウイルス薬の細胞内作用機序

副作用として問題になるのは，うつ病による自殺企図と間質性肺炎であり，十分な注意が必要である．

3）肝機能改善薬

カンゾウ（甘草）に含まれる**グリチルリチン**には肝代謝の改善による肝保護作用があるといわれており，慢性肝疾患の患者に使用されている．甘草を含む漢方製剤の**小柴胡湯**も使われるが，間質性肺炎の危険が増すため，インターフェロンとの併用は禁忌となっている．

ウルソデオキシコール酸にも肝保護作用があり，肝機能が低下した患者に頻用される．

3 胆道疾患

胆汁は肝臓の肝細胞より分泌され，毛細胆管を通って胆管に入り，胆嚢に貯えられる．CCKの刺激によって胆嚢の収縮と**Oddi括約筋**の弛緩が起こると，胆汁は十二指腸内に放出される（図11）．この肝臓から十二指腸に到るまでの胆汁の通り道を胆道というが，胆道に発生する疾患には胆石症や胆嚢炎，胆管炎，胆道ジスキネジーなどがある．これらのうち，炎症性疾患の原因は細菌感染がほとんどなので，抗菌薬で対応する．

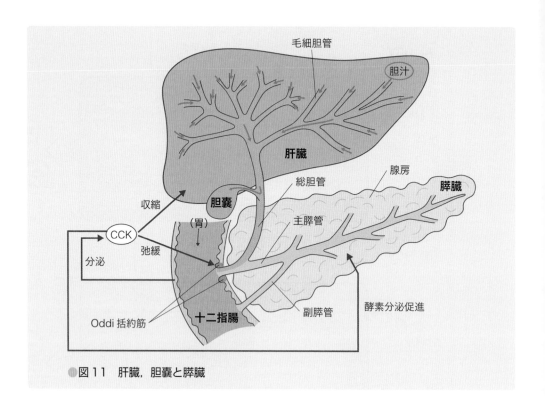

●図11　肝臓，胆嚢と膵臓

　胆嚢中で濃縮された胆汁成分のコレステロールやビリルビン[36]が胆道内で結石を形成することによって発症する疾患を**胆石症**という[37]．胆石症の患者では激烈な疝痛，発熱，黄疸などの症状がみられることが多い．薬物治療の対象になるのはコレステロール胆石の小さいものに限られ，それ以外の胆石は腹腔鏡下胆嚢摘出術や体外衝撃波結石破砕術により除去される．また疝痛に対する薬物治療も重要である．

4 胆道疾患治療薬（表10）

1）水利胆薬と胆汁酸利胆薬（催胆薬）

　デヒドロコール酸は水分を管腔内に移動させることにより，胆汁成分を増加させずに胆汁量を増加させるため，**水利胆薬**とよばれる．胆汁のうっ滞改善に用いられる．

　クマの胆汁から得られる**ウルソデオキシコール酸**とその立体異性体の**ケノデオキシコール酸**は，胆汁酸成分を増加させる**胆汁酸利胆薬**である．胆汁うっ滞を改善するほか，小さなコレステロール結石なら溶解することができる．閉塞性黄疸や胆道に炎症がある場合は使うことができない．

2）排胆薬

　Oddi括約筋を弛緩させることで胆汁の排出を促す薬を**排胆薬**という．胆石や胆管炎などに伴う疝痛の緩和に使用される．Oddi括約筋の弛緩は膵液のうっ滞も解消するので，慢性膵炎

※36 赤血球のヘモグロビンが代謝されたもの．便の色は主にビリルビンが腸内細菌叢により変化したステルコビリンによる．

※37 胆石は構成成分によって，コレステロール胆石，色素胆石，およびその他（炭酸カルシウム石，脂肪酸カルシウム石など）に分けられる．

●表10 胆道疾患治療薬，膵炎治療薬，鎮痙薬

催胆薬	水利胆薬	デヒドロコール酸
	胆汁酸利胆薬	ウルソデオキシコール酸，ケノデオキシコール酸
排胆薬		フロプロピオン，トレピブトン，パパベリン
膵消化酵素阻害薬	タンパク質性	ウリナスタチン
	非タンパク質性	ガベキサート，ナファモスタット，カモスタット
向神経性鎮痙薬（ムスカリン性アセチルコリン受容体遮断薬）	三級アミン	ピペリドレート
	四級アンモニウム塩	ブチルスコポラミン，チメピジウム，プロパンテリンなど
向筋肉性鎮痙薬		パパベリン

にも用いられる.

　胆道系に選択的な薬に，カテコール-O-メチルトランスフェラーゼ（COMT）阻害作用と抗セロトニン作用を併せもつ**フロプロピオン**がある. カテコールアミンの代謝抑制を介して交感神経機能を増強することで，またセロトニンの作用に拮抗することで，胆管平滑筋やOddi括約筋を弛緩させる. 作用機序は明確ではないが，**トレピブトン**も同様の作用を発揮する. **パパベリン**（本章-3-**7**参照）が排胆薬として用いられることがあるが，平滑筋に対する特異性が乏しいため副作用が多い.

5 膵炎とその治療戦略

　膵炎には急性膵炎と慢性膵炎がある. **急性膵炎**は，外分泌腺から分泌された消化酵素により膵臓が急速に自己消化を起こす疾患であり，激しい腹痛を伴い，重篤な場合は多臓器不全を起こして死に至る. 一方，**慢性膵炎**は膵臓に炎症が長期間持続することによって，膵臓の内・外分泌細胞がしだいに結合組織で置換され，糖尿病を合併するなどの全身状態の悪化をきたす疾患である. どちらも，総胆管結石や多量の飲酒[※38]によって，膵管内に膵液がうっ滞することが原因と考えられている. いずれの場合も，まず膵管閉塞の解消を図り，ついで消化酵素の阻害，新たな酵素分泌の阻止，疼痛の緩和，感染の予防などを行う.

6 膵炎治療薬

1）膵外分泌抑制薬

　胃酸によって十二指腸のS細胞からセクレチンが分泌されると，膵液分泌が亢進して膵炎が悪化するため，**胃酸分泌抑制薬**が用いられる（本章-2-**4**参照）. 主にH_2遮断薬が用いられるが，PPIや，M_1遮断薬のピレンゼピンも使用される.

2）膵消化酵素阻害薬

　急性膵炎の際には，消化酵素による膵臓の自己消化を抑制するため，ヒト尿由来糖タンパク質の酵素阻害薬である**ウリナスタチン**，あるいは，非タンパク質性の酵素阻害薬である**ガベキサート**や**ナファモスタット**が静脈内に投与される. 慢性膵炎の際には，酵素阻害薬の**カモスタット**が経口投与される.

※38 多量の飲酒は膵管の浮腫を招くと考えられている.

　鎮痙薬とは，内臓平滑筋の異常な収縮（痙攣）を抑制する薬である．私たちは，消化管の生理的な運動で痛みを感じることはないが，閉塞などによって異常な収縮が起きると腹部に痛みを感じることがある[※39]．鎮痙薬は腹痛の原因となる内臓平滑筋の異常収縮を抑制することによって痛みをとり除く．したがって，外傷や炎症による痛みなどには効果がない．

　鎮痙薬は，**向神経性鎮痙薬**と**向筋肉性鎮痙薬**に分けられる．

1）向神経性鎮痙薬

　内臓平滑筋のほとんどは，副交感神経膨大部から遊離されるアセチルコリンにより収縮するので，アセチルコリンが作用する平滑筋上のM_3受容体を遮断すると内臓平滑筋の収縮は抑制され，それが原因の疼痛は軽減する．中枢作用を避けるため，血液脳関門を通過しづらい**ブチルスコポラミンやチメピジウム，プロパンテリン**などの脂溶性の低い（細胞膜を通過しにくい）4級アンモニウム誘導体が好んで用いられる．3級アミン化合物の**ピペリドレート**は，消化管平滑筋だけでなく，子宮平滑筋の収縮も抑制するので，切迫流産の際にも用いられる．

2）向筋肉性鎮痙薬

　代表的な薬に**パパベリン**がある．ホスホジエステラーゼ阻害作用と機序不明の非特異的な平滑筋弛緩作用により，ほとんどの平滑筋収縮を抑制する．

まとめ

□ 消化器系の機能は，食物を消化し，必要な栄養素を吸収することである．

□ 胃酸分泌は自律神経，オータコイドおよびホルモンによって調節されているが，最終的にはヒスタミンH_2受容体刺激を介する．

□ 消化性潰瘍の発症原因のなかで最も重要なものは，*H. pylori* の感染である．

□ プロトンポンプ阻害薬とヒスタミンH_2受容体遮断薬は，強力に胃酸分泌を抑制する．

□ グラニセトロンなどのセロトニン$5\text{-}HT_3$受容体遮断薬は，強力に嘔吐を抑制する．

□ 慢性ウイルス性肝炎の治療には，抗ウイルス薬やインターフェロンが用いられる．

□ 胆石症の薬物療法には，胆汁酸利胆薬または排胆薬が用いられる．

□ 膵炎の治療には，胃酸分泌抑制薬，膵臓消化酵素阻害薬，抗炎症薬，麻薬性鎮痛薬などが用いられる．

□ 鎮痙薬には，副交感神経の興奮による平滑筋収縮を抑制する向神経性鎮痙薬（M受容体遮断薬）と非特異的に平滑筋を弛緩させる向筋肉性鎮痙薬がある．

※39 異常収縮によって痛みを発する平滑筋組織には，消化管や胆嚢以外に尿管や子宮筋などがある．

7章 呼吸器系に作用する薬

呼吸は内臓機能のなかで，最も意識に上ることの多いものといえるだろう．私たちは息をしないとたちまち苦しくなるし，静かにしているときの密やかな息づかいと，激しい運動をしているときの荒い息づかいとの違いを容易に区別することができる．また，意志の力で呼吸をコントロールすることができるかと思えば，無意識のうちに呼吸を続けることもできる．

このように呼吸器系は，少しばかり他の器官系とは様子が違う．それだけに，私たちは呼吸器系の調子がちょっとでもおかしくなると，直ちにそれに気が付く．呼吸停止の次に深刻なのは気管支喘息と慢性閉塞性肺疾患（COPD）※1であるが，それほどひどくなくても，咳が止まらない，痰が出るといった症状はとても気になるものである．

本章では，呼吸器系の疾患とその予防・治療に用いられる薬について論じることにしよう．

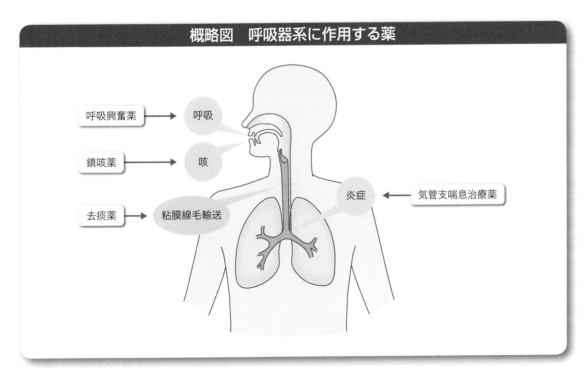

概略図　呼吸器系に作用する薬

※1　有毒ガスや微粒子の吸入（特に喫煙）が原因で肺胞の破壊や気道炎症が起きて呼吸困難を生じ，それが徐々に悪化していく慢性の進行性疾患である．本章では，気管支喘息とCOPDの間に，薬物治療上，根本的な違いはみられないという理由から，あえて両者の明確な区別はしていない．

1 呼吸の調節機構

　体内に酸素（O_2）を取り入れ，体外に二酸化炭素（CO_2）を排出する機能のことを**呼吸**という[※2]．呼吸が適切に行われることにより，全身の細胞は生存に必要なO_2を受け取ることができ，また生命活動の結果生じた不要なCO_2を体外に排出することができる．

　呼吸器系は**肺**と**気道**を構成する各種の細胞[※3]からなる（図1）．呼吸運動を可能にしているのは横隔膜[※4]を中心とする呼吸筋である．呼吸の頻度と深さは，延髄と橋にある呼吸に関連する中枢によって調節されており，吸息中枢の周期的な興奮が重要である．呼吸運動は血管の化学受容器[※5]や圧受容器[※6]からの情報のほか，感情や発熱，痛みなど，さまざまな要因によって影響を受ける．

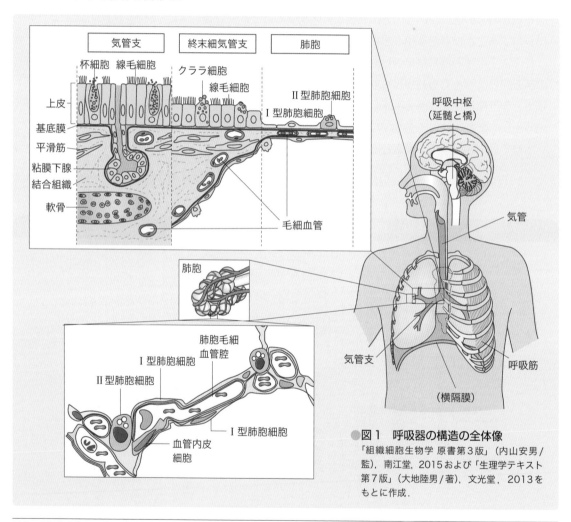

● 図1　呼吸器の構造の全体像
「組織細胞生物学 原書第3版」（内山安男/監），南江堂，2015および「生理学テキスト第7版」（大地陸男/著），文光堂，2013をもとに作成．

※2　空気と血液との間のガス交換を外呼吸，血液と組織や細胞との間のガス交換を内呼吸という．

※3　杯細胞，線毛細胞，クララ細胞，肺胞上皮細胞，血管内皮細胞，血管や気管支の平滑筋などがある．

※4　胸部と腹部を分けている横紋筋からなる膜である．運動神経の支配下にあり，目が覚めているときは意識的に動かすことができるが，眠っている間などは呼吸中枢からの指令に従い不随意運動を行っている．

※5　血液のPCO_2増加，PO_2低下およびpH減少は呼吸中枢を興奮させる．

※6　昇圧は呼吸中枢を抑制する．

2 気道の生体防御機構

気道は肺へ空気を送る管であるが，空気中には，病原体をはじめとするさまざまな異物が含まれている．数μm程度までの粒子は，鼻毛や気道表面を覆う粘液でトラップされるが，それより小さなものは肺胞にまで達する．これらの異物が体内へ侵入しないように，気道には種々の防御機構が備わっている．

1 咳反射

気道にはさまざまな刺激に反応する受容器が存在している．これが異物や冷たい空気などにさらされると，延髄の咳中枢[※7]を介して**咳反射**を生じる（図2）．自分の意志で咳払いができることや，喉がイガイガしても少しなら咳をこらえることができることからわかるように，咳はある程度自らの意志でコントロールできる反射である．咳は異物を排除するための防御反応の一部と捉えることができるので，むやみに抑えるのは考えものである．

一方，ある種の疾患や薬で咳が現れる場合は，炎症部位で産生される**ケミカルメディエーター**[※8]が原因となっていることが多い．持続する咳を放置すると睡眠障害，悪心・嘔吐，肺

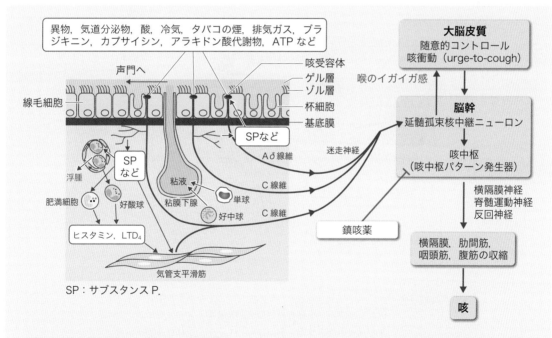

● 図2　咳の発生機序と鎮咳薬の作用部位

物理的因子や化学的因子により，Aδ線維やC線維の末端にある咳受容体が刺激される．C線維末端の咳受容体刺激は，軸索反射を介してSPなどの神経ペプチドの遊離を亢進する．遊離した神経ペプチドは，好酸球の活性化，肥満細胞の活性化や，浮腫，気管支平滑筋の収縮を引き起こすだけでなく，Aδ線維を刺激して，咳の誘発を強める．
『Chung KF & Pavord ID：Lancet, 371：1364-1374, 2008』をもとに作成．

※7　延髄の咳に関係する部位は1カ所ではなく，少なくとも2カ所の独立した部位であることが明らかにされたことから，近年では咳中枢パターン発生器（cough central pattern generator）という用語が使われるようになっている．

胞破壊による肺気腫などの障害を引き起こすことがあるので，薬による治療が必要となる．

2 粘液線毛輸送

　気道の内腔は，表層の**ゲル層**と下層の**ゾル層**からなる厚さ約5〜20 μmの気道液により覆われている．ゲル層は気道上皮の杯細胞と粘膜下腺から分泌される**粘液**であり，ゾル層は気道上皮細胞由来の水分である．気道上皮の線毛細胞の**線毛**は，同期した動き（**線毛運動**）で粘液とそこに含まれる異物を口方向に運搬する（図2）．このしくみを**粘液線毛輸送**とよぶ．粘液には，主成分のムチンの他，抗菌物質のリゾチームや免疫グロブリン，肺サーファクタント[9]などが含まれており，殺菌や粘液線毛輸送の円滑化に寄与している．

3　呼吸興奮薬

　呼吸興奮薬は，ショックや麻酔薬などの薬物中毒で呼吸機能が低下したときに，呼吸を促進する目的で用いられる．①呼吸中枢を直接興奮させる薬と，②末梢化学受容器の刺激を介して反射的に呼吸中枢を興奮させる薬物の2種類があるが（図3），最近は蘇生薬として用い

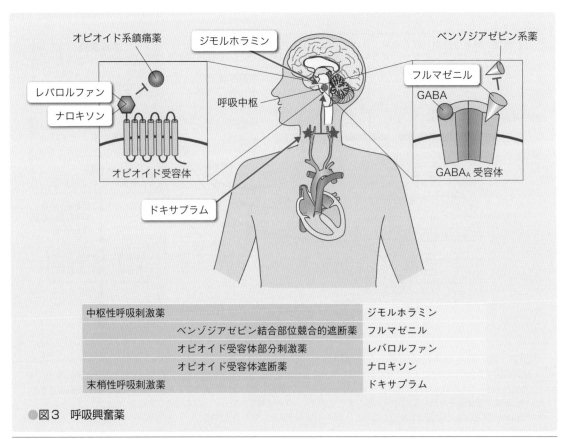

中枢性呼吸刺激薬		ジモルホラミン
	ベンゾジアゼピン結合部位競合的遮断薬	フルマゼニル
	オピオイド受容体部分刺激薬	レバロルファン
	オピオイド受容体遮断薬	ナロキソン
末梢性呼吸刺激薬		ドキサプラム

●図3　呼吸興奮薬

※8　ヒスタミン，セロトニン，好酸球遊走因子（ECF），トロンボキサンA$_2$（TXA$_2$），血小板活性化因子（PAF），ロイコトリエン類（LTs），プロスタグランジン類（PGs）などが知られている．

※9　肺サーファクタントはⅡ型肺胞上皮細胞が産生する界面活性物質で，90％のリン脂質と10％のタンパク質で構成される．

られることは少なく，人工呼吸や酸素吸入などのより確実な方法が主体となっている．

1 呼吸中枢を直接興奮させる薬

1）ジモルホラミン

直接的に呼吸中枢を興奮させ[10]，呼吸促進と昇圧をもたらす．**治療指数**[11]が大きく，作用の持続が長い．ショック，睡眠薬中毒，溺水などに用いられる．

2）GABA$_A$受容体遮断薬

ベンゾジアゼピン系薬は，従来の解毒薬が効果を示さない中毒が問題となることがある．**フルマゼニル**はGABA$_A$受容体ベンゾジアゼピン結合部位の特異的遮断薬であり，ベンゾジアゼピン系薬による過度の鎮静や呼吸抑制に著効を示す．

3）オピオイド受容体部分刺激薬，オピオイド受容体遮断薬

レバロルファンはオピオイド受容体の部分刺激薬であり，**ナロキソン**はオピオイド受容体の遮断薬である．これらの薬は，モルヒネなどのオピオイド系鎮痛薬による呼吸抑制を解除する．この作用は鎮痛作用の抑制よりも数倍強力であるため，オピオイドの鎮痛作用を減弱させることなく，呼吸抑制を軽減することができる．

2 末梢化学受容器を刺激する薬

ドキサプラムは末梢化学受容器（頸動脈小体）を刺激して呼吸中枢を興奮させ，1回当たりの呼吸量を増加させる．覚醒作用もある．治療指数が大きく，安全性が高い．交感神経を興奮させる作用もあり，血圧を上昇させる．作用時間は数分と短い．麻酔薬や中枢神経系抑制薬の中毒時に投与される．

4 鎮咳薬

咳による二次的障害の発生や生活の質（QOL）の低下を防ぐために，求心性インパルスに対する咳中枢の閾値を上昇させて（つまり，咳中枢がより強い刺激にしか応答しないようにして）咳反射を抑制する**鎮咳薬**が用いられる（図2参照）．麻薬性と非麻薬性の薬がある．

1 麻薬性鎮咳薬

コデイン，**ジヒドロコデイン**，**オキシメテバノール**，および**モルヒネ**が使用されている．コデインはアヘンに含まれるアルカロイドで，代表的な麻薬性鎮咳薬である．咳中枢に作

●表1　鎮咳薬

麻薬性鎮咳薬	コデイン，ジヒドロコデイン，オキシメテバノール，モルヒネ
非麻薬性鎮咳薬	デキストロメトルファン，ジメモルファン，チペジチン，ノスカピン，ペントキシベリン　など

※10 「直接」という言葉が示しているように，作用機序は明らかにされていない．

※11 ある薬物が50％の動物に効果を現す用量をED$_{50}$，50％の動物が死亡する用量をLD$_{50}$としたとき，LD$_{50}$/ED$_{50}$の値のこと．

用して咳反射を抑制する．鎮咳作用は鎮痛作用よりも少量で現れ，レバロルファンで容易に抑制されるが，ナロキソンでは抑制されにくい（**本章-3参照**）．これらのことから，鎮咳作用に関与する受容体は，鎮痛作用を仲介する受容体とは別のタイプと考えられている．コデインの鎮咳効果はモルヒネの約1/10程度と弱く，ジヒドロコデインの鎮咳作用はコデインよりも約1.5倍強い．便秘が主な副作用であり，呼吸抑制や悪心・嘔吐，めまい，不安，興奮などにも注意が必要である．また，弱いながら依存性がある．これらの鎮咳薬が効かない激しい咳にはモルヒネが使われる場合がある．

オキシメテバノールは，コデインよりも約10倍強力な鎮咳作用を有し，湿性（痰のからんだ咳）よりも乾性の咳（いわゆる空咳）に有効性が高い．肺結核，急性・慢性気管支炎，肺癌，塵肺，感冒などの咳嗽(がいそう)に用いられる．

2 非麻薬性鎮咳薬

デキストロメトルファンは合成麻薬性鎮痛薬であるレボルファノールの類似化合物である．便秘などの胃腸症状を引き起こすことがある．セロトニン症候群を発症させる危険性があるため，MAO阻害薬との併用は禁忌である．**ジメモルファン**はデキストロメトルファンの誘導体であり，便秘が問題になる場合でも使用できる．**チペピジン**は，鎮咳作用と去痰作用を併せもつ．いずれの薬物も鎮咳効果はコデインとほぼ同等かやや弱いが，オピオイド受容体への刺激作用がないため問題となるような副作用は少ない．

5 去痰薬

気道液は，気道内を湿潤にし，また侵入した異物を排泄するために欠くことができない．気道液は1日におよそ100 mL産生されている．しかし，再吸収や呼吸による蒸発のため，声門に達する量はそのうち10 mL程度で，私たちは無意識に飲み込んでいる．しかし，感染症や炎症などが起きるとその産生量が増加し，粘度も高まるため，咳によって唾液とともに喀出される．これが痰である．

去痰薬は痰の粘度を低下させ，喀出を容易にする薬である（**図4**）．感染によって生じる痰は，分断されたムコ多糖類※12の線維と，死んだ細胞から漏出したDNAからなり，DNAが痰の粘度を高める原因となっている．痰の粘性を高める他の要因に，水分の減少，Na^+およびK^+の不足，過剰なCa^{2+}，タンパク質の増加などがある．

1 気道分泌促進薬

気道分泌促進薬は気道における水分の分泌を増加させて，痰の排出を容易にする薬である．**グアイフェネシン**などがある．咽頭と上部消化管の粘膜を刺激して，反射的に気道分泌を増加させる．一部のOTCの総合感冒薬に配合されている．

※12 "ムコ"は粘液のことで，粘液に含まれるムチンなどの，粘性の多糖のこと．

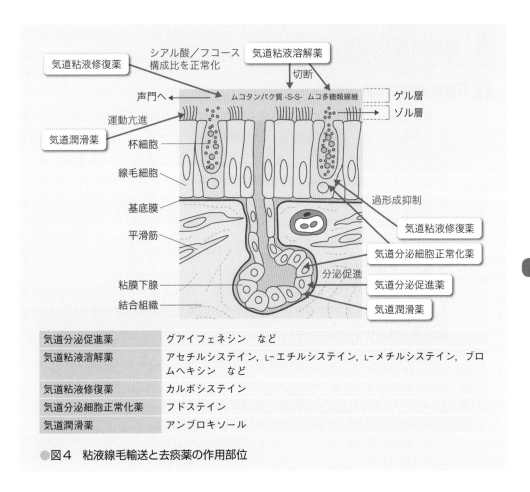

気道分泌促進薬	グアイフェネシン　など
気道粘液溶解薬	アセチルシステイン，L-エチルシステイン，L-メチルシステイン，ブロムヘキシン　など
気道粘液修復薬	カルボシステイン
気道分泌細胞正常化薬	フドステイン
気道潤滑薬	アンブロキソール

●図4　粘液線毛輸送と去痰薬の作用部位

2 気道粘液溶解薬

　システイン誘導体の**アセチルシステイン**，**L-エチルシステイン**および**L-メチルシステイン**は気道粘液のムコタンパク質中にある -S-S- 結合を切断して，粘度を低下させる．L-エチルシステインは線毛運動亢進作用を，L-メチルシステインは気道液分泌促進作用を併せもつ．

　ブロムヘキシンは，リゾチームの分泌を亢進することによりムコ多糖類の線維を切断し，痰の粘度を低下させる．また，気管支粘膜からの粘度の低い気道液の分泌（漿液性分泌）も促進する．アンブロキソール（気道潤滑薬参照）に代謝されるので，アンブロキソールと同様の肺胞Ⅱ型細胞からのサーファクタント分泌促進作用や線毛運動亢進作用も示す．

3 気道粘液修復薬，気道潤滑薬

　気道粘液修復薬には，粘液中のシアル酸とフコース[※13]の構成比を正常化して粘液線毛輸送系を亢進する**カルボシステイン**がある．

　気道潤滑薬には，肺胞Ⅱ型細胞からのサーファクタント分泌促進作用，気道・気管支粘膜からの気道液分泌促進作用，線毛運動亢進作用を示す**アンブロキソール**がある．

※13 シアル酸とフコースは粘液表面に存在し，感染などに伴いその構成比に異常をきたす．

181

6 気管支喘息治療薬

1 気管支喘息の病態

　気管支喘息は，発作的な呼吸困難を主な症状とする**炎症性**の疾患であり，咳や喘鳴を伴うことが多い．喘息患者の気管支には好酸球やマクロファージなどの多数の**炎症性細胞**[※14]が認められることから，抗原への暴露により，これらの細胞から種々のケミカルメディエーターが放出されて，呼吸困難の原因となる①平滑筋の攣縮，②気管支粘膜の浮腫・腫脹，③分泌物の貯留などが引き起こされると考えられている．このように，喘息発作はⅠ型アレルギー反応が引き金となって発症することが多いが，寒冷，刺激性ガスの吸入，気道への感染，精神的な要因などがきっかけとなって起こる非アレルギー性の喘息もある．重症の発作が継続するものを**喘息重積症**という．

　気管支喘息の基本的な病態が慢性的な炎症であることから，長期的な管理には，炎症とそれに基づく過敏状態の改善をめざして，**吸入副腎皮質ステロイド薬**や長時間作用型の**気管支拡張薬**，**抗アレルギー薬**が用いられる．急性発作の場合は気道狭窄の軽減が主体となるため，短時間作用型の気管支拡張薬と吸入副腎皮質ステロイド薬を併用する（図5）．

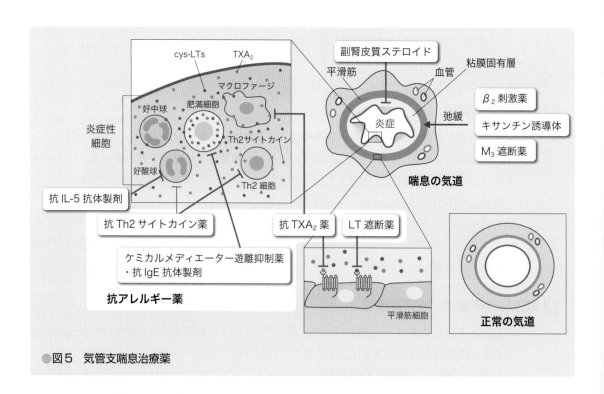

●図5　気管支喘息治療薬

※14 好酸球，好中球，マクロファージ，リンパ球（Th1，Th2，Bなど），肥満細胞，形質細胞などがある.

　　吸入薬を使用することにより，薬の全身への移行量を減らし，気管支局所における薬の濃度を高めることができる．β_2刺激薬および副腎皮質ステロイド薬は全身的投与では重篤な副作用を引き起こすことがあり，また喘息の病変は気道に限られることから，全身作用の少ない吸入薬による治療はきわめて有用である．吸入薬には，薬が入っているボンベを指で加圧することによってガスと一緒に薬が噴霧されるもの（**定量噴霧式吸入器；エアゾール剤**）と，吸入器を口でくわえて薬のドライパウダーを自分で吸入するもの（**ドライパウダー吸入器**[※15]）がある（図6）．ガスに含まれるフロンによる環境破壊の問題から，近年はドライパウダー吸入器と代替フロンを用いた定量噴霧式吸入器が主流であり，患者に応じて選択する．

　　吸入薬の場合，薬は気体に浮遊した液体または固体（**エアロゾル**）の微粒子中に存在するため，その有効性は粒子の大きさで決まる．直径が$1\sim5\,\mu m$の粒子のみが細い気道に沈着し，薬の作用を効果的に発揮することができるが，臨床的に使用されている製剤の粒子径はおよそ$3\sim8\,\mu m$（定量噴霧式吸入器）あるいは$2\sim4\,\mu m$（ドライパウダー吸入器）である．定量噴霧式吸入器を用いる際には，ガスの噴霧と吸入のタイミングを合わせる必要があり，加えて3秒を目安にゆっくりと吸入を持続しなければならない．ドライパウダー吸入器を用いる場合は，患者の吸気でドライパウダーをエアロゾル化するのでタイミングを合わせる必要はないが，1秒間でできるだけ早く吸入する必要がある．どちらの製剤を用いる場合でも，吸気後は$5\sim10$秒息を止めて粒子を十分沈着させる．気道への薬の沈着の程度は，これらの動作を正確に行うことができるかどうかで左右される．吸入した薬の気道への沈着率は，定量噴霧式吸入器でおよそ$30\sim50\%$，ドライパウダー吸入器でおよそ$10\sim40\%$である．

3 気管支喘息治療薬

1）副腎皮質ステロイド[※16]（**糖質コルチコイド/グルココルチコイド**）

　　気管支喘息が気道の炎症を背景にしていることから，抗炎症作用の強い副腎皮質ステロイドが，喘息治療の第一選択薬のなかで最も重要な薬として繁用されている．作用機序は，①炎症性サイトカインの産生抑制，②エイコサノイド[※17]の生成阻害，③気道組織への炎症性細胞の集積抑制，④血管透過性の抑制などである．

　　吸入副腎皮質ステロイドとして，**ベクロメタゾン**，**フルチカゾン**，**ブデソニド**，**シクレソニド**および**モメタゾン**の5種類が用いられている．吸入副腎皮質ステロイドには，喘息発作をすみやかに寛解する作用は期待できないので，単剤の吸入薬，あるいはβ_2受容体刺激薬との配合吸入薬が，喘息の予防を目的とした長期管理薬（予防維持薬）として広く用いられている．呼吸機能の改善効果が最大となるには，吸入開始後，数週間を要する．

　　重篤な急性発作時や重症の慢性喘息には**ヒドロコルチゾン**や**メチルプレドニゾロン**の静脈内注射を行うこともある．

※15 種々の吸入器が開発されている．例として，ディスカス，タービュヘイラー，クリックヘラー，エリプタなどがある．

※16 いわゆるステロイド薬のことである．

※17 通常，アラキドン酸を出発物質として生成される物質の総称として用いられる．プロスタグランジン類（PGs），ロイコトリエン類（LTs），およびトロンボキサン類（TXs）が含まれる．

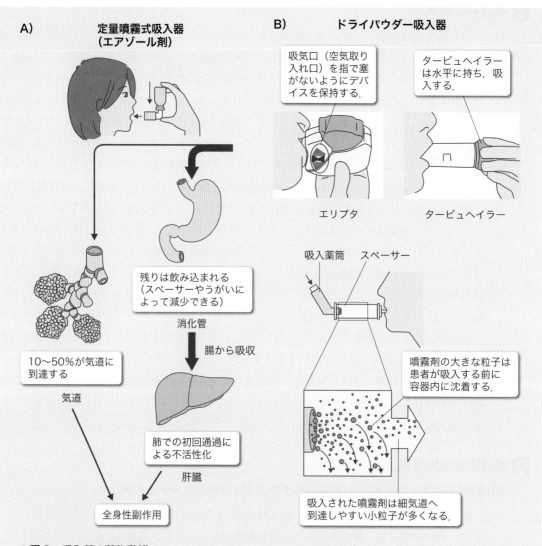

A) 定量噴霧式吸入器
（エアゾール剤）

吸気口（空気取り入れ口）を指で塞がないようにデバイスを保持する.

タービュヘイラーは水平に持ち，吸入する.

エリプタ

タービュヘイラー

B) ドライパウダー吸入器

残りは飲み込まれる（スペーサーやうがいによって減少できる）

消化管

腸から吸収

10〜50%が気道に到達する

気道

肺での初回通過による不活性化

肝臓

全身性副作用

吸入薬筒　スペーサー

噴霧剤の大きな粒子は患者が吸入する前に容器内に沈着する.

吸入された噴霧剤は細気道へ到達しやすい小粒子が多くなる.

●**図6　吸入薬の薬物動態**
A）吸入ステロイドの薬物動態. B）吸入噴霧剤の到達に関するスペーサーの効果. 定量噴霧式吸入器を用いる場合は，スペーサーを使うと気道への沈着率が高まる.「イラストレイテッド薬理学 原書6版（リッピンコットシリーズ）」（Harvey RA, Whalen K/著, 柳澤輝行, 丸山 敬/監訳）, 丸善出版, 2016をもとに作成.

2）アドレナリンβ_2受容体刺激薬（β_2刺激薬）

　ヒトの気管支平滑筋にはほとんど交感神経支配がないが，多数のβ_2受容体が存在する. これらの受容体を刺激すると，平滑筋細胞のアデニル酸シクラーゼが活性化され，細胞内cAMPが増加する. その結果，平滑筋は弛緩する.

　一方，β_2刺激薬は炎症性細胞，特に肥満細胞[18]に作用して，炎症性サイトカインやケミカルメディエーターの遊離を阻害することが知られている. この作用も，喘息発作の症状を軽減するうえで重要である. さらに，肺サーファクタントの分泌促進や線毛運動の活発化な

※18 IgEの刺激によりヒスタミンなどを分泌しⅠ型アレルギーの引き金となる細胞. 体の"肥満"とは関係ない.

● 表2　気管支喘息治療薬・慢性閉塞性肺疾患治療薬

副腎皮質ステロイド薬	吸入		ベクロメタゾン，フルチカゾン，ブデゾニド，シクレソニド，モメタゾン
	注射		ヒドロコルチゾン，メチルプレドニゾロン　など
アドレナリンβ₂受容体刺激薬	短時間作用型		サルブタモール，フェノテロール，プロカテロール　など
	長時間作用型		サルメテロール，インダカロール，ホルモテロール　など
キサンチン誘導体			テオフィリン，ジプロフィリン，プロキシフィリン　など
ムスカリン性アセチルコリン受容体遮断薬		短時間作用型	イプラトロピウム
		長時間作用型	チオトロピウム，アクリジニウム，ウメクリジニウム　など
抗アレルギー	ケミカルメディエーター遊離抑制薬		クロモグリク酸，トラニラスト，アンレキサノクス，イブジラスト　など
	抗トロンボキサンA₂薬（抗TXA₂薬）		オザグレル，セラトロダスト
	ロイコトリエン受容体遮断薬（LT遮断薬）		モンテルカスト，プランルカスト
	抗Th2サイトカイン薬		スプラタスト
抗体	抗IgE抗体製剤		オマリズマブ
	抗IL-5抗体製剤		メポリズマブ，ベンラリズマブ

ど，粘液線毛系による異物除去を亢進する作用があるという報告もなされており，β₂刺激薬は気管支平滑筋の弛緩だけでなく，多彩な作用により喘息の症状を改善する．

　β₂刺激薬には短時間作用型と長時間作用型があり，目的に応じて使い分けられている．短時間作用型には**サルブタモール，フェノテロール，プロカテロール**などがあり，そのエアゾール剤は喘息発作時の気道収縮を寛解させる最も効果的な薬である．長時間作用型のβ₂刺激薬に，**サルメテロール，インダカテロール，ホルモテロール**[19]などがある．作用の発現が遅いため喘息発作の応急処置には向かないが，肺機能の改善により発作時の症状を軽減するため，短時間作用型β₂刺激薬の吸入量を減らすことができる．また夜間の喘息発作の頻度を減少させる．そのような目的で，錠剤やドライシロップ，テープ剤，吸入薬などの剤形が市販されている．副腎皮質ステロイドとβ₂刺激薬の吸入合剤も広く使用されている．短時間作用型β₂刺激薬には気道炎症の改善作用がないので，副腎皮質ステロイドを用いずに連用すると，喘息が悪化して死に至る可能性がある．また，β₂刺激薬を長期にわたって連用すると，受容体脱感作に伴う耐性を生じることがある．

3）キサンチン誘導体

　テオフィリン，ジプロフィリン，プロキシフィリンなどがある．テオフィリンの徐放性製剤は，吸入副腎皮質ステロイドを使用できない慢性の喘息患者における，長期管理の基本治療薬として用いられている．

　キサンチン誘導体の作用機序は，ホスホジエステラーゼの阻害によって生じる細胞内cAMP量の増加が主体と考えられてきたが，最近はアデノシンA₁受容体の遮断作用やサイトカイン産生能に対する抑制作用，プロスタグランジン合成阻害作用などの重要性が指摘されている．

4）ムスカリン性アセチルコリン受容体遮断薬（M遮断薬）

　副交感神経の興奮に伴う気管支筋収縮を抑制する．短時間作用型の**イプラトロピウム**や，

※19 ホルモテロールは作用の発現も早い．ブデゾニド・ホルモテロール配合タービュヘイラーは発作時の頓用にも使用できる．

長時間作用型の**チオトロピウム**など，体内に吸収されにくい4級アンモニウム構造を有する薬が吸入で用いられている．喘息時の気管支収縮を緩解する作用は β_2 刺激薬よりも緩慢で効力も弱いが，副交感神経の関与が大きい慢性閉塞性肺疾患（COPD）の治療では，長時間作用型の吸入 M 遮断薬が第一選択薬となっている．

5）抗アレルギー薬

11章-4参照．

6）抗体医薬品

既存の治療によって発作をコントロールできない難治性の気管支喘息に対して，抗IgE抗体製剤の**オマリズマブ**，および抗IL-5抗体製剤の**メポリズマブ**や**ベンラリズマブ**が使用可能である．

まとめ

☐ ベンゾジアゼピン系睡眠薬による呼吸抑制の解除には，GABA$_A$受容体ベンゾジアゼピン結合部位の特異的な遮断薬であるフルマゼニルが用いられる．

☐ オピオイド系鎮痛薬による呼吸抑制の解除には，オピオイド受容体部分刺激薬のレバロルファンや，オピオイド受容体遮断薬のナロキソンが用いられる．

☐ 鎮咳薬には，麻薬性鎮咳薬と非麻薬性鎮咳薬がある．

☐ コデインはアヘンに含まれるアルカロイドで，代表的な麻薬性鎮咳薬である．

☐ 去痰薬は，気道分泌を促進して痰の粘性を低下させ，喀出を容易にする薬である．

☐ ほとんどの気管支喘息の症例はⅠ型アレルギーを基盤とした炎症性の呼吸器疾患と捉えることができ，主な症状は発作的な呼吸困難である．

☐ 慢性気管支喘息の長期的な管理で最も重要な薬は，副腎皮質ステロイドの吸入薬である．

☐ 気管支喘息の急性発作に対する治療薬として最も重要なのは，β_2刺激薬の吸入薬である．

☐ COPD治療の第一選択薬は，長時間作用型の吸入 M 遮断薬である．

8章

利尿薬と泌尿器・生殖器系に作用する薬

泌尿器系とは，尿をつくり，それを体外に排出する器官の総称で，腎臓，尿管，膀胱，および尿道からなる．生殖器系は文字通り生殖にかかわる器官系を指し，男性では精巣や前立腺，陰茎などが，また女性では卵巣や子宮などが含まれる．これらの器官系は位置的に近接していることから，まとめて論じられることが多い．

　腎臓の役割は，①体内の水分量とそこに溶けている電解質の濃度を最適に保つこと，②血液中の異物や老廃物を体外に排泄すること，そして③ある種の生理活性物質を産生・遊離することである．腎臓のこれらの機能が障害されるとさまざまな病気になるが，本章では①の水・電解質代謝の調節に関係する薬，すなわち利尿薬を中心に解説する．利尿薬は広く用いられているにもかかわらず，いくつかの例外を除いて，その正確な作用機序はよくわかっていない．

　本章の後半では，排尿障害や頻尿，尿路結石の治療に用いられる薬，前立腺肥大症，勃起障害の治療薬および子宮収縮薬と子宮弛緩薬に触れる．

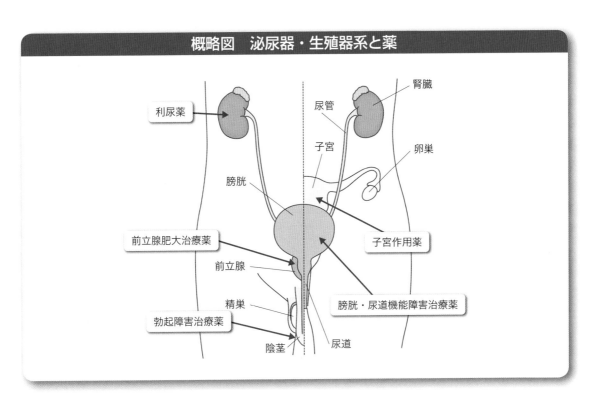

概略図　泌尿器・生殖器系と薬

1 腎臓の機能

1 体内の水・電解質

　人体の全水分量は体重の45〜70％である．この値は，年齢，性別，肥満の程度などで変動する．体内の水分は，**細胞内液**と**細胞外液**という2つの区画に分かれて存在するが，半分以上は細胞内液である．細胞外液は，**組織間液**と**血漿**水分に分けられ，組織間液は細胞外液の75％を占め，血漿水分は残りの25％である（図1A）．

　細胞内液と細胞外液の組成には大きな違いがある．細胞外液中の主な陽イオンはNa^+，主な陰イオンはCl^-，HCO_3^-，およびタンパク質であるが，細胞内液中の主な陽イオンはK^+とMg^{2+}，そして主な陰イオンはタンパク質と有機リン酸である．細胞外液では**Na^+**が，また細胞内液では**K^+**が浸透圧保持の主役である．したがって，細胞外液量は体内にあるNa^+量によって決まる（図1B）．体内のNa^+量が増加すると細胞外液量は増加し，Na^+量が減少すると細胞外液量は減少する．その結果，循環血液量も増減する．

　腎臓は，この細胞外液の水分量と電解質組成を調節することによって，生体の恒常性維持に重要な役割を果たしている．

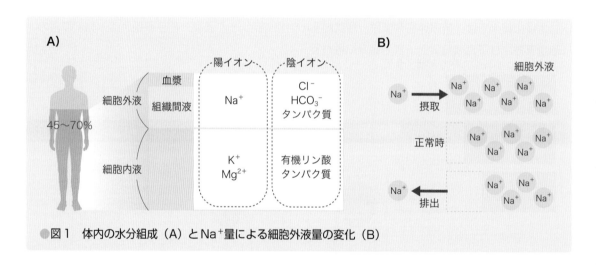

●図1　体内の水分組成（A）とNa^+量による細胞外液量の変化（B）

2 尿の生成

　成人の腎臓の重さは，左右合わせて約300〜500 gであり，体重のわずか0.5％程度にすぎない．しかし，腎臓には心拍出量のおよそ20〜25％もの血液が流れ込んでおり，これは単位重量当たりの臓器の血流量としては最も大きい．また，肺から取り込まれた酸素の実に7％が腎臓で消費されている[※1]．腎臓が正常な機能を果たすためには，これほどまでに大量のエネルギーが必要なのである．

※1　脳（1,200〜1,400 g）の安静時酸素消費量は全身酸素消費量の約20％といわれているので，腎の単位組織重量当たりの酸素消費量はそれを上回る．

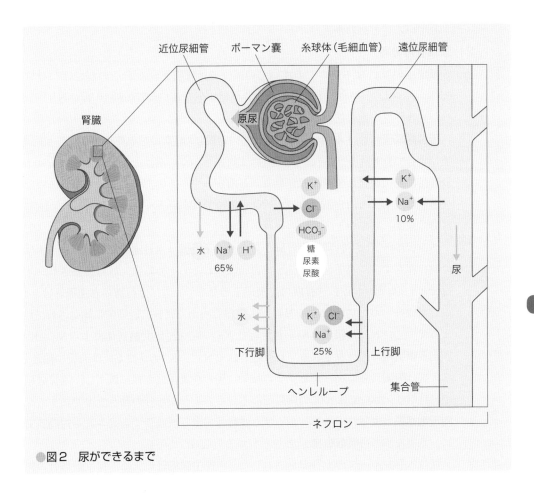

近位尿細管　ボーマン嚢　糸球体（毛細血管）　遠位尿細管

腎臓

原尿

K⁺

K⁺

Na⁺
10%

水　Na⁺　H⁺
65%

Cl⁻

HCO₃⁻

糖
尿素
尿酸

尿

水

K⁺　Cl⁻

Na⁺
25%

下行脚　　　　　　上行脚

ヘンレループ　　集合管

ネフロン

●図2　尿ができるまで

　腎臓が尿を生成する基本の機能単位を**ネフロン**という．ネフロンは一側の腎に約100万個あり，**腎小体（糸球体とボーマン嚢からなる），近位尿細管，ヘンレループ**※2，**遠位尿細管**，そして**集合管**からなり（図2），尿に面した内腔面はすべて上皮細胞で覆われている．尿は糸球体濾過，尿細管再吸収，尿細管分泌の3つの過程で生成される．

1）糸球体濾過

　糸球体毛細血管において，分子量が70,000以下の血漿成分は濾過されてボーマン嚢内へ移行する．糸球体毛細血管内圧とボーマン嚢内圧との差（濾過圧）は，通常，$40 \sim 60$ mmHgであるが，この圧力差を利用して，タンパク質や脂質以外の血漿成分が限外濾過※3されて原尿がつくられる（図2）．その量は1分間当たり$100 \sim 120$ mLであり，これを**糸球体濾過量（GFR）**とよぶ．1日につくられる原尿の量は150 L以上にもなるが，実際に排泄される尿量は1.5 L/日程度である．したがって，原尿の99％以上がネフロンをとりまく間質中に再吸収

※2　世の中ではヘンレ係蹄またはHenle係蹄という用語が広く用いられている．しかし，「係蹄（けいてい）」といっても意味はよくわからない人が多いというのが実状であろう（本来の意味は動物をつかまえるための縄でできた罠である）．そこで，よりわかりやすい言葉遣いという意味で，本書では「ヘンレループ」という用語を用いることにした．ちなみに，英語では"Henle's loop"である．

※3　例えば，濾過膜の左側の水槽に圧力をかけると，水は濾過膜の右側の水槽中に押し出される．このとき，濾過膜の細孔よりもサイズが小さい物質は，水と一緒に右側の水槽中に移動する．このように，濾過膜両側の圧力差を利用して濾過を促進する方法を，限外濾過という．

されていることがわかる.

2）尿細管再吸収

　原尿中のNa$^+$はネフロンのすべての部位で再吸収される．その割合は，近位尿細管で約65％，ヘンレループで約25％，そして遠位尿細管と集合管で約10％であり，近位尿細管とヘンレループの重要性がわかる.

　近位尿細管におけるNa$^+$の再吸収は，炭酸脱水酵素の触媒作用によって生じるH$^+$との交換によって行われる．これをNa$^+$/H$^+$交換系という．水はこのNa$^+$の再吸収によって生じた浸透圧勾配に依存して再吸収される．したがって，この部位における尿と再吸収先の間質の浸透圧は，本質的に等張である．近位尿細管では，Na$^+$の他に，K$^+$やCl$^-$，HCO$_3$$^-$，糖の大部分，尿素，尿酸など，多くの物質が再吸収される.

　ヘンレループは下行脚と上行脚からなる．**下行脚**は水透過性が高いため，水は管腔外部との間に存在する浸透圧勾配に従って再吸収される．その結果，尿は濃縮され，下行脚の末端部では1,200 mOsm/L[※4]程度の高浸透圧となる．一方，**上行脚**の水透過性はきわめて低い．ここではNa$^+$ポンプ[※5]によりNa$^+$が上皮細胞内から間質に能動的に輸送されている．それによって生じたNa$^+$の濃度勾配を利用して，Na$^+$-K$^+$-2Cl$^-$共輸送体によりNa$^+$，K$^+$およびCl$^-$が上皮細胞内に再吸収される．再吸収されたNa$^+$，K$^+$およびCl$^-$は間質に輸送されるがK$^+$の一部は尿細管腔に戻される．その結果，尿の浸透圧は大幅に低下し，遠位尿細管に達する頃には100〜200 mOsm/Lの低張となる．このような水分の動きを可能にするシステムは**対向流増幅系**とよばれ，ヘンレループと並行して走る直血管で形成される**対向流交換系**とともに，重要な水の再吸収機構[※6]となっている（図3）.

　尿はヘンレループの上行脚を通過した後，**遠位尿細管**に入る．遠位尿細管の終端部と集合管では，尿の生成は**アルドステロンとバソプレシン**[※7]による調整を受ける（**3**参照，図4）.

3）尿細管分泌

　尿細管分泌とは，尿細管周囲毛細血管から尿細管上皮細胞を経て，尿細管腔内に物質を輸送する能動的な過程のことである．つまり，腎臓はエネルギーを使って，積極的に不要なものを尿の中へ捨てているのである．異物や薬のほか，種々の生体内物質も尿細管分泌により排泄される.

　尿細管分泌は，尿細管上皮細胞の側底膜[※8]と頂端膜[※9]に発現しているいろいろな**トランスポーター**が協調して働くことにより行われる[※10]．有機カチオン（陽イオン）は，側底膜に存在するOCT2などのトランスポーターと，頂端膜に発現しているMATE1やMATE2-Kといったトランスポーターによって，血液側から尿細管管腔側へ輸送（分泌）される．OCT2はNa$^+$ポンプによって生じる**Na$^+$の濃度勾配**を，MATE1やMATE2-Kは尿細管管腔と尿細管上皮細胞との間に形成されている**pH勾配**を駆動力としている．有機アニオン（陰イオン）は，**ジカルボン酸**の濃度勾配を駆動力として，側底膜に存在するOAT1やOAT3などのトラ

※4　浸透圧の単位．健常者の血漿浸透圧は280〜295 mOsm/L.

※5　Na$^+$-K$^+$ポンプ，あるいは，Na$^+$，K$^+$-ATPaseという酵素名でよばれることも多い.

※6　別の表現をすれば「尿の濃縮機構」である.

※7　抗利尿ホルモン（ADH）ともよばれる.

※8　上皮細胞には極性があり，側底膜とは血管に接している側（すなわち血液側）の細胞膜のことを指す.

※9　頂端膜とは内腔側（尿細管の場合は尿細管内腔，すなわち尿側）の細胞膜のことを指す.

※10　これらのトランスポーターによる物質輸送は，二次的，あるいは三次的能動輸送の形態をとるものが多い.

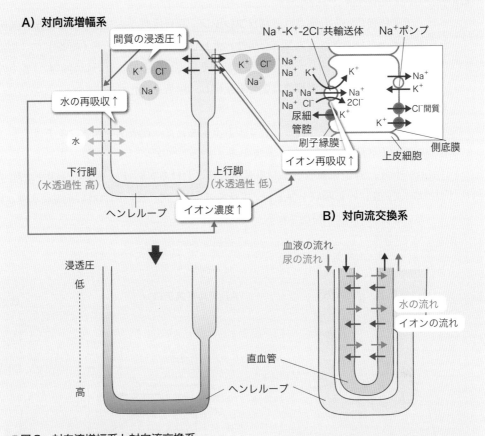

A）対向流増幅系

間質の浸透圧↑

Na⁺-K⁺-2Cl⁻共輸送体　　Na⁺ポンプ

水の再吸収↑

水

下行脚
（水透過性 高）

上行脚
（水透過性 低）

ヘンレループ

イオン濃度↑

イオン再吸収↑

尿細
管腔

刷子縁膜

上皮細胞

側底膜

浸透圧

低

高

ヘンレループ

B）対向流交換系

血液の流れ
尿の流れ

水の流れ

イオンの流れ

直血管

ヘンレループ

●**図3　対向流増幅系と対向流交換系**
　ヘンレループと直血管は，ヘアピン状（U字型）の形をした1つの管により形成されており，並行する管内の液体の流れは逆向きになっている（対向流）．A）ヘンレループの太い上行脚と下行脚とでは水やイオンなどの溶質の透過性が異なっている．その結果，ヘンレループの深部へいくほど浸透圧は高くなるという浸透圧勾配が形成される．B）直血管では，イオンなどの低分子の溶質は浸透圧勾配に従って上行直血管から間質を通って下行直血管へ移動し，水は逆に下行直血管から間質を通って上行直血管へ移動する．直血管下行脚から間質に吸収される水の量より，間質から直血管上行脚へ吸収される水の量の方が多い．このようにして，直血管は上述の浸透圧勾配を維持しつつ，集合管から再吸収された水を腎外に運び去る役割をしている．

ンスポーターにより，血液側から尿細管上皮細胞内に輸送され，頂端膜側に発現している**P-糖タンパク質**[11]により，尿細管管腔側へ輸送される．P-糖タンパク質は有機カチオンの輸送にもかかわっている．他にも，まだ性質が明らかにされていないチャネルやトランスポーターも存在すると考えられている．

　上に述べたトランスポーターの基質特異性はあまり高くないため，構造の似た物質の輸送には，同じトランスポーターが利用されることがある．その結果，それらの物質間で輸送の競合的な拮抗が起きることがある．また，トランスポーターの数には限りがあるため，大量の基質が存在すると輸送量が飽和し，頭打ちとなる．

※11 ATPの加水分解のエネルギーにより駆動するトランスポーターの一種であり，尿細管上皮細胞だけでなく，小腸上皮細胞や血管内皮細胞などにも発現している．もともとは，抗癌薬耐性の癌細胞から，抗癌薬を細胞外に排出するトランスポーターとして発見された．

　　下垂体後葉から分泌される**バソプレシン**，副腎皮質から分泌される**アルドステロン**，そして心房から分泌される**A型（心房性）ナトリウム利尿ペプチド（ANP）**の3種類のホルモンは，腎臓に直接作用し，尿の生成に影響を与えている．これら以外にも，多くの因子が直接的あるいは間接的に腎機能に影響を及ぼし，尿量を変化させている（図4）．

1）アルドステロン

　　副腎皮質から分泌されるステロイドホルモンで，代表的な鉱質コルチコイド（ミネラロコルチコイド）[※12]として知られている．主としてアンジオテンシンIIによって分泌が調節されており，遠位尿細管および皮質集合管におけるNa^+チャネルの発現を増加させることによって，Na^+の再吸収を促進し，尿量を減少させる．Na^+の再吸収促進により，尿中へのK^+およびH^+の排泄が促進される．

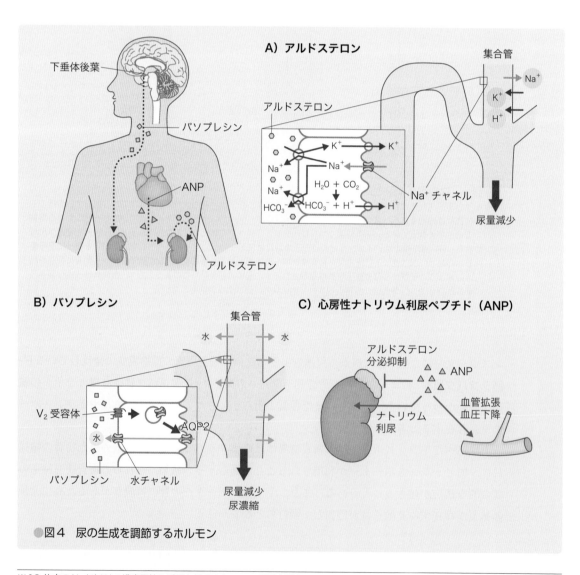

●図4　尿の生成を調節するホルモン

※12 体内のNa^+やK^+の濃度調節に重要な働きをしている副腎皮質ホルモンのこと．

2）バソプレシン

下垂体後葉から分泌される9アミノ酸からなるペプチドホルモンである．集合管上皮細胞のバソプレシンV_2受容体を刺激することにより，細胞内のエンドソームにある水チャネル[13]を細胞膜に移動させて，集合管の水透過性を増大させる．集合管内部の尿は周囲の間質液よりもはるかに低張であるため，水の透過性が高まると水の再吸収が増加し，尿量が減少する．バソプレシンのこの作用は尿の濃縮においてきわめて重要であり，バソプレシンが欠乏すると，極端な喉の渇きと多尿[14]を主徴とする中枢性尿崩症を発症する．

またバソプレシンは，心筋，血管平滑筋，大腸平滑筋などにあるV_{1a}受容体を刺激して血圧上昇作用，腸管蠕動運動促進作用などを引き起こす．一方，下垂体前葉にはV_{1b}受容体があり，副腎皮質刺激ホルモン放出ホルモン（CRH）による副腎皮質刺激ホルモン（ACTH）の分泌を増強する．

3）A型（心房性）ナトリウム利尿ペプチド（ANP）

主に心房から分泌される28アミノ酸からなるペプチドホルモンである．心房からの分泌は，心房筋の伸展の程度[15]によって調節されている．α，βおよびγ型の3種類があるが，ホルモンとして血中を循環しているのはα-ANPである．

ANPの受容体は細胞膜結合型のグアニル酸シクラーゼである．刺激によって細胞内のcGMP量が増加し，腎臓におけるナトリウム利尿（Na^+の尿中への排出促進），副腎皮質からのアルドステロン分泌の抑制，血管拡張による血圧下降など，種々の生理作用を引き起こす．

ANP系の障害は高血圧や浮腫を引き起こす疾患と関連している可能性が高いため，心不全および腎機能障害の診断や重症度の判定，また血液透析における体液量の管理を目的として，血中ANP濃度の測定が行われている．

2 利尿薬

1 利尿薬とは

利尿薬とは尿量を増加させる薬である．そして，尿量を増やすということは，細胞外水分の体外への排出を促進するということと同じ意味である．

細胞膜を横切る水の移動は，膜の両側に存在する浸透圧勾配と膜の水透過性に依存している．そして，細胞外液と生成過程にある尿との間の浸透圧勾配の主役はNa^+である．

腎臓の糸球体には常に大量の血液が流れ込み，そこでは前述の通り毎日150 L以上の原尿がつくられている．つまり，私たちの身体からは，毎日それだけの水と1,500 g近いNaCl[16]

※13 アクアポリンとよばれる．哺乳類では13種類が知られており，腎臓にはそのうちの6種類以上が発現している．バソプレシンの作用は，アクアポリン2（aquaporin2：AQP2）の移動を介して現れる．

※14 症状が著しい場合は，1日に数十Lもの尿を排泄する．それに伴い，多量の水を飲む必要があるが，水の供給が滞ると直ちに脱水症となり，低血圧やショックを起こすことがある．バソプレシンV_2受容体刺激薬のデスモプレシンなどで治療する．

※15 循環血液量が増えたり心機能が低下したりすると，静脈側に貯留する血液量が増え，右心房圧が上昇する．その結果，右心房筋はより強く伸展されることになる．

※16 血液のNaCl濃度は約0.9％である．

が，いったん体外※17に出て行っていることになる．ところが，出て行った水とNaClの99％以上は，尿細管や集合管で再吸収されて細胞外液中に戻って来るため，健康な人の場合，毎日150Lの水を飲まずとも細胞外液量は常にほぼ一定に保たれている．

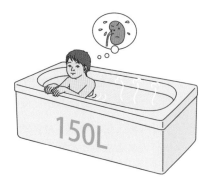

そこで，例えば再吸収されるNa$^+$の1％を抑制したときに何が起こるかを考えてみよう．Na$^+$の再吸収抑制に伴って水の再吸収も同程度抑制されるとすると，体内の水分量は150Lの1％，すなわち1日当たり約1.5L減ることになる．つまり，Na$^+$の再吸収をたったの1％減らすだけで尿量は倍になり，体重は1日で1.5kgも減ることになる．

このように，Na$^+$の再吸収を抑制すれば尿量が増加し，それに伴って血漿量などの細胞外液量が減少する．多くの利尿薬は，尿細管，ヘンレループ，集合管などに作用して，Na$^+$の再吸収を抑制することで尿量を増加させるが，それ以外の機序で利尿をもたらす薬もある（図5）．

利尿薬は，心不全や浮腫，高血圧の治療などに用いられる．

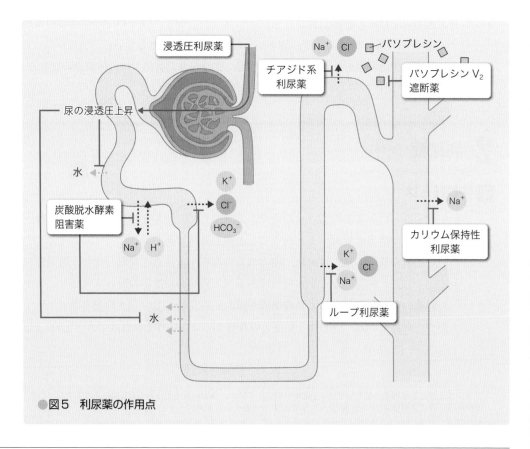

●図5　利尿薬の作用点

※17 尿細管の内腔は，生体膜に隔てられることなく輸尿管，膀胱，尿道を経て体外に通じている．したがって，もちろん，体内に位置はしてはいるが，原理的には体外と見なすことができる．この点は，生体膜に隔てられることなく肛門から体外に通じている消化管の内腔と，事情は同じである．

1）チアジド系およびチアジド系類似利尿薬（Na^+-Cl^-共輸送体阻害薬）

チアジド系化合物には**ヒドロクロロチアジド**などがある．また，その類似化合物として，**インダパミド**などが知られている．

このグループの薬の利尿作用は比較的強いが，2）で述べるループ利尿薬よりは弱い．また，作用発現はループ利尿薬より遅いが，持続時間は長い．

チアジド系利尿薬は，近位尿細管において，有機アニオン輸送系により管腔内に分泌された後，遠位尿細管前半部の管腔側から能動的なNa^+の再取り込み機構である**Na^+-Cl^-共輸送体**を阻害する．その結果，NaClの再吸収は減少し，NaClと水の排泄が増加する．すると，集合管の管腔内Na^+量が増えるため（Na^+負荷の増大），集合管におけるNa^+の再吸収とそれに伴うK^+の分泌が亢進し，尿中へのK^+の排泄が増加する．これは副作用の低カリウム血症を招く原因となる．また，遠位尿細管のNa^+-Ca^{2+}交換体によるCa^{2+}の再吸収が亢進するため，血中Ca^{2+}は保持され，高Ca^{2+}血症を引き起こすことがある．

うっ血性心不全や腎性浮腫，肝疾患性浮腫の改善に用いられる．また，緩徐な血圧降下作用があるため，高血圧症にも適応がある．最大の降圧効果が得られるまでに2カ月程度を要するが，食塩摂取量の多い日本の高血圧患者には有用性が高い．長期使用時にはCa^{2+}チャネル遮断薬やACE阻害薬とほぼ同程度の効果を示す．降圧作用機序の詳細は不明であるが，アドレナリンα_1受容体刺激に対する血管平滑筋の感受性を低下させることが一因と考えられている．腎性尿崩症にも用いられる．ただし，慢性腎不全患者には使用できない．

重大な副作用に再生不良性貧血，間質性肺炎，低カリウム血症，低ナトリウム血症などがある．低カリウム血症になると心臓のジギタリス感受性が上昇し，不整脈などのジギタリス中毒に陥りやすくなるので注意が必要である．低カリウム血症を防ぐには，グルコン酸カリウムなどのカリウム補充製剤やカリウム保持性利尿薬の併用が有効である．高尿酸血症，高脂血症，耐糖能の低下など，代謝面での悪影響も知られているので，長期間使用する場合は，定期的な血液検査が必要である．

●表1 利尿薬

チアジド系利尿薬	チアジド系化合物	ヒドロクロロチアジド，トリクロルメチアジド，ベンチルヒドロクロロチアジド
	チアジド系類似薬	メチクラン，インダパミド，トリパミド，メフルシド　など
ループ利尿薬	ループ利尿薬	フロセミド，ブメタニド，ピレタニド，アゾセミド
	鉱質コルチコイド受容体遮断作用あり	トラセミド
カリウム保持性利尿薬	鉱質コルチコイド受容体遮断薬	スピロノラクトン，エプレレノン，カンレノ酸
	鉱質コルチコイド上皮性Na^+チャネル遮断薬	トリアムテレン
浸透圧利尿薬		D-マンニトール，グリセリン，イソソルビド
炭酸脱水素酵素阻害薬		アセタゾラミド
バソプレシンV_2受容体遮断薬		モザバプタン，トルバプタン

2）ループ利尿薬（Na$^+$-K$^+$-2Cl$^-$共輸送体阻害薬）

フロセミドなどと，性質が少し違う**トラセミド**がある．

ループ利尿薬の作用は，各種利尿薬のなかで最も強力である．使用頻度の高い利尿薬であり，各種の浮腫や尿路結石の排出促進などに用いられている．チアジド系利尿薬に比べて利尿作用が強く，また作用の発現も速いため，以前は抗高血圧薬としては使われることが少なかったが，フロセミドの徐放カプセル製剤が本態性高血圧症に用いられるようになった[※18]．

ループ利尿薬も，近位尿細管において，有機アニオン輸送系により管腔内に分泌された後，ヘンレループ上行脚の管腔側から作用してNa$^+$-K$^+$-2Cl$^-$共輸送体を阻害することにより，Na$^+$，Cl$^-$の再吸収を阻害し，尿濃縮機構を抑制する．同時に，プロスタグランジンの産生亢進を介して，ヘンレループを取り囲む直血管の血流量を増加させることにより，髄質の溶質を洗い出して尿濃縮機構を抑制する．ループ利尿薬は対向流増幅系と対向流交換系の両系を抑制することにより強力な利尿作用を発揮する．ループ利尿薬は腎血流量や糸球体濾過量を増加させるため，慢性腎不全の患者にも使用できる．

特に配慮が必要な副作用に，強力な利尿作用に基づく急性の脱水と電解質の喪失がある．その結果，低血圧や低カリウム血症，低Cl$^-$性アルカローシスなどを生じることがある．トラセミドはアルドステロン受容体遮断作用によるカリウム保持作用（**本章-2-☑-3**）参照）を併せもつため，他のループ利尿薬よりも低カリウム血症を起こしにくい．重大な副作用に難聴があり，ゲンタマイシンなどのアミノグリコシド系抗生物質のように聴覚障害を起こす薬との併用には注意が必要である．

それ以外の副作用は，チアジド系とほぼ同様であるが，低Ca^{2+}血症を引き起こすことがある点はチアジド系とは逆なので，注意する必要がある．

3）カリウム保持性利尿薬

チアジド系利尿薬やループ利尿薬は，Na$^+$に加えてK$^+$の排泄も促進するため，副作用として低カリウム血症を起こす．それらの薬とは対照的に，カリウム保持性利尿薬はカリウムの排泄を抑制し，使い方によっては高K$^+$血症を引き起こすこともある．

ステロイド骨格を有する**スピロノラクトン**，**エプレレノン**および**カンレノ酸**がある．いずれも鉱質コルチコイド受容体を遮断する．カンレノ酸はスピロノラクトンの活性代謝物である．これらの薬は，基底側膜から上皮細胞内に入り，細胞質に存在する鉱質コルチコイド受容体の競合的遮断薬として作用する[※19]．その結果，上皮性Na$^+$チャネルの活性化，上皮性Na$^+$チャネルおよびNa$^+$ポンプの発現亢進などのアルドステロンの作用が抑制され，Na$^+$の再吸収量が減少して利尿効果が現れる．管腔内に留まるNa$^+$の量が増える結果，管腔内の陰性電位が浅くなり，この電位に依存するK$^+$の排出が減少する．上皮性Na$^+$チャネルによるNa$^+$再吸収量はごく限られた量であるため，単独での利尿効果は弱い．スピロノラクトンやエプレレノンは，心不全患者の死亡率を低下させることが示されている．

トリアムテレンは，遠位尿細管終端部と集合管の上皮細胞に存在する上皮性Na$^+$チャネルを直接遮断し，Na$^+$の再吸収を抑制することで利尿作用を発揮する．

[※18] ブメタニド，ピレタニド，アゾセミドおよびトラセミドには，高血圧症の適応はない．

[※19] チアジド系利尿薬やループ利尿薬の場合とは異なり，鉱質コルチコイド受容体遮断薬が作用を発現するためには，尿細管内に分泌される必要がない．

臨床的には，浮腫や高血圧の治療時にチアジド系利尿薬やループ利尿薬の副作用である低カリウム血症を軽減する目的で，それらの薬と併用されることが多い．

重大な副作用に，高カリウム血症をはじめとする電解質異常がある．特に重症腎不全患者や高齢者で注意が必要である．スピロノラクトンとカンレノ酸は，鉱質コルチコイド受容体に対する選択性が低く，抗アンドロゲン作用や抗エストロゲン作用も示すことから，男性では女性化乳房や性欲減退を，また女性では月経不順を起こすことがある．

4）浸透圧利尿薬

浸透圧利尿薬は，糸球体で濾過されるが尿細管で再吸収されにくく，薬理学的に不活性な非イオンの薬である．**D-マンニトール**，**グリセリン**および**イソソルビド**[20]がある．

糸球体濾過量を増やすので，術中や術後，外傷後などの腎不全の予防および治療に使用される．また，組織から血管内へ水を引き込むので，脳浮腫による脳圧亢進や緑内障による眼圧上昇の治療にも用いられる．

5）炭酸脱水酵素阻害薬

アセタゾラミドは，近位尿細管上皮細胞に存在する炭酸脱水酵素を阻害し，管腔内から上皮細胞内への正味の$NaHCO_3$の輸送を抑制する．その結果，Na^+の再吸収が減少し，尿量が増加する．また，HCO_3^-の排泄増加により尿はアルカリ性となる．K^+の排泄も増加するが，これは遠位尿細管におけるK^+分泌の増加による．これらに伴い，Cl^-の排泄量も増える．アセタゾラミドの利尿作用は最大でも糸球体濾過量の約2～4％程度と弱く，また持続も短い．

緑内障における眼内圧の低下，肺気腫におけるアシドーシスの改善，てんかんやメニエル病の治療に用いられる．

6）バソプレシンV_2受容体遮断薬（V_2遮断薬）

モザバプタンと**トルバプタン**は，バソプレシンV_2受容体を特異的に遮断し，Na^+の排泄は増加させずに水の排泄を増加させる，いわゆる水利尿作用を示す．高ナトリウム血症を避けるために，チアジド系利尿薬やループ利尿薬と併用することが多い．

モザバプタンは，異所性抗利尿ホルモン産生腫瘍による抗利尿ホルモン不適合分泌症候群における低ナトリウム血症の改善や，他の利尿薬で十分な効果の得られない低ナトリウム血症を伴う心不全時の難治性浮腫に適応があったが近年終売（2022年経過措置満了）．

急激な血中Na^+濃度の上昇により橋中心髄鞘崩壊症という重篤な副作用を引き起こすことがあるため，原則として入院下で投与を開始する．

3 泌尿器・生殖器作用薬

1 膀胱・尿道機能障害[21]治療薬

1）膀胱および尿道の機能とその障害

膀胱の機能は蓄尿と排尿である．したがって，膀胱の機能障害には**蓄尿障害**と**排尿障害**が

※20 抗狭心症薬に硝酸イソソルビドと一硝酸イソソルビドがあるが，それらとは薬効がまったく異なるので注意すること．

※21 薬理学の教科書を開くと「排尿障害には蓄尿障害と排尿障害がある」といった類の記述が多くみられる．そこで本書では，混乱を避けるため，社会における一般的な言葉遣いとは異なるかもしれないが，「蓄尿障害と排尿障害を含む広義の排尿障害」を「膀胱・尿道機能障害」とよぶこととした．

ある．蓄尿時には**排尿筋**とよばれる膀胱平滑筋は弛緩し，膀胱の出口にある**尿道括約筋**[※22]が収縮しているが，排尿時には排尿筋が収縮し，尿道括約筋は弛緩する（図6）．蓄尿と排尿に関与するこれらの筋肉が協調的な収縮・弛緩機能を維持できなくなると，膀胱機能が障害される．中高齢男性の場合は，それらに加えて，尿道においても前立腺肥大が原因の排尿障害を生じることがある．

2）膀胱機能の神経性調節

膀胱機能の調節には，**自律神経**と**運動神経**が関与しており，いずれの神経も求心路を含んでいる．膀胱にある伸展受容器で発生する求心性シグナルは，橋と仙髄にある**排尿中枢**に伝えられ，そこで遠心性神経の活動に変換されて出力される．例えば，尿意によって意識的に排尿が行われたり，精神的な緊張で尿意を強く感じたりすることからもわかるように，排尿中枢の機能は視床下部や大脳など，より高位中枢の制御も受けている．

蓄尿は，交感神経と運動神経の興奮によって維持されている．排尿筋はアドレナリンβ_3受容体刺激によって弛緩しており，一方，内尿道括約筋はアドレナリンα_{1A}受容体刺激によって，また外尿道括約筋はニコチン性アセチルコリン（N_M）受容体刺激によって収縮している．後者の収縮はβ_2受容体の刺激で増強される．

膀胱内の尿量があるレベル[※23]に達すると尿意として認識され，排尿中枢に作用して，排尿反射が誘発される．副交感神経が興奮し，排尿筋のムスカリン性アセチルコリン（M_3およびM_2）受容体[※24]が刺激されて，膀胱が収縮し，尿道を通って尿が体外に排出される．そのとき，交感神経と運動神経の活動は抑制され，内外の尿道括約筋は弛緩する．

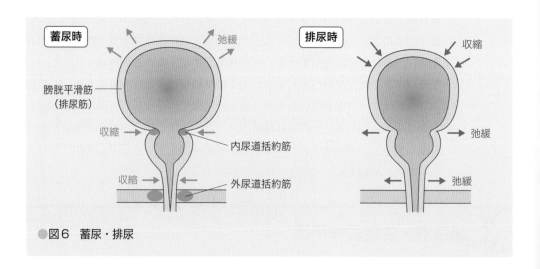

●図6　蓄尿・排尿

※22 平滑筋性の「内尿道括約筋」と横紋筋性の「外尿道括約筋」がある．前者は副交感神経の，また後者は運動神経の興奮で収縮する．

※23 これは，各個人によって大きな差がある．大人の場合，200 mLでもトイレを我慢できなくなる人がいるかと思えば，400 mLでも平気な人もいる．

※24 排尿筋におけるM_2受容体とM_3受容体の発現比はおよそ3：1であるが，排尿筋の収縮には主にM_3受容体が関与している．

このようなしくみがあるため，自律神経系に作用する薬は，副作用として膀胱や尿道の機能障害を引き起こすことがある．例えば，a_1遮断薬を抗高血圧薬として使用すると，内尿道括約筋の緊張が低下して，尿漏れを起こすことがある．

また，一連の神経性調節にはグルタミン酸，GABA，ドパミン，セロトニンなど，多くの神経伝達物質が関与していることから，中枢作用薬の副作用として膀胱機能障害がみられることがある．M受容体遮断作用のある抗パーキンソン病薬や三環抗うつ薬は排尿障害を，またGABA_A受容体機能を増強する抗てんかん薬やベンゾジアゼピン系薬などは蓄尿障害を起こすことがある．

2 蓄尿障害治療薬

蓄尿障害とは，少量の尿に強い尿意を感じて頻尿となったり，排尿をこらえることができずに失禁したりする状態のことである．蓄尿障害は膀胱炎や，橋より上部の脳または仙髄より上部の脊髄の障害が原因で現れることがある．後者を**神経因性膀胱**[※25]という．治療は排尿筋の過活動（**過活動膀胱**）を抑制することが主体となる．以下のような各種の薬が用いられる（図7青，表2）．

1）ムスカリン性アセチルコリン受容体遮断薬（M受容体）

トルテロジンなどがある．M受容体を遮断して，排尿筋の収縮を抑制する．蓄尿期における不随意の排尿反射の原因である無抑制膀胱収縮を抑えることにより，尿意切迫感や尿失禁を改善する．老人性の過活動膀胱には，トルテロジン，フェソテロジン，またはソリフェナシンが好んで用いられる．M受容体遮断作用に加えて，プロピベリンにはCa^{2+}チャネル遮断作用が，またオキシブチニンには直接的な平滑筋弛緩作用がある．主な副作用は，抗コリン作用に基づく口渇，便秘，排尿困難などである．閉塞隅角緑内障や重症筋無力症の患者には禁忌である．

2）平滑筋弛緩薬

フラボキサートがある．作用機序の詳細は十分明らかではないが，Ca^{2+}チャネルの遮断やホスホジエステラーゼ阻害による細胞内cAMP量増加などにより，排尿筋の収縮を抑制すると考えられている．

●表2　蓄尿障害治療薬

M受容体遮断薬		トルテロジン，フェソテロジン，ソリフェナシン，プロピベリン，オキシブチニン，イミダフェナシン
平滑筋弛緩薬		フラボキサート
アドレナリンβ受容体刺激薬	アドレナリンβ_2受容体刺激薬	クレンブテロール
	アドレナリンβ_3受容体刺激薬	ミラベグロン，ビベグロン
夜尿症・遺尿症治療薬	抗うつ薬	イミプラミン，クロミプラミン，アミトリプチリン
	バソプレシンV_2受容体刺激薬	デスモプレシン
シクロホスファミド，イホスファミドによる出血性膀胱炎予防		メスナ

※25 後述するように，神経因性膀胱には，膀胱や尿道を支配する神経の障害で生じる排尿障害もある．

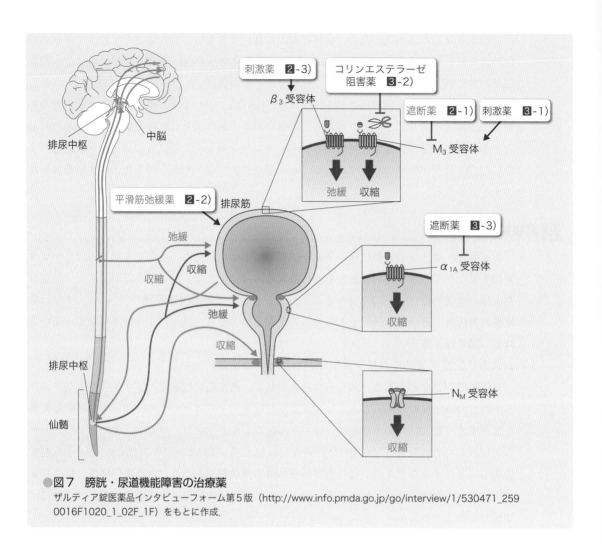

●図7　膀胱・尿道機能障害の治療薬

ザルティア錠医薬品インタビューフォーム第5版（http://www.info.pmda.go.jp/go/interview/1/530471_259 0016F1020_1_02F_1F）をもとに作成.

3）アドレナリンβ受容体刺激薬（β刺激薬）

　　クレンブテロールは，選択的なβ₂受容体刺激作用を介して，外尿道括約筋の収縮を強め，咳や運動時に尿漏れを生じる腹圧性尿失禁を改善する．下部尿路閉塞には禁忌である．副作用として，振戦，筋痙直，動悸，頻脈，不整脈，嘔気，食欲不振などが知られている．

　　ミラベグロンなどの選択的β₃刺激薬は，蓄尿期の交感神経性の排尿筋弛緩作用を増強することにより膀胱機能を正常化し，過活動膀胱を改善する．ムスカリン性アセチルコリン受容体遮断薬と並んで，過活動膀胱の第一選択薬である．主な副作用は，肝機能障害，便秘，腎機能障害，口内乾燥などである．ミラベグロンには催奇形性があるため，妊婦や妊娠している可能性のある女性への投与は避ける．

3 排尿障害治療薬

　　排尿筋の収縮性低下や尿道抵抗の増大は排尿障害を引き起こす．男性では前立腺肥大症に伴う場合が多い．排尿障害治療薬には，次の4種類がある（図7赤）．

1）M受容体刺激薬

　　ベタネコールなどが，手術後，分娩後および神経因性膀胱などの低緊張性膀胱による排尿困難（尿閉）の改善に用いられている．M受容体を刺激することにより排尿筋を収縮させて，排尿を促進する．

2）コリンエステラーゼ阻害薬

　　ジスチグミンやネオスチグミンなどのコリンエステラーゼ阻害薬は，副交感神経終末部から遊離されるアセチルコリンの作用を増強することで効果を現す．

3）アドレナリンα$_1$受容体遮断薬（α$_1$遮断薬）

　　男性の前立腺肥大症に伴う排尿障害に対し，**タムスロシン**，**ナフトピジル**，**シロドシン**，および**プラゾシン**が用いられている．ヒトの前立腺と前立腺によって取り囲まれている尿道の平滑筋には α$_{1A}$受容体が一番多く，次いで α$_{1D}$受容体が多く存在する．これらの受容体が刺激されると前立腺や尿道が収縮するため，尿道内圧が上昇し，排尿困難を生じる．**シロドシン**は α$_{1A}$受容体に選択性が高く，**タムスロシン**は α$_{1A}$と α$_{1D}$受容体に選択性が高い．**ナフトピジル**は α$_{1D}$受容体に選択性が高いが， α$_{1A}$受容体にも結合する．**プラゾシン**はサブタイプ選択性を示さない．これらの薬は，用量によっては血管平滑筋の α$_{1B}$受容体も遮断するので，副作用として血圧下降や起立性低血圧を起こすことがある．

4）ホスホジエステラーゼⅤ（PDE5）阻害薬

　　男性の前立腺肥大症に伴う排尿障害に対し，**タダラフィル**が用いられている（本章-3-**⑤**参照）．下部尿路組織に分布している PDE5を阻害することで，組織内の cGMP濃度を上昇させる．その結果，血管平滑筋が弛緩し，下部尿路組織の血流量増大を介して下部尿路機能を改善させる．加えて，尿道，前立腺，膀胱頸部の平滑筋も弛緩させ，尿道抵抗の軽減や膀胱の過伸展の改善をもたらす．膀胱からの求心性神経活動の抑制も，蓄尿症状の改善に寄与していると推定されている．

4 前立腺肥大症治療薬

　　前立腺細胞の成長は男性ホルモン（アンドロゲン※26）によって促進される．前立腺は加齢とともに肥大し，尿道を圧迫して排尿障害を招く．前立腺肥大症の治療には，男性ホルモンの作用を抑制する抗アンドロゲン薬と5α-還元酵素阻害薬が用いられている（図8）．

1）抗アンドロゲン薬

　　ゲストノロン，**クロルマジノン**，**アリルエストレノール**などが用いられている．これらはすべて黄体ホルモン（女性ホルモンの一種）の誘導体であり，高活性型男性ホルモンであるジヒドロテストステロンとアンドロゲン受容体との結合を阻害し，肥大した前立腺を縮小させる．副作用に性欲減退や女性型乳房，血栓症，うっ血性心不全などがある．

2）5α-還元酵素阻害薬

　　デュタステリドは，テストステロンを高活性型のジヒドロテストステロンに代謝する5α-還元酵素を阻害することにより，前立腺肥大を改善する．

※26 精巣のライディッヒ細胞から分泌されるステロイドホルモンで，テストステロン，ジヒドロテストステロンなどの総称である．

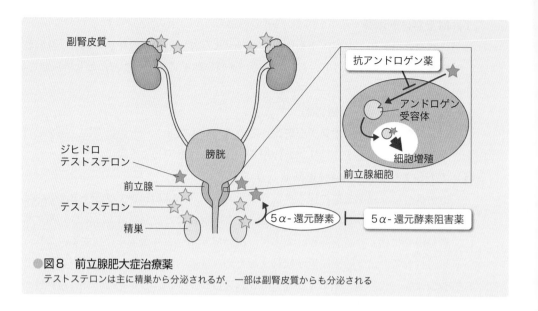

●図8 前立腺肥大症治療薬
テストステロンは主に精巣から分泌されるが，一部は副腎皮質からも分泌される

5 勃起障害治療薬

　　性欲，勃起，性交，射精，オーガズムのいずれか1つ以上を欠くか，または不十分な状態を**男子性機能障害**という．**勃起障害（ED）**はそのなかに含まれる「満足な性交のための勃起が発現できないか，維持できない状態」であり，陰茎における循環障害が原因の1つである．

　　陰茎が勃起状態を維持するには，陰茎海綿体洞が拡大し，内陰部動脈および海綿体動脈の血流が持続的に増大する必要がある．この反応には，一酸化窒素（NO）を伝達物質とする副交感神経が関与しているが，その神経の機能低下が勃起障害の一因となる．

　　勃起障害の治療に用いられる**シルデナフィル**，**バルデナフィル**および**タダラフィル**は，いずれもcGMPを代謝するPDE5の阻害薬である．NOによって産生が促進されるcGMPの分解を抑制し，陰茎海綿体洞，内陰部動脈および海綿体動脈の平滑筋の弛緩を増強する（図9）．

　　PDE5阻害薬は，ニトログリセリンなどのNOを介する抗狭心症薬の作用も増強するため，併用すると過大な降圧を生じて死に至ることがある．したがって，両薬の併用は禁忌である．

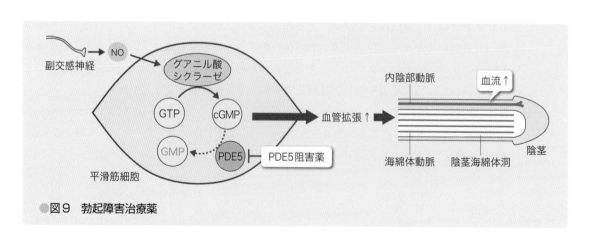

●図9 勃起障害治療薬

6 子宮収縮薬

　子宮は自律神経によって支配され，またホルモンやオータコイドなど，多くの生理活性物質によって機能が調節されている．子宮平滑筋は自発的な収縮運動を行っているが，その状態は一定ではなく，性周期や妊娠によって大きく変化する．

　子宮収縮薬は，①分娩の誘発や陣痛の強化，②分娩後の弛緩性子宮出血の防止，または③人工妊娠中絶を目的として用いられる（図10）.

1）オキシトシン

　脳下垂体後葉から分泌されるペプチドホルモンで，子宮収縮作用，射乳作用，血管拡張作用がある．子宮平滑筋のオキシトシン受容体[※27]刺激を介して，子宮の律動的な収縮の頻度を高め，また収縮力を増強して，自然陣痛に近い状態をもたらす．オキシトシンに対する子宮平滑筋の感受性は妊娠の経過に伴って増大し，妊娠末期から分娩後に最大となる．臨床では，前記①〜③のすべての場合に適用可能である．原則として，点滴静注で使用される．

　重大な副作用に，ショック，子宮破裂，過強陣痛，胎児仮死などがある．

2）プロスタグランジン類（PGs）

　陣痛時に血中や羊水中にPGsが増加することから，PGsが分娩に重要な役割を果たしてい

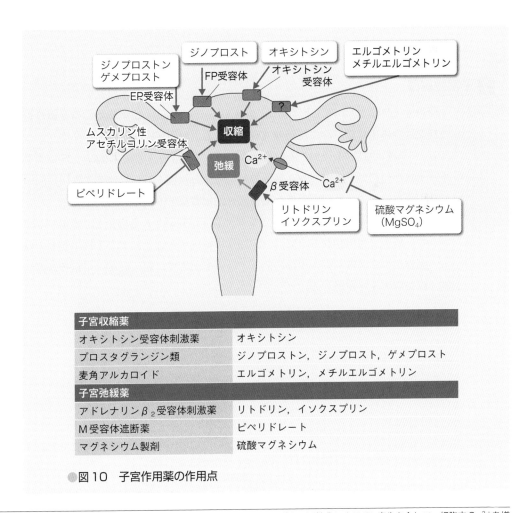

子宮収縮薬	
オキシトシン受容体刺激薬	オキシトシン
プロスタグランジン類	ジノプロストン，ジノプロスト，ゲメプロスト
麦角アルカロイド	エルゴメトリン，メチルエルゴメトリン
子宮弛緩薬	
アドレナリンβ₂受容体刺激薬	リトドリン，イソクスプリン
M受容体遮断薬	ピペリドレート
マグネシウム製剤	硫酸マグネシウム

● 図10　子宮作用薬の作用点

※27 7回膜貫通型受容体で，Gqタンパク質と共役している．ホスホリパーゼCの活性化によるIP₃産生を介して，細胞内Ca²⁺を増大させる．

ると考えられている．臨床で用いられるPGsは，**ジノプロストン**（PGE$_2$），**ジノプロスト**（PGF$_{2\alpha}$）[28]，および**ゲメプロスト**（PGE$_1$誘導体）の3種類[29]である．ジノプロストは妊娠の有無にかかわらず常に子宮を強く収縮させるが，ジノプロストンの場合は妊娠の有無で作用が逆転する．つまり，妊娠子宮は収縮させるが，非妊娠子宮は弛緩させる．妊娠末期における陣痛誘発ならびに陣痛促進にはジノプロストとジノプロストンが，また妊娠中期の人工流産にはゲメプロストが用いられる．

比較的頻度の高い副作用に，嘔吐，下痢，悪心や発熱がある．

3）麦角アルカロイド

麦角のなかには中枢作用や平滑筋収縮作用のほかに，α受容体やドパミン受容体，セロトニン受容体に対して部分作動薬や遮断薬として作用する**エルゴタミン**や**エルゴメトリン**などのアルカロイドが含まれている．これらの麦角アルカロイドはいずれも子宮運動を促進する．麦角アルカロイドに対する子宮平滑筋の感受性は妊娠時期によって異なり，オキシトシンの場合と同様に，妊娠末期から分娩後にかけて最も高くなる．

子宮収縮薬として用いられているのはエルゴメトリンとその半合成誘導体である**メチルエルゴメトリン**のみ[30]で，弛緩出血や子宮復古不全，流産などにおける子宮収縮の促進と子宮出血の予防・治療に用いられている．分娩に適した律動的収縮を誘発することができないため，陣痛促進には用いられない．

血圧上昇，徐脈，頭痛，耳鳴り，発汗，動悸などの副作用がある．

7 子宮弛緩薬

切迫流・早産[31]の防止と予防に用いられる薬である．β_2刺激薬，ムスカリン性アセチルコリン受容体遮断薬，および**硫酸マグネシウム**（MgSO$_4$）がある．

β_2刺激薬は細胞内cAMP量を増加させ，子宮平滑筋を弛緩させる．β_2刺激薬のなかでも子宮選択性の高い**リトドリン**が好んで用いられる（図10）．心筋刺激作用は弱い．副作用は比較的少ないが，頻脈，不整脈，顔面潮紅，振戦などが現れることがある．

MgSO$_4$は副作用などによりリトドリンの投与が制限される場合とリトドリンで収縮が抑制されない場合に使用される．Mg^{2+}がCa^{2+}に拮抗することにより子宮平滑筋の収縮を抑制する．副作用のマグネシウム中毒に陥ると，母子両者で，血圧低下，中枢神経抑制，心機能抑制，呼吸麻痺などが現れる．

---

[28] ジノプロストン（PGE$_2$）とジノプロスト（PGF$_{2\alpha}$）の一般名は一字しか違わず，非常に紛らわしいので注意すること．

[29] これらのPGsが作用する受容体も7回膜貫通型で，Gqタンパク質と共役している．

[30] 子宮収縮薬以外の用途としては，エルゴタミン配合剤が片頭痛に適応がある．

[31] 切迫流産とは妊娠22週未満において流産しかかった状態のことを，また早産とは妊娠24週0日〜36週6日までの分娩のことを指す．

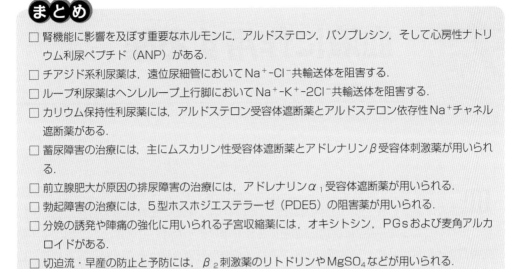

□ 腎機能に影響を及ぼす重要なホルモンに，アルドステロン，バソプレシン，そして心房性ナトリウム利尿ペプチド（ANP）がある．

□ チアジド系利尿薬は，遠位尿細管において Na^+-Cl^-共輸送体を阻害する．

□ ループ利尿薬はヘンレループ上行脚において Na^+-K^+-$2Cl^-$共輸送体を阻害する．

□ カリウム保持性利尿薬には，アルドステロン受容体遮断薬とアルドステロン依存性 Na^+チャネル遮断薬がある．

□ 蓄尿障害の治療には，主にムスカリン性受容体遮断薬とアドレナリン β 受容体刺激薬が用いられる．

□ 前立腺肥大が原因の排尿障害の治療には，アドレナリン α_1 受容体遮断薬が用いられる．

□ 勃起障害の治療には，5型ホスホジエステラーゼ（PDE5）の阻害薬が用いられる．

□ 分娩の誘発や陣痛の強化に用いられる子宮収縮薬には，オキシトシン，PGsおよび麦角アルカロイドがある．

□ 切迫流・早産の防止と予防には， β_2 刺激薬のリトドリンや $MgSO_4$ などが用いられる．

8章 利尿薬と泌尿器・生殖器系に作用する薬

9章 血液に作用する薬

　血液は運搬の媒体である．酸素や栄養素，ホルモン，熱などの生きていくうえで必要なものは，血液によって私たちの身体の隅々まで運ばれる．また，生命活動の結果として生じる老廃物は，それをつくった細胞の周囲から血液によって運び去られる．このように，私たちが健康な生活を営むためには，必要十分な量の血液が滞りなく全身を流れ続けることが必要である．しかし，じつは，血液が固まらずに流れ続けるということは，そう簡単に実現できることではない．

　ちょっとした怪我で出血したとしても，通常は暫く放っておくと出血は止まり，傷口も自然に治癒して何事もなかったかのように回復する．このようなことが可能なのは，血液が固まる性質をもっているからである．血管が破れた部分は，血液が固まってできた血栓によって塞がれ，その結果，出血が止まる．これを血液凝固というが，同じ現象は血液をガラスの試験管やシャーレに取り出したときにも見ることができる．血液に固まる性質がなければ，出血はいつまでたっても止まらない．

　しかし，血液がむやみに血管の中で固まったり，血栓がいつまでも存在し続けたりしては困るので，血液には固まるのを防ぐしくみや，役割を終えた血栓を溶かすしくみも備わっている．このように，私たちの身体の中には，血液凝固や血栓溶解という全く正反対のしくみが存在しており，そのバランスは，通常，少しだけ血液が固まらない方向に傾いている．

　本章では，血液凝固と血栓溶解のしくみについて解説するとともに，それらの異常に用いられる薬を紹介する．止血薬は血液凝固系を補強するのに対し，抗血栓薬はそれにブレーキをかける．血栓の形成を予防するためには，主として抗血小板薬（血小板凝集阻害薬）と抗凝固薬（血液凝固阻止薬）が用いられる．一方，形成された血栓を溶解するためには血栓溶解薬が用いられる．また本章では，貧血の治療に用いられる薬もあわせて紹介する．

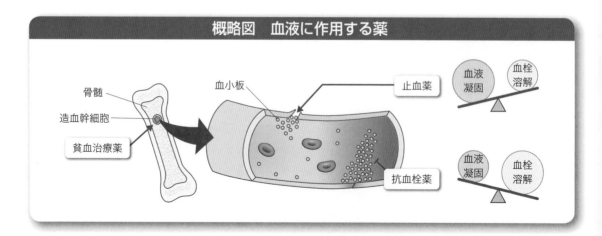

概略図　血液に作用する薬

1 止血のメカニズム

血液は細胞成分と液体成分に分けられる（図1）．細胞成分には赤血球，白血球，そして血小板が含まれる．これらは，骨髄中の多能性幹細胞に種々の造血因子が作用してつくられる．液体成分は血漿[※1]とよばれ，止血を担う血液凝固因子はこの血漿に含まれる．

健康なヒトの場合，血管内で血液が固まることはない．すべての血管の内腔面を覆っている一層の**血管内皮細胞**が，血液が固まることを防いでいるからである．内皮細胞は血液を固まりにくくする物質[※2]を常に産生・遊離しており，また内皮細胞には血液が固まるために必要な「足場」がないため，血液は塊をつくることができない．ところが，外傷や打撲などで血管が破れると，内腔面を覆っている内皮細胞層が破壊されて，その外側にあるコラーゲンが血液と接触する．すると，直ちに止血のメカニズムが作動しはじめる．

止血のメカニズムには**血小板凝集**と**血液凝固**[※3]の2種類の反応があり，前者はさらに**一次凝集**と**二次凝集**に，また後者は**内因系**と**外因系**に分けられる．怪我をしたときの出血を例に，止血の過程を考えてみよう．

1 血小板凝集

血栓形成の最初のステップは，怪我によって破れた血管から外に漏れ出た血液中に存在する**ヴォン・ヴィレブランド因子**（von Willebrand factor：vWF）[※4]と，内皮細胞の外側にある**コラーゲン**との結合である．vWFはさらに血小板膜上の糖タンパク質GPIbとも結合して，血小板をコラーゲンに粘着させる．さらに，血小板の形態を変化させて血小板膜に存在する糖タンパク質であるGPIIb/IIIaにフィブリノゲン[※5]が結合できるようにする．その結

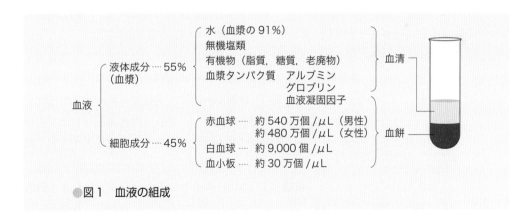

● 図1　血液の組成

※1　血液を体外で放置すると凝固して血餅と血清とに分離するが，血漿と血清の違いは，後者は血液凝固によって失われたフィブリノゲン，第II，V，VIII因子（後述）を欠き，また血小板の活性化により放出された多量のセロトニンを含んでいるという点である．

※2　代表的なものに一酸化窒素（NO）やプロスタグランジン類のPGI$_2$（プロスタサイクリン）がある．

※3　血小板凝集を一次止血，血液凝固を二次止血ということがある．

※4　内皮細胞および巨核球（骨髄内で血小板をつくる細胞）で産生される高分子糖タンパク質で，血漿および血小板に存在する凝固因子の1つ．フォン・ヴィレブランド因子ともいわれる．

※5　主に肝臓で合成され，血漿中に0.2〜0.4%含まれる糖タンパク質で，分子量は約340,000．

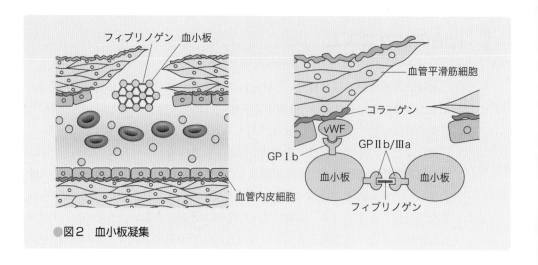

●図2　血小板凝集

果，隣りあう多くの血小板の間にフィブリノゲンによる橋が形成されて，血小板凝集が起こる（**一次凝集**）（図2）．凝集した血小板は活性化状態となり，血管収縮作用や血小板活性化促進作用を有する各種の生理活性物質[※6]を放出し，血小板血栓（**一次血栓**）が完成する（**二次凝集**）．

　血小板凝集は，病的な血栓形成においても中心的な役割を果たしている．

2 血液凝固

　血液凝固反応は血小板凝集とほぼ並行して起こり，後述するフィブリンの不溶化で完成する．血小板凝集による一次血栓に血液凝固反応による補強が加わったものを**二次血栓**という．

　血液凝固反応には12種類もの内因性因子が関与しており，かなり複雑である（表1）．それらの因子にはI〜XIIIまでのローマ数字で名前が付けられていて[※7]，例えば「第VIII因子」のようによばれる．しかし，第I因子のフィブリノゲンや第IIa因子のトロンビンのように，物質名の方が馴染み深いものもある．また，第I因子のフィブリノゲン，第III因子の組織因子（TF）[※8]，そして第IV因子のCa^{2+}以外には，ローマ数字の後ろに"a"という添字が付いた活性型と，"a"が付かない不活性型の2種類がある．不活性型の凝固因子は活性化されることによって作用を現すようになる．すなわち，タンパク質分解酵素（プロテアーゼ）の性質を示すようになったり，他の因子の酵素活性を著しく上昇させる補助因子として働くことができるようになったりする．

　血液凝固反応の多くは，組織因子と第VIIa因子との複合体形成ではじまる**外因系**とよばれる経路をたどる．この経路による血液凝固反応はすみやかに進行し，10秒程度で完了する．

　組織因子（第III因子）は，血管の外側に向けて発現している細胞膜貫通型のタンパク質で，正常の血管では不活性型として存在する．傷害を受けた内皮細胞や血管外に漏れ出た血液に触れると活性化され，第VIIa因子およびCa^{2+}（第IV因子）と結合して複合体を形成する．こ

※6　トロンボキサンA_2（TXA_2），アデノシンニリン酸（ADP），セロトニン（5-HT）など．
※7　第VI因子は欠番である．
※8　組織トロンボプラスチンともいう．

の複合体は，次に第Ⅸ因子と第Ⅹ因子を活性化し[9]，第Ⅹa因子はCa^{2+}存在下に第Ⅴa因子，血小板第3因子（PF3）[10]とともにプロトロンビナーゼ複合体を形成して，プロトロンビン（第Ⅱ因子）をトロンビン（第Ⅱa因子）に変換する（図3）.

一方，損傷した血管壁のコラーゲンなどの陰性電荷により，第Ⅻ因子（ハーゲマン因子）と第Ⅺ因子が活性化され，それに引き続いて第Ⅸ因子および第Ⅹ因子の活性化が起こって進行する**内因系**とよばれる経路もある（図3）. 第Ⅹ因子の活性化以降は，外因系と共通の経路となる. こちらは凝固に比較的長時間を要し，完成までに15〜20分かかる.

●表1　血液凝固因子

因子	別名
Ⅰ	線維素源（フィブリノゲン）
Ⅱ	プロトロンビン（Ⅱa因子はトロンビン）
Ⅲ	組織因子（TF；組織トロンボプラスチン）
Ⅳ	カルシウムイオン（Ca^{2+}）
Ⅴ	不安定因子
Ⅵ	（欠番）
Ⅶ	安定化因子
Ⅷ	抗血友病因子A
Ⅸ	抗血友病因子B（クリスマス因子）
Ⅹ	スチュアート・プロワー因子
Ⅺ	PTA（plasma thromboplastin antecedent）
Ⅻ	ハーゲマン因子
ⅩⅢ	フィブリン安定化因子

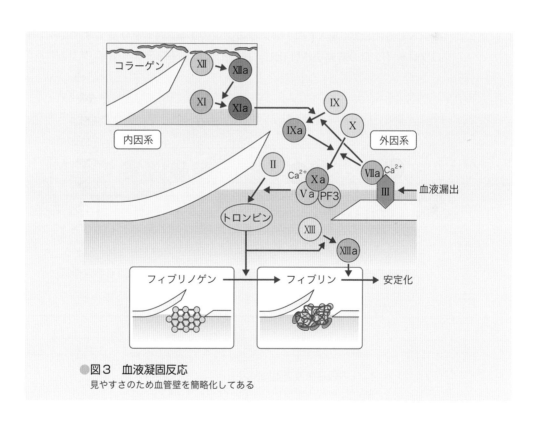

●図3　血液凝固反応
見やすさのため血管壁を簡略化してある

※9　この複合体は，第Ⅸ因子だけでなく，第Ⅹ因子を直接活性化する. 直接活性化された第Ⅹ因子を介して生成されるトロンビンの量はフィブリノゲンを活性化するのに十分ではないが，第Ⅷ因子，第Ⅴ因子および血小板を活性化することは可能である. 活性化された第Ⅸ因子は活性化第Ⅷ因子と複合体を形成し，第Ⅹ因子を活性化する. 主にこの経路で生じた活性化第Ⅹ因子が，大量のトロンビンの生成に関与する.

※10　活性化された血小板膜のリン脂質.

このように，血液凝固反応は精密にコントロールされた複雑な過程であり，この反応で中心的な役割を演じているのは，第Ⅱa因子の**トロンビン**である.

トロンビンは**フィブリノゲン**をフィブリン・モノマーに分解して重合を可能にするとともに，第ⅩⅢ因子を活性化して**フィブリン**[11]の安定化を促進し，血球を包含した丈夫な血餅を形成させる．これが止血の主役となる．また，トロンビンは強力な血小板活性化因子であり，さらに血液凝固機構の上流に位置する第Ⅷ因子や第Ⅴ因子の活性化も引き起こすため，より多くのトロンビンがつくられるようになる[12].

③ 内因性血液凝固抑制因子

アンチトロンビンⅢ（**ATⅢ**）は肝臓および血管内皮細胞で産生される分子量65,000の血漿中タンパク質で，第Ⅱa因子（トロンビン），第Ⅸa因子，第Ⅹa因子，第Ⅺa因子，および第Ⅻa因子を不活性化する．**組織因子経路インヒビター**（**TFPI**）は，主に血管内皮細胞などで合成され，血中に放出されるセリンプロテアーゼインヒビターであり，第Ⅹa因子や組織因子・第Ⅶa因子複合体を特異的に阻害し，抗凝固作用を示す．ATⅢやTFPIは，血管内皮細胞の細胞膜に存在する**ヘパリン様物質**（**ヘパラン硫酸プロテオグリカン**）に結合して活性を発揮する（図4）．**プロテインC**は，内皮細胞膜から血管内に突き出している膜タンパク質であるトロンボモジュリンとトロンビンとの複合体によって活性化され，補酵素であるプロテインSと結合して，第Ⅴa因子および最上流の第Ⅷa因子を分解する．このようにトロンビンはプロテインCの経路を活性化し，抗凝固作用も発揮する（図4）．

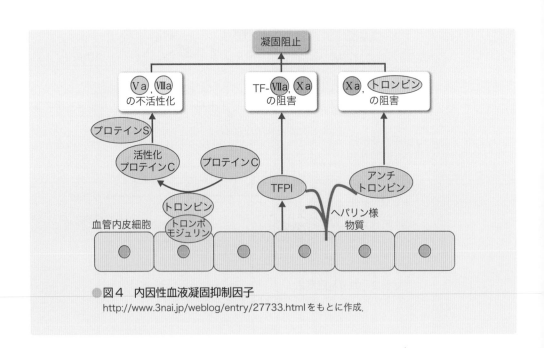

●図4 内因性血液凝固抑制因子
http://www.3nai.jp/weblog/entry/27733.htmlをもとに作成.

※11 フィブリン・モノマーが網目状に重合してできる難溶性の線維状タンパク質.

※12 ある反応系における産物が，一連の反応過程の上流にさかのぼって産物の産生量に影響を与えるメカニズムをフィードバック制御という．トロンビンのこの作用は，生体内では珍しいポジティブ・フィードバックの例である.

1 線維素溶解系（線溶系）

　血小板凝集と血液凝固により形成された**血栓**により出血が止まる．そして傷害された血管が元の状態に治癒すると，もはや血栓は不要であるばかりか，血液の循環を阻害する有害な物質となる．したがって，役割を終えた血栓は，血管内からすみやかに除去されなければならない．不要になった血栓を溶解するプロセスを**線維素溶解系**，通常は省略して**線溶系**という．

　線溶系の機能は，網目状に形成されたフィブリンを分解し，それを通じて不要となった血栓を消失させることである．フィブリンを分解するのは**プラスミン**というタンパク質分解酵素である（図5）．プラスミンは腎臓で産生されるウロキナーゼや血管内皮細胞で産生される組織プラスミノーゲン活性化因子（tissue-type plasminogen activator：t-PA）の作用で，血液中の不活性型**プラスミノーゲン**が活性化されて生成する．t-PAは血栓を形成しているフィブリンに対する親和性が高いため，血栓上でt-PA，フィブリン，そしてプラスミノーゲンからなる三量体を形成して，プラスミノーゲンをプラスミンに変換しながら血栓を構成しているフィブリンを選択的に溶解する．一方，ウロキナーゼは血中のプラスミノーゲンを活性化するため，血栓に対する選択性は低く，全身的に線溶系を亢進させる．

　線溶系の場合も，不活性型プラスミンであるプラスミノーゲンが血中を循環しており，それが活性化を受けて作用を現すという点で，血液凝固系と似ている．

2 内因性線溶系抑制因子

　最も重要なのは，肝臓で産生され，血中を循環している糖タンパク質のα_2-プラスミンインヒビター（**α_2-PI**）である．α_2-PIはフィブリン塊に結合していないプラスミンを不活性

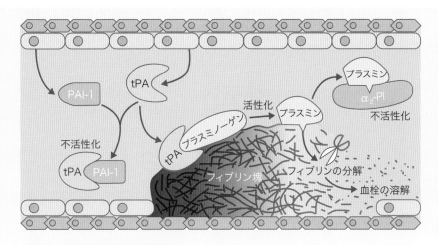

●図5　線溶系とその抑制因子
「関 泰一郎，細野 崇：化学と生物，53：374-380，2015」より引用．

化する.また,同じく主に肝臓で産生される α_2 マクログロブリンもプラスミンを含む種々の
プロテアーゼの活性を抑制するが,プラスミン阻害作用は α_2-PI と比較すると弱い.血管内
皮細胞は,t-PA を不活性化するプラスミノーゲン活性化因子インヒビター(PAI)-1 や PAI-2
などの分子を産生して血中に分泌している(図5).

3 血液凝固系または線溶系の異常に用いられる薬

1 止血薬

　　止血薬は,血液凝固系が十分に機能しない患者における,出血の予防・治療に用いられる.
　　最も有名な例は血友病である.第Ⅷ因子の活性低下によるものを血友病A,第Ⅸ因子の活
性低下によるものを血友病Bという.これらの血液凝固因子をコードする遺伝子はX染色体
上にあり,血友病はその変異によって引き起こされる.劣性変異のため,女性の場合は2本
のX染色体の両方に異常がないと発症しない.そのため血友病患者の99％以上は男性であ
る.血友病の発症頻度は1万人に1人以下程度であり,先天性以外に突然変異による例も知
られている.
　　一方,ビタミンKの不足[※13]や薬の副作用も血液凝固系の機能を低下させる.ビタミンK
は肝臓におけるビタミンK依存性タンパク質[※14]の合成に必須であり,そのなかには血液凝
固因子の第Ⅱ因子(プロトロンビン),第Ⅶ因子,第Ⅸ因子,第Ⅹ因子が含まれるため,ビタ
ミンKの摂取が不足すると出血傾向を示す.
　　止血薬は,これらのほか,種々の原因で生じる低プロトロンビン血症における皮膚粘膜出
血や筋肉内出血,また線溶系の亢進で発症する紫斑病などにも用いられる(表2).

1)血液凝固因子製剤

　　内因性血液凝固因子のうち,遺伝子組換え型を含めて医薬品として製剤化されているもの
に,第Ⅰ因子(フィブリノゲン),第Ⅱa因子(トロンビン),第Ⅶa因子,第Ⅷ因子,第Ⅸ
因子,第ⅩⅢ因子などがある.第Ⅱa因子(トロンビン)製剤は,止血困難な小血管や毛細血
管,上部消化管などからの出血を止めるために,出血箇所に粉末製剤を直接撒布したり,溶
解したものを滴下したりする形で適用される.他の血液凝固因子製剤は,血友病Aには遺伝

●表2　止血薬

血液凝固 促進薬	血液凝固因子製剤	第Ⅰ因子(フィブリノゲン),第Ⅱa因子(トロンビン),第Ⅶa因子,第Ⅷ因子,第Ⅸ因子,第ⅩⅢ因子
	ビタミンK	フィチナジオン,メナテトレノン
	バソプレシン誘導体	デスモプレシン
抗プラスミン薬		トラネキサム酸
血管強化薬		カルバゾクロム,アドレノクロム
局所止血薬		トロンビン,ゼラチン,アルギン酸ナトリウム,酸化セルロース

※13 成人が通常の食事を摂っている限りはビタミンK不足に陥る心配はまずないが,新生児や乳児で問題となることがある.

※14 ここであげた血液凝固因子のほかに,血液凝固抑制因子であるプロテインCやプロテインSもビタミンK依存性タンパク質である.

子組換え型の第Ⅷ因子製剤（**オクトコグアルファ**，**ルリオクトコグアルファ**など）が，そして血友病Bには遺伝子組換え型第Ⅸ因子製剤（**ノナコグアルファ**，**ノナコグガンマ**など）が用いられるというように，主に欠乏している因子を補充する目的で使用される．血友病の出血傾向には，遺伝子組換え型第Ⅶa因子製剤の**エプタコグアルファ**が用いられることもある．

2）ビタミンK

ビタミンK不足のほか，各種の低プロトロンビン血症や経口血液凝固阻害薬であるワルファリンの解毒に用いられる．ビタミンKの止血作用はビタミンK依存性凝固因子の生合成によってもたらされるため，効果が認められるまでに12時間以上を要する．ビタミンK製剤には，**フィトナジオン**（ビタミンK_1）および**メナテトレノン**（ビタミンK_2）の2種類がある．

3）バソプレシン誘導体（デスモプレシン）

バソプレシン誘導体の**デスモプレシン**には，血管内皮細胞などに貯蔵されている第Ⅷ因子やvWFを放出させる作用があるため，止血を促進する．中等症までの血友病Aとvon Willebrand病の患者に，10〜20分かけて静注する．

2 抗血小板薬

血小板が活性化されると，血小板内でさまざまな酵素が活性化される．その結果，トロンボキサンA_2（TXA_2）の産生・遊離が促進され，加えて，セロトニン（5-HT）やアデノシン二リン酸（ADP）などの放出が起こる（図6）．これらの生理活性物質は血小板をさらに活性化するため，凝集反応はさらに進行する．表3に抗血小板薬を示した．

1）COX阻害薬と2）TXA_2合成阻害薬以外の薬の主な適応は，閉塞性血管障害に伴う潰瘍や疼痛，冷感などの改善である．5）$P2Y_{12}$（ADP）受容体遮断薬は心筋梗塞や脳梗塞の再発予防にも，また6）ホスホジエステラーゼ3（PDE3）阻害薬は脳梗塞再発予防にも用いられる．

4）〜6）の薬は，いずれも血小板内cAMP量の増加を介して血小板凝集を抑制する．

1）シクロオキシゲナーゼ（COX）阻害薬

アスピリンが心筋梗塞や脳梗塞における血栓・塞栓の形成を予防する目的で用いられる．低用量（〜300 mg/日程度）では血小板におけるTXA_2の合成を選択的に阻害し，血小板凝集が抑制される[※15]．しかし，高用量になると内皮細胞のCOXも阻害されて，強力な抗血栓作用を有するプロスタグランジン類のPGI_2の産生も抑制されるため，むしろ血栓形成に促進的に作用する．これを**アスピリンジレンマ**という．したがって，アスピリンを使用する場合は，用量に十分な注意が必要である．

2）TXA_2合成阻害薬

TXA_2合成酵素を阻害する**オザグレル**と，アラキドン酸類似の構造を有し，細胞膜リン脂質でアラキドン酸と置換してTXA_3へと代謝される**イコサペント酸エチル**（ethyl icosapentate：**EPA**）がある．TXA_3は血小板活性化作用および血管収縮作用をほとんど示さないた

[※15] アスピリンは，COXのセリン残基をアセチル化することによって不可逆的にCOXを阻害する（11章参照）．低用量のアスピリンを服用した場合，血管内皮細胞は新たなCOXの合成によりPGI_2の産生を続けることができるが，血小板には核がなく，新たなCOXを合成できないため，TXA_2の産生量が著しく減少する．そのため，低用量のアスピリンは，血小板におけるTXA_2の合成を選択的に阻害し，血小板凝集を抑制することができる．

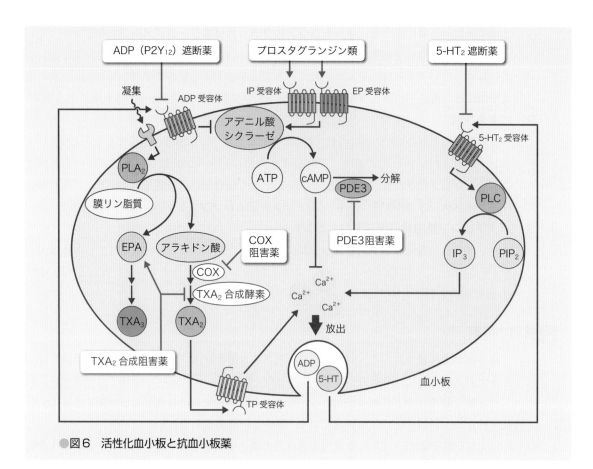

●図6　活性化血小板と抗血小板薬

●表3　抗血栓薬

抗血小坂薬		
シクロオキシゲナーゼ（COX）阻害薬	アスピリン	
TXA_2 合成阻害薬	オザグレル，イコサペント酸エチル	
セロトニン（5-HT₂）受容体遮断薬	サルポグレラート	
プロスタグランジン類　PGE₁ 誘導体	アルプロスタジル アルファデクス（PGE₁），Lipo PGE₁，リマプロスト アルファデクス	
PGI₂ 誘導体	ベラプロスト	
ADP（P2Y₁₂）受容体遮断薬	チクロピジン，クロピドグレル，プラスグレル，チカグレロル	
PDE3阻害薬	シロスタゾール	
抗凝固薬		
クマリン系経口抗凝固薬		ワルファリン
ヘパリン類		ヘパリン
	低分子ヘパリン	ダルテパリン，パルナパリン　など
合成抗トロンビン薬	特異的	アルガトロバン
	非特異的	ガベキサート，ナファモスタット
	選択的経口阻害薬	ダビガトランエテキシラート
合成第Xa因子阻害薬	注射薬	フォンダパリヌクス
	経口直接Xa阻害薬（DOAC）	エドキサバン，リバーロキサバン，アピキサバン
トロンボモジュリンアルファ		

め，TXA_2の産生量の減少が抗血小板作用となって現れる．

3）セロトニン（5-HT₂）受容体遮断薬

サルポグレラートは，セロトニンによる血小板活性化と血管収縮を抑制する．

4）プロスタグランジン類

アルプロスタジル　アルファデクス（PGE₁），アルプロスタジルを脂肪乳剤化して病巣部に高濃度の薬剤を到達できるようにした**Lipo PGE₁**，PGE₁誘導体のα−シクロデキストリン包接化合物である**リマプロスト アルファデクス**，およびPGI₂誘導体の**ベラプロスト**がある．これらは，それぞれEP受容体およびIP受容体を刺激する．

5）P2Y₁₂（ADP）受容体遮断薬

クロピドグレルなどが用いられる．血小板のP2Y₁₂受容体を不可逆的に遮断することで，cAMPの産生を触媒するアデニル酸シクラーゼを活性化する．

6）PDE3阻害薬

シロスタゾールがある．cAMPの分解酵素であるPDE3を阻害する．

3 抗凝固薬（図7）

血液凝固能の異常などにより病的な血栓が形成されると，血管の狭窄や閉塞により循環障害が起きる．これを**血栓症**という．また，心房内[16]や血管壁で形成された血栓が血流に乗って移動し，その先で血管を詰まらせて発症する病気を**塞栓症**という．これらは，あわせて**血栓塞栓症**とよばれる．この種の病気の代表的なものに，**心筋梗塞**や**脳梗塞**がある．

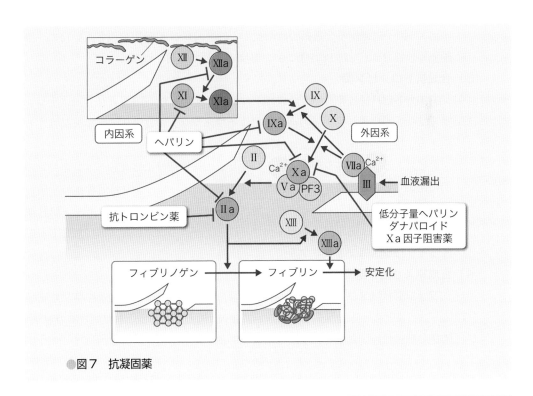

図7　抗凝固薬

※16 不整脈の一種である心房細動の患者は，心房内で血液が凝固しやすいため，抗凝固薬の服用が必要である．

血液凝固反応を抑制することで，フィブリン網の形成による血栓の発生を予防する目的で使用される薬を，**抗凝固薬**という（表3）．

1）クマリン系経口抗凝固薬

ワルファリンが用いられている．ビタミンK類似の構造を有するため，肝臓においてビタミンKと拮抗し，ビタミンK依存性凝固因子（第Ⅱ，Ⅶ，Ⅸ，Ⅹ因子）の産生を減少させる．一定の作用が現れるためには凝固因子の活性が十分に低下する必要がある[17]ので，通常，3～4日を要する．血中半減期は約48時間と長く，またいったん低下した凝固因子の活性が回復するには時間がかかるため，服用を中止しても効果は4～5日間持続する．広く種々の血栓性疾患に用いられるが，特にフィブリン網の形成が重要な静脈血栓や心房細動が原因で生じる塞栓の予防に適している．胎児の発達に悪影響を及ぼすので，妊婦には使用できない．また，薬物相互作用に注意が必要である．過量の解消には，**ビタミンK**が用いられる．

2）ヘパリン類

ヘパリンは平均分子量15,000の酸性ムコ多糖で，肝臓で合成される．血液凝固抑制因子であるATⅢと複合体を形成すると，ATⅢの第Ⅱa（トロンビン），Ⅸa，Ⅹa，Ⅺa因子などに対する阻害作用が約1,000倍に高まる．作用は即効性であり，採取血（試験管内）でも観察することができること，経口投与では無効であること，また妊婦にも使用できることなどが，ワルファリンと異なる．過量による重症出血には，**プロタミン**[18]を投与する．

低分子ヘパリンは，ヘパリンを化学的に処理して得られる分子量5,000程度の低分子量製剤である．**ダルテパリン**や**パルナパリン**などが市販されている．抗トロンビン作用が弱いため，抗凝固作用は主に第Ⅹa因子活性の阻害によってもたらされる．

ダナパロイドは平均分子量約5,500のヘパリン様物質で，低分子ヘパリン同様にATⅢによる第Ⅹa因子阻害作用を選択的に増強する．半減期が20時間前後と長いため，播種性血管内凝固症候群（DIC）に12時間ごとの静脈内注射で使用される．

3）合成抗トロンビン薬

アルガトロバンは特異的な合成抗トロンビン薬であり，ATⅢ非依存的にトロンビンによるフィブリンの生成，第因子の活性化によるフィブリンの安定化，血小板凝集などを強力に抑制する．種々の血栓・塞栓症に静注で用いられる．

ダビガトランエテキシラートはトロンビンの活性部位に結合し，トロンビンの作用を特異的に阻害する．非弁膜症性心房細動患者における脳卒中や全身性塞栓症の予防に，経口投与で用いられる．腸管から吸収された後，体内で活性代謝物のダビガトランに代謝されるプロドラッグである．過量による重症出血には，ダビガトランに特異的に結合する抗体医薬品である**イダルシズマブ**を投与する．

4）合成第Ⅹa因子阻害薬

フォンダパリヌクスは，ATⅢへの結合に必須なヘパリンの構造を模した化学合成品である．ATⅢと複合体を形成して選択的に第Ⅹa因子を阻害し，トロンビンの産生を抑制する．術後の静脈血栓・塞栓症の予防・治療に，皮下注射で用いられる．

---

[17] 抗凝固作用は，主としてプロトロンビン（第Ⅱ因子）の減少によってもたらされると考えられている．このような作用機序を有するので，ワルファリンの抗凝固作用は採取血（試験管内）では観察することができない．

[18] ヘパリンとイオン結合することで抗凝固作用を失わせる．

また，経口投与可能な第Xa因子阻害薬（**経口直接Xa阻害薬（DOAC）**）に，**エドキサバン**，**リバーロキサバン**および**アピキサバン**があり，非弁膜症性心房細動における塞栓形成の予防・治療，および深部静脈血栓症や肺血栓塞栓症の予防・治療などに用いられる．

5）トロンボモジュリンアルファ

遺伝子組換え型トロンボモジュリン製剤である．トロンビンに結合してプロテインCを活性化することで，第Va，Ⅷa因子を不活性化する．その結果，トロンビンの産生が抑制され，抗凝固作用が現れる．DICの治療に点滴静注で使用される．

4 血栓溶解薬

線溶系を活性化し，フィブリン網を分解することで，血栓・塞栓を溶解して取り除く薬である．心筋梗塞などの急性の血管閉塞性疾患の治療に，プラスミノーゲン活性化因子（PA）製剤が使用される．

1）組織型プラスミノーゲン活性化因子（t-PA）

t-PA製剤には，遺伝子組換えt-PA（rt-PA）の**アルテプラーゼ**と**モンテプラーゼ**がある．t-PAとプラスミノーゲンはどちらもフィブリンに対する親和性が高いので，前述のように両者は血栓のフィブリン網上で複合体を形成する．また，t-PAはフィブリンによって活性が著しく増強されるため，t-PAは血栓上で効率よくプラスミノーゲンをプラスミンに変換して，血栓を強力に溶解する．フィブリンが存在しない流血中では活性が非常に低いというt-PAの特徴は，全身的な出血傾向を起こしにくいという利点ともなっている．

脳梗塞などの虚血性脳血管障害や急性心筋梗塞の急性期に[19]静脈内投与で用いられる．

2）ウロキナーゼ

ウロキナーゼはフィブリンに対する親和性が低いため，循環血液中でプラスミノーゲンをプラスミンに変換する．このようにして生成したプラスミンは，血中に存在するプラスミン阻止因子のα_2-PIによる阻害を受けやすく，確実な効果を得るためには大量投与を必要とする．副作用として出血傾向を起こしやすい．脳血栓症や末梢動・静脈閉塞症の治療，および急性心筋梗塞における冠動脈血栓の溶解に用いられる[20]．

4 貧血とその治療薬

1 貧血とは

血液中に存在するそれぞれの血球数は，健康な状態ではおおむね一定の範囲内に維持されているが（図1参照），さまざまな原因で変動することが知られている．赤血球数[21]の病的な減少を**貧血**という．一般的な症状として，皮膚や粘膜の蒼白化，動悸・息切れ，疲れやすさ，頭痛，めまいなどがみられる．

※19 虚血性脳血管障害の場合は発症後4.5時間以内，急性心筋梗塞の場合は発症後6時間以内でなければ投与できない．

※20 脳血栓症の場合は発症後5日以内，末梢動・静脈閉塞症の場合は発症後10日以内，急性心筋梗塞の場合は発症後6時間以内でなければ投与できない．急性心筋梗塞における冠動脈血栓の溶解の際には，静脈内投与だけでなく，冠動脈内投与（PTCR）も行われる．脳血栓症に対する動脈内投与も行われることがあるが，保険適応外である．

※21 ヘモグロビン量の減少やヘマトクリット値の低下が指標とされることもある．

2 貧血の種類と治療薬

貧血には図8のような種類があり，それぞれの原因に応じた薬が用いられる．

1) 鉄欠乏性貧血

鉄分は食物により供給される．体内の鉄の約65％は**ヘモグロビン**として赤血球中に存在し，鉄分の不足は赤血球の産生低下をもたらす．これを**鉄欠乏性貧血**とよび，消化管障害，低栄養などによる供給不足，妊娠などによる需要増大，出血による喪失などが原因で，鉄の需給バランスが長期にわたって崩れることで起こる．

治療には**硫酸鉄**，**クエン酸第一鉄ナトリウム**，**フマル酸第一鉄**などの鉄過剰を起こしにくい**経口用鉄剤**が主に用いられる．急速な鉄補給が必要な場合には，**注射用鉄剤**（**含糖酸化鉄**）が用いられるが，過量になると鉄が肝臓や脾臓などに沈着して障害を起こすことがある．

2) 鉄芽球性貧血

赤芽球[※22]内に鉄が十分量あるにもかかわらず，ヘム生合成の障害が原因で未熟な赤血球

貧血の種類	治療薬
1) 鉄欠乏性貧血	硫酸鉄，クエン酸第一鉄ナトリウム，フマル酸第一鉄，含糖酸化鉄　など
2) 鉄芽球性貧血	ピリドキシン，ピリドキサール
3) 巨赤芽球性貧血	ヒドロキソコバラミン，シアノコバラミン，葉酸　など
4) 腎性貧血	エポエチンアルファ，エポエチンベータ，ダルベポエチンアルファ
5) 再生不良性貧血	プレドニゾロン，抗ヒト胸腺細胞免疫グロブリン，シクロスポリン，メテノロン，エルトロンボパグ，フィルグラスチム　など
6) 溶血性貧血	デキサメタゾン，プレドニゾロン，シクロホスファミド，アザチオプリン

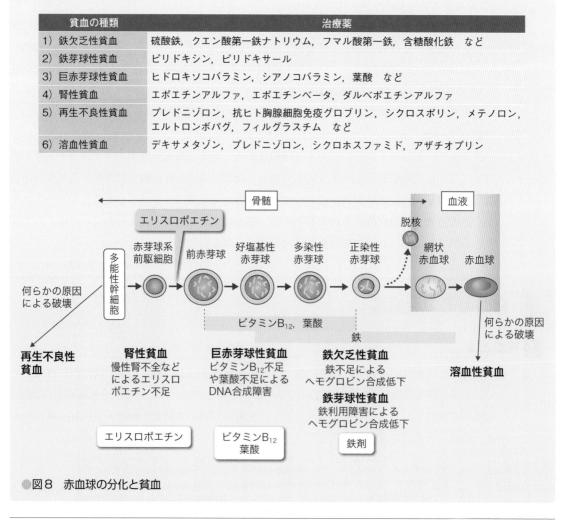

●図8　赤血球の分化と貧血

※22 造血幹細胞が赤血球になる途中の未熟な細胞．

が増えて貧血となるものを**鉄芽球性貧血**とよぶ．肝臓，心臓，皮膚，関節などの細胞に鉄が過剰に沈着する鉄蓄積症を呈し，それぞれの臓器の実質細胞に障害が生じることがある．先天性のものと後天性のものとがあり，後者には原因不明のものとビタミンB_6の欠乏などが原因で発症する二次的なものがある．

ビタミンB_6欠乏性貧血には，ビタミンB_6化合物の**ピリドキシン**または**ピリドキサール**が用いられる．どちらの薬も生体内でピリドキサール-5-リン酸に変換され，ヘム合成の律速酵素であるδ-アミノレブリン酸合成酵素の補酵素として作用する．

3）巨赤芽球性貧血

赤血球の正常な分化・成熟には，ビタミンB_{12}と葉酸が必須であり[23]，これらが欠乏すると，異常な巨赤芽球がつくられて貧血となる．これが**巨赤芽球性貧血**[24]である．貧血症状のほかに，病的な白髪やハンター舌炎[25]などの特徴的な症状がみられる．

ビタミンB_{12}欠乏に対しては，**シアノコバラミン**などのビタミンB_{12}製剤を経口的に補充する．ビタミンB_{12}の腸管吸収に必須の内因子[26]が欠乏している場合は，筋肉内に投与する．

葉酸欠乏に対しては，**葉酸**を補充する．葉酸は溶血性貧血などにも用いられる．

4）腎性貧血

エリスロポエチンは，腎臓で産生される分子量約30,000の糖タンパク質であり，赤血球の分化・増殖に必須の造血因子である．血液透析患者では，透析により血中からエリスロポエチンが失われるため，赤血球数が減少して重篤な貧血となる．これを**腎性貧血**という．

治療には遺伝子組換え型のヒトエリスロポエチン製剤である**エポエチンアルファ**または**エポエチンベータ**，あるいはヒトエリスロポエチン誘導体製剤の**ダルベポエチンアルファ**を使用する．ダルベポエチンアルファは，血中半減期がエポエチンアルファの約3倍と長いため，週1回の投与でよく，利便性が大きく向上した．エポエチンベータに直鎖メトキシポリエチレングリコールを結合させた**エポエチンベータペゴル**は，エポエチンベータに比較して半減期が10倍以上長く，2〜4週間に1回の投与でよい．

5）再生不良性貧血

再生不良性貧血は，赤血球，白血球および血小板のすべての血球が減少する貧血であり，その70％は原因不明であるが，自己免疫疾患の可能性が疑われている．放射線障害や抗癌薬の副作用などが原因で起こる二次性のものも知られている．一般的な貧血症状に加えて，白血球の減少に起因する易感染性や，血小板の減少に基づく出血が認められる．

治療には自己免疫反応を抑制する**プレドニゾロン**などの副腎皮質ステロイドの投与，**抗ヒト胸腺細胞免疫グロブリン**や**シクロスポリン**などを用いる免疫抑制療法，およびタンパク質同化ステロイド（アナボリックステロイド）である**メテノロン**の投与が行われる．また，近年，トロンボポエチン受容体刺激薬である**エルトロンボパグ**に再生不良性貧血に対する適応が追加された．巨核球および骨髄前駆細胞の増殖と分化を促進し，赤血球，血小板および好

---

[23] これらの物質はDNA合成に必須である．

[24] 壁細胞や内因子（脚注[26]参照）に対する自己免疫反応によりビタミンB_{12}吸収が高度に障害され，重篤な貧血をきたす場合を，特に悪性貧血という．

[25] 舌乳頭に発赤・腫張・疼痛を伴う萎縮性の舌炎．

[26] 胃の壁細胞によってつくられる平均分子量約50,000の糖タンパク質．回腸終端部からのビタミンB_{12}の吸収に必須の物質で，内因子1分子とビタミンB_{12}1分子が結合する．

中球数を増加させる．好中球減少症を伴う場合は，顆粒球コロニー刺激因子（G-CSF）製剤の**フィルグラスチム**などが用いられる．

6）溶血性貧血

　溶血性貧血は，何らかの原因で赤血球崩壊（溶血）の亢進が起き，造血がそれに追いつけないために発症する．先天性のものと後天性のものがあり，前者には遺伝性球状赤血球症やサラセミア（地中海貧血）が，後者には自己免疫性溶血性貧血，全身性エリテマトーデス，悪性リンパ腫などの疾患や，抗炎症薬や抗生物質などの副作用が含まれる．

　デキサメタゾンや**プレドニゾロン**などの副腎皮質ステロイドによる治療が基本であり，ステロイドが無効の場合は，シクロホスファミドやアザチオプリンなどの免疫抑制薬が用いられる．

3 その他の血球減少をきたす疾患

　特発性血小板減少性紫斑病は，血小板の膜タンパク質に対する自己抗体の出現により血小板が破壊され，血小板減少をきたす疾患である．*H.pylori* の感染との関係が示唆されており，感染例では除菌を行う（6章参照）．除菌によって血小板数が改善しない場合や *H.pylori* 陰性の場合は，副腎皮質ステロイドによる治療が行われる．ステロイドが無効の場合は，**エルトロンボパグ**や**ロミプロスチム**といったトロンボポエチン受容体刺激薬や，抗CD20抗体医薬品である**リツキシマブ**が用いられる．

まとめ

□ 血小板凝集の最初のステップは，血中にあるvWFと血管外にあるコラーゲンの結合である．

□ 血液凝固反応には12種類もの内因性因子が関与しており，ⅠからⅩⅢまでの番号が付けられている（Ⅵは欠番）．

□ 血液凝固反応の主役はトロンビンである．

□ 血栓を溶解するのは，t-PAやウロキナーゼの作用で活性化されたプラスミンである．

□ 止血薬には，内因性血液凝固因子製剤やビタミンK，バソプレシン誘導体のデスモプレシンなどが用いられる．

□ 抗血小板薬には，①シクロオキシゲナーゼ（COX）阻害薬，②TXA$_2$合成阻害薬，③セロトニン（5-HT$_2$）受容体遮断薬，④プロスタグランジン類，⑤P2Y$_{12}$（ADP）受容体遮断薬，⑥ホスホジエステラーゼ（PDE）Ⅲ阻害薬などがある．

□ 抗凝固薬には，①経口抗凝固薬，②ヘパリン類，③合成抗トロンビン薬，④合成第Ⅹa因子阻害薬，⑤トロンボモジュリンアルファ，⑥アンチトロンビンⅢ濃縮製剤，⑦活性化プロテインC濃縮製剤などがある．

□ 血栓溶解薬にはt-PAとウロキナーゼがある．

□ 貧血には，①鉄欠乏性貧血，②鉄芽球性貧血，③巨赤芽球性貧血，④腎性貧血，⑤再生不良性貧血，および⑥溶血性貧血があり，それぞれに適した治療薬が用いられる．

□ 特発性血小板減少性紫斑病には，副腎皮質ステロイド，トロンボポエチン受容体刺激薬，および抗CD20抗体医薬品であるリツキシマブが用いられる．

10章 代謝性疾患とその治療薬

　　たちは毎日の食事から糖質・脂肪・タンパク質・ビタミン・ミネラルなどの栄養素を吸収し，**私**それらを利用して生きていくためのエネルギーを得たり，身体を構成する脂肪，糖類，タンパク質などをつくったりしている．このような生命活動を実現するために必要な，体内で起きているさまざまな生化学的な反応を総称して，代謝とよぶ．私たちが健康を維持するためには，常にすべての代謝過程が正常に進行する必要がある．

　代謝には多くの酵素が関係しており，神経伝達物質やホルモンなどの生理活性物質がその調節をしている．酵素や生理活性物質の機能異常や発現量の過不足が代謝異常に直結することは明らかであるが，そればかりでなく，私たちの生活習慣もまた代謝異常の原因となることが知られている．糖尿病や脂質異常症などの生活習慣病は，それらの代表的なものである．

　この章で扱う代謝性疾患とは，代謝の異常によって引き起こされる病気のことであるが，ICD-10によれば，その種類は100を超える．それだけ多くの病気がこのカテゴリーに含まれるわけであるが，この章では，それらのうち私たちの暮らしに深いかかわりがある4つの病気を取り上げ，それらの病態と治療薬について解説する．

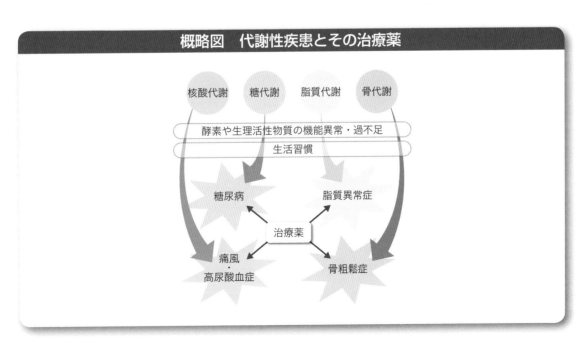

概略図　代謝性疾患とその治療薬

核酸代謝　糖代謝　脂質代謝　骨代謝

酵素や生理活性物質の機能異常・過不足

生活習慣

糖尿病　　　　　　　脂質異常症

治療薬

痛風・高尿酸血症　　　　骨粗鬆症

1 糖尿病

1 糖尿病とは

糖尿病は，インスリンの作用不足を原因とし，高血糖状態を主徴とする代謝性疾患である．その背景には遺伝的素因や種々の環境要因が存在する．平成29年の国民健康・栄養調査によれば，わが国における「糖尿病が強く疑われる人」の数は約1,100万人，それに「糖尿病の可能性を否定できない人」の約1,300万人を合わせると約2,400万人となり，押しも押されもしない代表的な**生活習慣病**であるといえる．軽症例では自覚症状を欠くことが多いが，重症化すると多尿・口渇・多飲をはじめとして，全身的な倦怠感，ケトアシドーシス[※1]，脱水などがみられるようになり，ついには昏睡をきたすこともある．高血糖状態が慢性的に持続すると，細小血管障害に起因する**神経障害**，**網膜症**，**腎症**という糖尿病の3大合併症を生じる．また，糖尿病は**高血圧症**や**脂質異常症**の危険因子としても知られており，それらの疾患を悪化させることで，心筋梗塞や脳梗塞などを起こしやすくすると考えられている．

1）1型糖尿病

自己免疫疾患などが原因で，インスリンを分泌する細胞である膵臓ランゲルハンス島β細胞が破壊された結果，絶対的なインスリン不足に陥るもので，著しい高血糖とケトアシドーシスを生じる．治療にはインスリンが不可欠である．

2）2型糖尿病

日本人の糖尿病患者の95％以上を占め，①インスリン分泌の相対的な不足によるものと，②**インスリン抵抗性**によるものがある．インスリン分泌機能の異常に関連する**遺伝的素因**に，運動不足・過食（高動物性脂肪食の摂取）・肥満・ストレスなどの**環境要因**（生活習慣）や加齢が加わって発症する．

3）その他の特定の機序，疾患によるもの

①インスリン遺伝子異常，②ミトコンドリア遺伝子異常，③MODY[※2]，④肝臓疾患，⑤内分泌疾患，⑥薬や化学物質，などの原因があげられている．

4）妊娠糖尿病

「妊娠中にはじめて発見または発症した，糖尿病にいたっていない糖代謝異常」と定義されており，妊娠時に診断された明らかな糖尿病は含めない．経口血糖降下薬の使用は控え，食餌療法で血糖がコントロールできない場合は，インスリンを使用する．

2 インスリンのグルコース取り込み作用とインスリン抵抗性

脂肪細胞や骨格筋，心筋においては，インスリンがインスリン受容体に結合すると，GLUT4とよばれる糖のトランスポーターが細胞内の小胞から細胞膜上へ移動する．これによりグルコースの細胞内への取り込みが促進され，血糖値が低下する（図1A）．また，肝臓において

[※1] ケトアシドーシスは，細胞の糖取り込み能の低下を補うため脂質やタンパク質の代謝が亢進し，その課程でつくられるケトン体により体液が酸性になることをいう．

[※2] Maturity-onset diabetes of the youngの略．肥満がない若年者（一般に25歳以下）でみられる成人発症型の糖尿病で，親や兄弟にも糖尿病が認められる場合に疑われる．インスリンの産生・分泌に関連する遺伝子の異常が原因であり，常染色体優性遺伝を示すという特徴がある．今日までに，少なくとも6種類の原因遺伝子が明らかにされている．

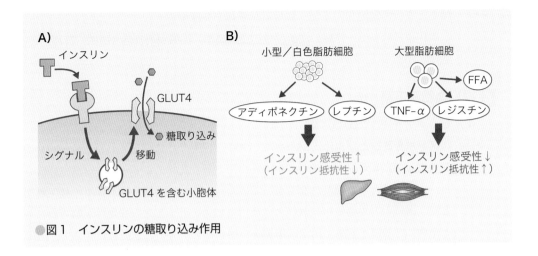

●図1　インスリンの糖取り込み作用

インスリン受容体が刺激されると，グリコーゲンの分解と糖新生が抑制されるため，やはり血糖値は低下する（図1A）．

一方，小型の脂肪細胞や白色脂肪細胞からは，アディポネクチンやレプチンなどの**アディポサイトカイン**（アディポカイン）とよばれるタンパク質が分泌されている．これらは肝細胞や骨格筋の**インスリン感受性**を上昇させるが，その作用にはAMP活性化プロテインキナーゼ（AMPキナーゼ，AMPK）[※3]やペルオキシソーム増殖剤活性化受容体α（PPARα）[※4]の活性化を介した細胞内の遊離脂肪酸（FFA）[※5]濃度の低下などが関与している．一方，運動不足やカロリーの摂取過多が原因で肥大化した大型脂肪細胞からは，腫瘍壊死因子α（TNF-α）やレジスチンをはじめとするタンパク質が分泌され，GLUT4やアディポネクチンの転写を阻害するなどして，インスリンに対する感受性を低下させる．これを**インスリン抵抗性**という．さらに，大型脂肪細胞は遊離脂肪酸を放出することで，肝細胞や骨格筋細胞のインスリン抵抗性を増強する（図1B）．

3 インスリン製剤

インスリン製剤は，1型糖尿病，2型糖尿病，妊娠糖尿病などに用いられており，臨床上きわめて重要である．ポリペプチドであるインスリンは，経口投与では消化管内で分解されてしまうため，皮下注射や点滴静脈内注射により非経口的に投与される．インスリンの量は生物学的力価（単位）であらわされ，ヒトインスリンの国際標準品は26単位/mgである．

インスリン製剤には，ヒトインスリンとインスリンアナログ[※6]があり，作用発現までの時間と作用の持続時間から図2の6種類に分類されている．インスリンは六量体を形成すると

※3　AMPKは，ATPの分解により増加するAMP（アデノシン-1-リン酸）によって活性化されるタンパク質リン酸化酵素（キナーゼ）．細胞内のATPが減少してAMPが増加する（低グルコース，低酸素，虚血状態下など）と活性化され，糖や脂肪の合成抑制と分解促進をもたらし，細胞内ATP量を回復させる．つまり，運動に相当する効果をもたらす．

※4　PPARαは，脂質異常症治療薬のフィブラート系薬剤（本章-2参照）の受容体として発見された．AMPKと同様，糖や脂肪の合成抑制と分解促進をもたらす．

※5　インスリン受容体からのシグナルを弱める働きがあると考えられている．

※6　「アナログ」とは誘導体という意味である．

結晶となって安定化するが，作用は単量体が発揮する．

　副作用に低血糖，浮腫，注射部位の脂肪萎縮，注射局所反応（腫脹，疼痛，硬結），過敏症状などがある．

4 経口血糖降下薬 （表1）

1）ビグアナイド※7（BG）薬

　メトホルミンと**ブホルミン**がある．1950 ～ 1960年代に開発された比較的古い薬であり，類薬のフェンホルミンが致死率の高い副作用である乳酸アシドーシスを多く発症させたことから，一時，ほとんど使われなくなっていた．しかし，血糖値降下作用の機序解明が進んだことや，海外の大規模臨床試験により高用量のメトホルミンの有効性が明らかにされたことなどを機に，効能・効果，用法・用量を実態に即したものに変更したうえで，2010年に新たな医薬品として発売されるに至った．現在では，メトホルミンは「古くて新しい薬」と認識されており，2型糖尿病の第一選択薬の1つである．

　ビグアナイド薬はAMPKの活性化を介して，肝臓における糖新生抑制や骨格筋における糖の取り込み促進などの血糖値降下に関連する反応を引き起こす．インスリン分泌促進作用はないため，単独投与では低血糖を起こしにくい．

　重大な副作用に肝障害や黄疸などがある．また，その他の副作用に下痢や悪心，食欲不振などがある．心不全，腎不全，肝不全，呼吸不全，重症感染症の患者や，大量にアルコールを摂取する人などに対しては，乳酸アシドーシスを引き起こしやすいので，禁忌である．

2）チアゾリジン誘導体

　ピオグリタゾンはインスリン抵抗性改善薬ともよばれ，インスリン感受性の低下した患者に用いられる．脂肪細胞の分化に関与するPPARγの刺激薬として作用し，細胞のインスリン感受性を高めるアディポネクチンの産生を増加させる．

3）インクレチン関連薬

　グルカゴン様ペプチド-1（GLP-1）は，インクレチンと総称される消化管ホルモンの1つで，小腸のL細胞から門脈血中に分泌され，血糖依存性のインスリン分泌促進作用などを示す．しかし，血液中などに存在するジペプチジルペプチダーゼ4（**DPP-4**）によりすみやかに分解されてしまうため，作用の持続が短いという難点があった．そこで，構造の一部を修飾してDPP-4の影響を受けにくくした**GLP-1受容体刺激薬（GLP-1アナログ）**と，**DPP-4阻害薬**が開発された（図3）．

　GLP-1アナログには，**リラグルチド**などがあり，いずれも皮下注射で使用される．血糖値が高いときにのみインスリン分泌を促すため，単独使用では重篤な低血糖を起こす危険性が少ない．

　DPP-4阻害薬には，**シタグリプチン**などがありいずれも経口投与で用いられる．内因性GLP-1の血中濃度を上昇させてインスリン分泌を促すので，DPP-4阻害薬により低血糖が生じる可能性は低い．そのため，2型糖尿病の第一選択薬の1つとして繁用されている．

※7　グアニジンが窒素原子を1つ共有するようにして2分子つながった構造を有する薬物を，ビグアナイド（biguanide；もしくはビグアニド）薬と総称する．

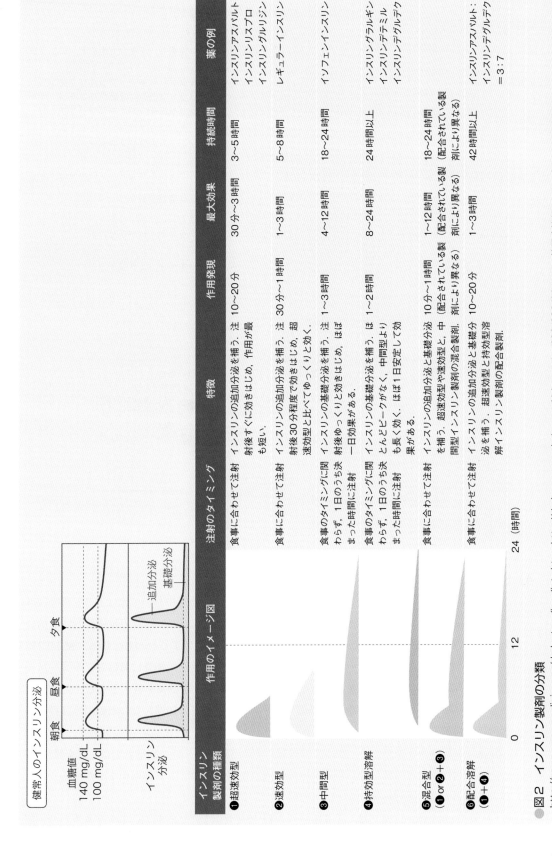

健常人のインスリン分泌

血糖値
140 mg/dL
100 mg/dL

朝食　昼食　夕食

インスリン分泌

追加分泌
基礎分泌

インスリン製剤の種類	作用のイメージ図	注射のタイミング	特徴	作用発現	最大効果	持続時間	薬の例
❶超速効型		食事に合わせて注射	インスリンの追加分泌を補う。注射後すぐに効きはじめ、作用が最も短い。	10～20分	30分～3時間	3～5時間	インスリンアスパルト、インスリンリスプロ、インスリングルリジン
❷速効型		食事に合わせて注射	インスリンの追加分泌を補う。注射後30分程度で効きはじめ、超速効型と比べてゆっくりと効く。	30分～1時間	1～3時間	5～8時間	レギュラーインスリン
❸中間型		食事のタイミングに関わらず、1日のうち決まった時間に注射	インスリンの基礎分泌を補う。注射後ゆっくりと効きはじめ、ほぼ一日効果がある。	1～3時間	4～12時間	18～24時間	イソフェンインスリン
❹持効型溶解		食事のタイミングに関わらず、1日のうち決まった時間に注射	インスリンの基礎分泌を補う。ほとんどピークがなく、中間型よりも長く効く。ほぼ1日安定して効果がある。	1～2時間	8～24時間	24時間以上	インスリングラルギン、インスリンデテミル、インスリンデグルデク
❺混合型（❶or❷＋❸）		食事に合わせて注射	インスリンの追加分泌と基礎分泌を補う。超速効型や速効型と、中間型インスリン製剤の混合製剤。	10分～1時間（配合されている製剤により異なる）	1～12時間（配合されている製剤により異なる）	18～24時間（配合されている製剤により異なる）	
❻配合溶解（❶＋❹）		食事に合わせて注射	インスリンの追加分泌と基礎分泌を補う。超速効型と持効型溶解インスリン製剤の配合製剤。	10～20分	1～3時間	42時間以上	インスリンアスパルト：インスリンデグルデク＝3：7

0　　　12　　　24（時間）

● 図2 インスリン製剤の分類
http://dmic.ncgm.go.jp/general/about-dm/100/030/03.html, http://www.uemura-clinic.com/dmlecture/insulintx.htm. 糖尿病情報センター（国立国際医療研究センター）をもとに作成.

表1　経口血糖降下薬

ビグアナイド（BG）薬		メトホルミン，ブホルミン
チアゾリジン誘導体		ピオグリタゾン
インクレチン関連薬	GLP-1アナログ	リラグルチド，エキセナチド，リキシセナチド，デュラグルチド
	DPP-4阻害薬	シタグリプチン，ビルダグリプチン，アログリプチン，リナグリプチン，テネリグリプチン，アナグリプチン，サキサグリプチン，トレラグリプチン，オマリグリプチン
SGLT2阻害薬		イプラグリフロジン，ダパグリフロジン，ルセオグリフロジン，トホグリフロジン，カナグリフロジン，エンパグリフロジン
スルホニル尿素（SU）薬	第一世代	グリクロピラミド，アセトヘキサミド，クロルプロパミド
	第二世代	グリベンクラミド，グリクラジド
	第三世代	グリメピリド
速効型インスリン分泌促進薬		ナテグリニド，ミチグリニド，レパグリニド
α-グルコシダーゼ阻害薬		アカルボース，ボグリボース，ミグリトール

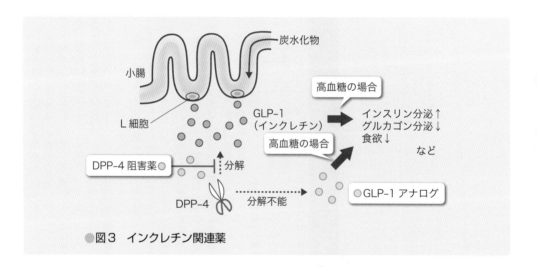

●図3　インクレチン関連薬

4）SGLT2阻害薬

　健康な人では，糸球体濾過されたグルコースは，近位尿細管においてほぼ100％再吸収される（8章参照）．近位尿細管におけるグルコース再吸収の約90％は，近位尿細管特異的に発現している **SGLT2**（sodium-glucose co-transporter 2）により行われている．SGLT2阻害薬は，小腸におけるグルコース吸収には影響を与えず，近位尿細管におけるグルコースの再吸収を抑制することで，グルコースの尿中排泄を促進し，血糖値を低下させる．SGLT2阻害薬には**イプラグリフロジン**などがある．インスリンの分泌を促進しないため，単独投与の場合は低血糖を引き起こしにくい．

　浸透圧利尿作用があるため，脱水を引き起こすことがあり，特に高齢者では注意を要する．その他の副作用として，尿路・性器感染，下痢，便秘，尿中ケトン体増加などがある．

5）スルホニル尿素（SU）薬

　SU薬（sulfonylurea薬）は，膵β細胞のATP感受性K^+チャネル（K_{ATP}チャネル）の一部

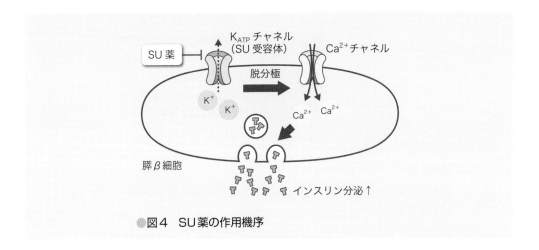

●図4　SU薬の作用機序

を構成するSU受容体に結合してK_{ATP}チャネルを閉鎖し，細胞膜を脱分極させて電位依存性Ca^{2+}チャネルからのCa^{2+}の細胞内流入を増加させる．その結果，β細胞内のCa^{2+}濃度が上昇して，インスリン分泌が引き起こされる（図4）．したがって，SU薬が有効なのはインスリンの分泌能がある症例のみであり，1型糖尿病には効果がない．

　血糖値降下作用は，**グリベンクラミド**が最も強い．**グリクラジド**は，血糖値降下作用は**グリベンクラミド**より弱いものの，血小板機能改善作用や抗酸化作用もある．第三世代の**グリメピリド**は，インスリン分泌作用は弱いながら，インスリン抵抗性を改善する作用を有する．

　SU薬は血糖非依存性にインスリンを分泌させるので，副作用として低血糖を引き起こす．高用量のSU薬を長期投与すると，膵臓のβ細胞が疲弊して効果がみられなくなることがある．これを**二次無効**という．

6）速効型インスリン分泌促進薬（グリニド系薬）

　ナテグリニドなどがあり，SU構造をもたないが，SU薬と同様のメカニズムでインスリン分泌を促進する．SU薬よりも吸収が速く，服用後短時間で効果が現れるが，作用の持続も3時間程度と短い．食後高血糖のコントロールに適応がある．必ず食直前に服用する．

7）α-グルコシダーゼ阻害薬

　でんぷんはα-アミラーゼによって二糖類まで代謝され，その後，小腸粘膜に存在するα-グルコシダーゼで単糖類に分解されて吸収される．α-グルコシダーゼ阻害薬は消化管における糖の吸収を遅延させることで，食後高血糖を抑制する．**アカルボース**，**ボグリボース**および**ミグリトール**があるが，アカルボースにはα-アミラーゼ阻害作用もある．軽症の2型糖尿病に単独で使用されるほか，他の糖尿病治療薬と併用される．食直前の服用が必須である．他薬との併用時に低血糖が生じた場合は，グルコースを服用させる[8]．

5 合併症治療薬

　アルドース還元酵素阻害薬（aldose reductase inhibitor：ARI）の**エパルレスタット**は，高

---

[8]　α-グルコシダーゼが阻害されているので，砂糖（二糖類）を摂取してもグルコースに分解されず，血液中に吸収されない．

アルドース還元酵素阻害薬	エパルレスタット
糖尿病性末梢神経障害治療薬	メキシレチン
鎮痛薬	プレガバリン
ACE阻害薬	イミダプリル
AT$_1$受容体遮断薬	ロサルタン

　血糖状態で生じるグルコースからソルビトール[※9]への代謝を触媒するアルドース還元酵素を特異的に阻害する．糖尿病の合併症である末梢神経障害に伴う自覚症状（しびれ感，疼痛），振動覚異常および心拍変動異常を改善する．**メキシレチン**（5章参照）や**プレガバリン**（4章参照）も，糖尿病性末梢神経障害に伴う自発痛やしびれ感を改善する．

　糖尿病性腎症に対しては，**イミダプリ**や**ロサルタン**（5章参照）が用いられる（表2）．

2 脂質異常症

1 脂質異常症とは

　脂質は，血液中ではアポタンパク質[※10]と複合体を形成して，**リポタンパク質**という粒子として存在している．リポタンパク質は，その密度により**カイロミクロン**（chylomicron），**超低比重リポタンパク質**（very low density lipoprotein：**VLDL**），**低比重リポタンパク質**（low density lipoprotein：**LDL**），**中間比重リポタンパク質**（intermediate density lipoprotein：**IDL**），**高比重リポタンパク質**（high density lipoprotein：**HDL**）の5種類に分類される[※11]（図5）．これらのうち，カイロミクロンとVLDLにはトリグリセリド（TG）が多く含まれ，LDLとHDLにはコレステロールが多く含まれる．LDLとHDLの役割は対照的で，LDLがコレステロールを肝臓から末梢に運搬して供給するのに対し，HDLは末梢の余分なコレステロールを肝臓へ運搬して回収する．LDLおよびHDLに含有されるコレステロールは，それぞれLDLコレステロールおよびHDLコレステロールとよばれるが，コレステロールと複合体を形成しているアポタンパク質が違うだけで，コレステロールに差があるわけではない．

　血清LDLコレステロールや血清TGの高値は，冠動脈疾患や脳梗塞などの動脈硬化性疾患の危険因子であると考えられていることから，それらが高値を示す状態は**高脂血症**とよばれてきた．しかし，「動脈硬化性疾患予防ガイドライン2007年版」により，HDLコレステロールが低値を示す場合も含めて，**脂質異常症**とよぶように修正された．

　近年，内臓脂肪が過剰に蓄積した結果，耐糖能異常や，血清脂質異常，高血圧が引き起こされ，動脈硬化性疾患を発症しやすくなるという，いわゆる**メタボリックシンドローム**[※12]という概念が導入されている．

※9　糖尿病患者では過量が産生され，神経に蓄積し障害すると考えられる．

※10　アポA～E（Dは欠員）とそのサブクラス（アポA～Iなど）が知られている．

※11　英語では，例えば "high density lipoprotein" と記述されるので，その正確な日本語訳は「高密度リポタンパク質」であるが，わが国では慣例的に「高比重リポタンパク質」という用語が使われている．

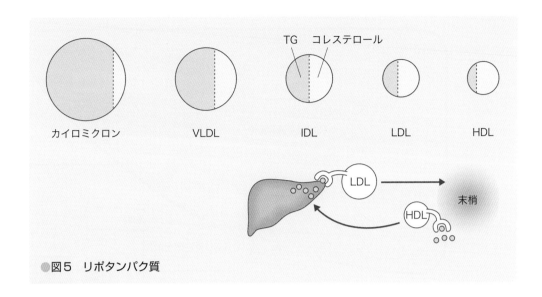

●図5 リポタンパク質

2 脂質異常症治療薬

　脂質異常症治療薬とは，血清脂質の状態を改善する薬のことであり，多くの種類がある（図6）．

1）HMG-CoA還元酵素阻害薬（スタチン系薬）

　わが国では，**アトルバスタチン**などが用いられている．コレステロール生合成の律速段階であるメバロン酸の生合成を触媒するHMG-CoA還元酵素を特異的に阻害することにより，肝細胞内のコレステロール含量を減少させる．この減少を補うために，肝細胞のLDL受容体数が増加して，血液中から肝細胞内へのコレステロールの取り込みが促進されるため，血清LDLコレステロール値が低下する．LDLコレステロールが高い脂質異常症の第一選択薬である．

　重大な副作用に横紋筋融解症やミオパシーがある．フィブラート系薬，ニコチン酸誘導体，シクロスポリンなどとの併用でその頻度が増加する．

2）PCSK9阻害薬

　エボロクマブと**アリロクマブ**が用いられている．LDL受容体分解促進タンパク質であるPCSK9に対するヒト型モノクローナル抗体製剤であり，皮下投与される．PCSK9と肝臓のLDL受容体の結合を阻害することによってLDL受容体の分解を抑制し，血液中から肝細胞内へのコレステロールの取り込みを促進する．

3）MTP阻害薬

　ロミタピドが用いられている．この薬はホモ接合体家族性高コレステロール血症，特にLDL受容体が欠損している患者に対し効果が期待できる唯一の薬である．MTPは，小腸におけるカイロミクロンの合成や，肝臓におけるVLDLの合成に必須のタンパク質なので，これを阻害すると肝臓からのVLDLの分泌が低下し，血清LDLコレステロール値が低下する．

※12 日本肥満学会の基準では，腹囲（男性≧85 cm，女性≧90 cm）に加えて，血圧（収縮期血圧≧130 mmHg and/or 拡張期血圧≧85 mmHg），空腹時血糖値（≧110 mg/dL），血清脂質異常（TG≧150 mg/dL and/or HDL-C＜40 mg/dL）が2つ以上重なったものをいう．

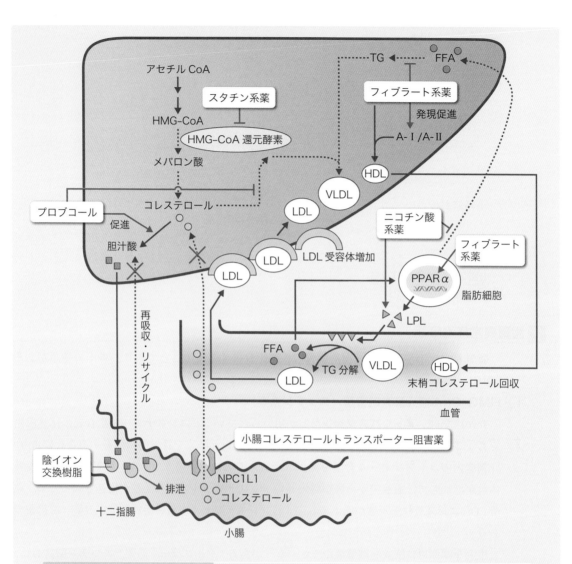

アセチル CoA

スタチン系薬

HMG-CoA

HMG-CoA 還元酵素

メバロン酸

TG ← FFA

フィブラート系薬

発現促進

A- I /A- II

HDL

プロブコール

促進

コレステロール

VLDL

LDL

LDL 受容体増加

ニコチン酸
系薬

フィブラート
系薬

PPARα

脂肪細胞

胆汁酸

LDL

LDL

再吸収・リサイクル

LPL

FFA

TG 分解

VLDL

HDL

末梢コレステロール回収

LDL

血管

小腸コレステロールトランスポーター阻害薬

陰イオン
交換樹脂

排泄

NPC1L1

コレステロール

十二指腸

小腸

HMG-CoA還元酵素阻害薬（スタチン系薬）	プラバスタチン，シンバスタチン，フルバスタチン，アトルバスタチン，ピタバスタチン，ロスバスタチン
PCSK9阻害薬	エボロクマブ，アリロクマブ
MTP阻害薬	ロミタピド
陰イオン交換樹脂	コレスチラミン，コレスチミド
小腸コレステロールトランスポーター（NPC1L1）阻害薬	エゼチミブ
プロブコール	
フィブラート系薬（PPARα刺激薬）	ベザフィブラート，フェノフィブラート，クロフィブラート，クリノフィブラート，ペマフィブラート
ニコチン酸系薬	トコフェロールニコチン酸エステル，ニセリトロール，ニコモール
多価不飽和脂肪酸	イコサペント酸エチル（EPA），オメガ-3脂肪酸エチル

● 図6 脂質異常症治療薬

4）陰イオン交換樹脂

コレスチミドなどが用いられている．小腸において胆汁酸を吸着し，その後は体内に吸収されることなく，糞便とともに体外に排泄される．胆汁酸の再吸収を阻害するため，コレステロールの胆汁酸への異化が促進され，肝細胞内のコレステロール含量が減少する．その結果，肝細胞のLDL受容体数が増加し，血中から肝臓へのコレステロールの取り込みが促進され，血中LDL濃度が低下する．

比較的安全性が高く，重症の家族性高コレステロール血症にはなくてはならない薬である．

5）小腸コレステロールトランスポーター阻害薬

小腸におけるコレステロールの吸収は，粘膜細胞表面に存在するNPC1L1（Niemann-Pick C1-like 1 protein）とよばれるトランスポーターを介して行われる．**エゼチミブ**はNPC1L1を阻害し，コレステロールの吸収を選択的に抑制することにより，血清コレステロール値を低下させる．腸肝循環するため作用が長時間持続する．

副作用に横紋筋融解症や肝機能障害，便秘，下痢などがある．

6）プロブコール

コレステロールの胆汁への異化排泄促進，リポタンパク質の合成抑制などの機序により，LDL受容体を介さずに，血清LDLコレステロール値を低下させる．動脈内膜下におけるLDLの酸化を抑制して，血管壁へのコレステロールの沈着を抑制する作用もある．

重大な副作用に心電図QT時間延長による心室性不整脈（torsades de pointes）や，消化管出血，横紋筋融解症などがある．

7）フィブラート系薬

フェノフィブラートなどがある．これらの薬は，核内受容体のペルオキシソーム増殖因子活性化受容体α（PPAR α）の刺激薬であり，リポタンパク質リパーゼ（LPL）の発現を増加させることによってTGに富むリポタンパク質の代謝を促進し，血清TG値を低下させる．同時に，肝臓におけるTGの合成抑制やHDL構成タンパク質であるアポA-ⅠおよびアポA-Ⅱの発現を促進して，血清HDLコレステロール値を増加させる．胆汁中へのコレステロール排泄促進作用もあるため，血清LDLコレステロール値も低下する．

重大な副作用に横紋筋融解症などがある．腎機能が低い患者においては，HMG-CoA還元酵素阻害薬との併用により横紋筋融解症が発症しやすくなるため，注意する．

8）ニコチン酸系薬

ニコチン酸誘導体の**ニコモール**などがある．作用機序の詳細は十分解明されていないが，①脂肪細胞における脂肪の分解を抑制する結果，肝臓への遊離脂肪酸の供給量が減って，肝臓におけるVLDLの産生・分泌が減少し，血清LDLコレステロール値が低下する，②LPLを活性化してVLDL中のTGの分解を促進するため，血清TG値が低下する，などの作用が知られている．また，血清HDLコレステロール値を上昇させる作用や，動脈硬化性疾患の危険因子と考えられている血清リポタンパク質（a）〔Lp（a）〕値を低下させる作用もある．

重大な副作用はないが，比較的頻度の高い副作用に，顔面潮紅やほてりがあり，PGI_2やPGE_2の生合成増加による血管拡張が関与していると考えられている．血管拡張作用や血小板凝集抑制作用を示すため，ニコチン酸系薬は，末梢循環障害に対しても用いられている．

9）多価不飽和脂肪酸

イコサペント酸エチル（EPA）は，脂質合成に関与している酵素の発現を調節している転写因子のSREBP-1c（sterol regulatory element binding protein-1c）を阻害することにより血清TG値を低下させ，またPPAR αを活性化して，LPLの活性化とVLDLの代謝を促進することにより，血清総コレステロール値を低下させる．

3 痛風・高尿酸血症

1 痛風・高尿酸血症とは

尿酸はヒトにおけるプリン代謝の最終産物である．遺伝素因に環境要因が加わって尿酸の産生が過剰になったり，排泄が低下したりすると，**高尿酸血症**[※13]となる．わが国における高尿酸血症の患者数は約500万人であり，痛風発作を起こすのはそのうちの約1割といわれている．**尿酸排泄低下型**が約6割を占め，**尿酸産生過剰型**は約1割，そして残りは**混合型**である．30〜40代の男性に多い．

体液中の尿酸の溶解度は7.0 mg/dLであるが，これを超えた過飽和状態でも結晶として析出することなく，体液中に存在することは可能である．しかし，そのような状態は不安定であり，わずかなpHや体温の変化をきっかけとして，尿酸の微細な結晶が析出することがある．組織で結晶が析出すると，それを顆粒球[※14]などが貪食し，極度の痛みを伴う炎症反応が生じる（図7）．これを**痛風**（gout）といい，足の母趾の付け根の関節腔などに頻発する．最初の急性発作は突然現れるが，2回目以降はある種の前兆を感じることが多い．急性発作をくり返すと，**慢性関節炎**となる．組織における乳酸の産生が高まると，pHが低下して，尿酸の結晶析出を助長する．高尿酸血症は腎不全や心筋梗塞の危険因子と考えられているが，尿酸を最も重要な内因性抗酸化物質と捉える考え方もある．

痛風の急性発作の治療は関節炎の緩解と鎮痛が主体となる．痛風発作中に尿酸値を低下させると発作を増悪させるので，高尿酸血症治療薬を投与してはならない．一方，慢性的な高尿酸血症への対応は，食餌療法，飲水励行，アルコール制限などによって血清尿酸値の低下に努めるのが原則であるが，QOLを重視するとそれらの厳格な実施は難しい．血清尿酸値が9.0 mg/dL以上の場合は，直ちに高尿酸血症治療薬による治療を開始するが，薬の服用は通常，一生続くと認識するべきである．

2 急性痛風発作に用いられる薬 （図7，表4）

1）コルヒチン

コルヒチンはイヌサフラン（*Colchicum autumnale*）に含まれるアルカロイドで，急性の痛風発作の予防に著効を示す．発作の前兆を感じたら，なるべく早く服用する．また，発作後1日までの服用であれば，75％以上の有効率で寛解効果が期待できる．

[※13] 血清尿酸値＞7.0 mg/dLを高尿酸血症と診断する．

[※14] 白血球のうち，殺菌作用を有する成分を含有する顆粒を細胞内に多数含むもの．白血球の約60％を占め，好中球，好酸球，好塩基球の3つに分類される．

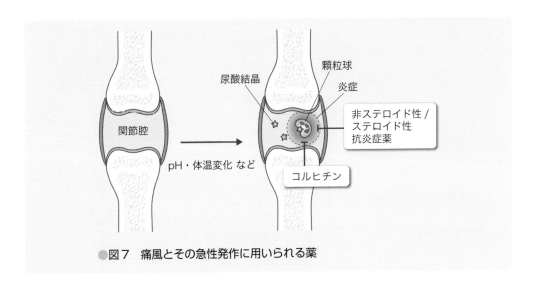

●図7　痛風とその急性発作に用いられる薬

●表4　痛風・高尿酸血症治療薬

急性痛風発作に用いられる薬	
急性痛風発作寛解・予防薬	コルヒチン
非ステロイド性抗炎症薬	インドメタシン，ナプロキセン，プラノプロフェン，オキサプロジン
副腎皮質ステロイド	プレドニゾロン，ベタメタゾン，デキサメタゾン
高尿酸血症治療薬	
尿酸排泄促進薬	ベンズブロマロン，プロベネシド，ブコローム
尿酸産生抑制薬	アロプリノール，フェブキソスタット，トピロキソスタット
その他　尿アルカリ化薬	クエン酸カリウム・クエン酸ナトリウム配合，炭酸水素ナトリウム
尿酸分解酵素	ラスブリカーゼ

　顆粒球内で細胞骨格タンパク質であるチュブリンに結合して微小管を脱重合させることで炎症部位への遊走を抑制し，また尿酸結晶の貪食により引き起こされる脱顆粒を阻止する．尿酸の生合成や排泄には影響せず，鎮痛作用や抗炎症作用もない．

　重大な副作用に再生不良性貧血などの血液障害や，横紋筋融解症，末梢神経障害がある．また，用量依存的に腹痛や下痢などの消化器症状が現れる．副作用を避けるため，長期の予防的投与は行わない．

2）非ステロイド性抗炎症薬（NSAIDs）

　NSAIDs[15]は，急性痛風発作の初期から極期までの治療における第一選択薬である．原則として，短期間に限り比較的多量のNSAIDsを投与する**NSAIDパルス療法**を行って炎症を鎮静化させる．

3）副腎皮質ステロイド

　コルヒチンおよびNSAIDsが使用できない例と多発性に関節炎を発症している例には，**プレドニゾロン**，**ベタメタゾン**または**デキサメタゾン**の経口投与が用いられる．

※15 アスピリンにも適応はあるが，鎮痛用量のアスピリンは血清尿酸値を低下させ，痛風発作を増悪させるので，痛風発作に対するアスピリンの使用は避けるべきである．

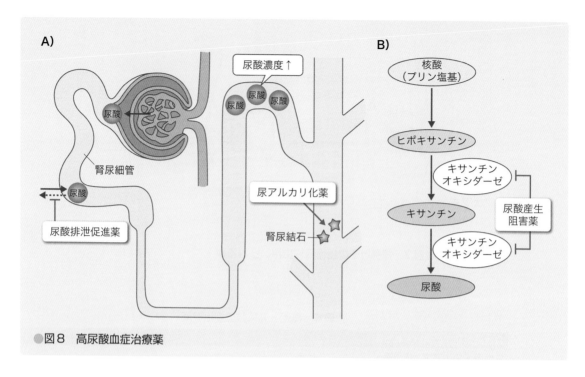

●図8　高尿酸血症治療薬

3 高尿酸血症治療薬

　　尿酸排泄低下型には尿酸排泄促進薬（図8A）を，また尿酸産生過剰型には尿酸産生阻害薬（図8B）を用いる．尿酸の析出を防ぐため，**尿アルカリ化薬**である**クエン酸カリウム・クエン酸ナトリウム配合製剤**や**炭酸水素ナトリウム**を併用する[16]．癌化学療法に伴う高尿酸血症の予防にはフェブキソスタットを，治療には尿酸分解酵素のラスブリカーゼを使用する．

1）尿酸排泄促進薬

　　ベンズブロマロンは近位尿細管に存在する**尿酸トランスポーター**であるURAT1を選択的に阻害することで尿酸の再吸収を抑制し，尿酸の尿中排泄量を増加させる．尿酸排泄促進作用は強力で，他薬との相互作用も少ないが，投与開始後6カ月以内に重篤な肝障害が発現したとの報告があるため，初期6カ月間は，肝機能検査を行う必要がある．肝障害や，高度の腎障害，腎結石を伴う患者，および妊婦には禁忌である．

　　プロベネシドは近位尿細管における尿酸の分泌と再吸収をともに抑制するが，URAT1阻害による再吸収抑制作用がより強いため，尿酸の排泄量は増加する．近位尿細管に存在する有機アニオントランスポーターの阻害による薬物相互作用により，NSAIDs，ペニシリン，メトトレキサート，ワルファリンをはじめとする多くの薬物の腎排泄を抑制し，それらの作用を増強する．

　　ブコロームはわが国でNSAIDsとして開発された薬であり，抗炎症作用と尿酸排泄促進作用を併せもつ．高尿酸血症の是正のほか，関節リウマチ，変形性関節症，膀胱炎，急性中耳炎などの各種疾患や手術後，外傷後などの消炎，鎮痛，解熱に用いられる．

※16 尿酸は弱酸なので，尿が酸性になるほど溶解度は低くなり，尿がアルカリ性になるほど溶解度は高くなる．

2）尿酸産生阻害薬

キサンチンオキシダーゼは，尿酸の原料であるヒポキサンチンからキサンチンへの代謝およびキサンチンから尿酸への代謝の2段階の反応を触媒する．**アロプリノール**は全身のキサンチンオキシダーゼを阻害することにより，尿酸の産生を抑制し，血清尿酸値を低下させる．このとき，アロプリノールは活性代謝物オキシプリノールに代謝され[※17]，主に腎臓から排泄されるため，腎機能が低下した患者には減量が必要となる．

重大な副作用に，皮膚粘膜眼症候群（Stevens-Johnson症候群），再生不良性貧血，肝障害，腎不全，間質性肺炎，横紋筋融解症などがある．

フェブキソスタットと**トピロキソスタット**はプリン塩基構造をもたない選択的キサンチンオキシダーゼ阻害薬であり，アロプリノールと同様の作用機序で奏効する．

重大な副作用に肝機能障害と過敏症がある．

キサンチンオキシダーゼは，抗癌薬のメルカプトプリン，免疫抑制薬のアザチオプリン，気管支喘息治療薬のテオフィリン，および抗HIV薬のジダノシンを代謝する酵素でもあるので，キサンチンオキシダーゼ阻害薬はこれらの薬の代謝も阻害し，血中濃度を上昇させる．

4 骨粗鬆症

1 骨粗鬆症とは

骨組織では，**骨代謝**，すなわち，**破骨細胞**による骨吸収と**骨芽細胞**による骨形成が常にくり返されており，これらのバランスによって骨量と形態が維持されている．これを骨の**リモデリング**という（図9）．**骨粗鬆症**は，骨吸収量が骨形成量を上回ることにより骨の微細構造が劣化し，骨強度が低下して骨折を起こしやすくなる疾患である．一般的に，加齢に伴って骨芽細胞の機能低下と活性型ビタミンDの産生減少が起きるが，女性の場合は，これに閉経によるエストロゲン不足が加わって発症する例が多い．このような原発性の骨粗鬆症のほかに，副甲状腺機能亢進症，バセドウ病，クッシング症候群，糖尿病などの疾患や副腎皮質ステロイドなどの薬が原因で起こる**続発性骨粗鬆症**と原因不明の**若年性骨粗鬆症**もある．

2 ビスホスホネート（表5）

骨粗鬆症治療における第一選択薬であり，強力な骨強度増加作用を有する．

ピロリン酸のP-O-P構造に類似したP-C-P構造を有するため，ヒドロキシアパタイト[※18]に親和性が高く，体内ではそのほとんどが骨や歯の表面に分布する．破骨細胞が骨表面に接着して骨吸収がはじまると，ビスホスホネートは破骨細胞に取り込まれ，アポトーシスを誘導する．その結果，骨吸収が減少して，骨量の増加と血中カルシウム濃度の低下が起こる．第二世代以降のビスホスホネートの骨吸収抑制作用には，破骨細胞のファルネシルピロリン酸合成酵素阻害作用が関与していると考えられている．

※17 代謝物のオキシプリノール（アロキサンチン）にも非競合的キサンチンオキシダーゼ阻害作用がある．アロプリノールの半減期はおよそ1.6時間であるが，オキシプリノールの半減期はおよそ17時間であることから，尿酸生成抑制効果は長時間持続する．
※18 リン酸カルシウムと水酸化カルシウムの複合体で，骨や歯の主成分である．

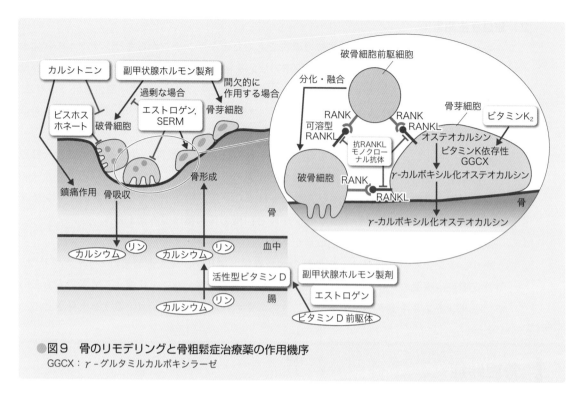

●図9　骨のリモデリングと骨粗鬆症治療薬の作用機序
　GGCX：γ-グルタミルカルボキシラーゼ

●表5　骨粗鬆症治療薬

ビスホスホネート	第一世代	エチドロン酸
	第二世代	パミドロン酸, アレンドロン酸, イバンドロン酸
	第三世代	リセドロン酸, ミノドロン酸, ゾレドロン酸*
ビタミン類	活性型ビタミンD_3	アルファカルシドール, カルシトリオール, エルデカルシトール
	ビタミンK_2	メナテトレノン
ホルモン類	カルシトニン類	エルカトニン, サケカルシトニン
	卵胞ホルモン（エストロゲン）	エストリオール, エストラジオール
	選択的エストロゲン受容体モジュレーター（SERM）	ラロキシフェン, バゼドキシフェン
	タンパク質同化ホルモン	メテノロン
	副甲状腺ホルモン製剤	テリパラチド
抗RANKLモノクローナル抗体		デノスマブ
その他	イソフラボン誘導体	イプリフラボン
	カルシウム補給剤	リン酸水素カルシウム, L-アスパラギン酸カルシウム

＊ ゾレドロン酸は骨粗鬆症に適応がない（適応外で用いられることはある）.

　　ビスホスホネートは，経口吸収率がきわめて低い薬（およそ1〜2％）であり，Ca^{2+}やMg^{2+}などの二価の陽イオンが存在すると錯体を形成してさらに吸収率が低下するので，内服前後には食物やミネラル飲料などの摂取を避ける．また，内服による口腔咽頭部，食道，胃・十二指腸などの潰瘍を防ぐため，服用後30分以上上体を起こしているよう指導する．

　　重大な副作用に，食道・口腔内障害，胃・十二指腸障害，肝障害，低カルシウム血症のほか，皮膚粘膜眼症候群（Stevens-Johnson症候群），顎骨壊死・顎骨骨髄炎，大腿骨転子下お

よび近位大腿骨骨幹部の非定型骨折などがある．血清カルシウム濃度を低下させるので，低カルシウム血症の患者には禁忌である．

3 ビタミン類

1）活性型ビタミンD_3

ビタミンD_3は肝臓で25位が，また腎臓で1α位が水酸化されて活性型となる．腎臓における水酸化は，副甲状腺ホルモンにより促進される．活性型ビタミンD_3は，腸管からのカルシウムおよびリンの吸収と腎臓におけるそれらの再吸収を促進するとともに副甲状腺ホルモンの産生・分泌を減少させて，骨吸収を抑制する．骨芽細胞のビタミンD受容体刺激を介して骨形成促進に関与する可能性も示唆されているが，詳細は不明である．

ビタミンD_3誘導体の**アルファカルシドール**は，1α位が水酸化されているので，肝臓において25位が水酸化されるだけで活性型となる．活性型ビタミンD_3を製剤化したものが**カルシトリオール**であり，肝臓や腎臓における活性化は不要である．椎体骨折防止効果と転倒防止効果があることが報告されており，骨粗鬆症のほか，慢性腎不全，副甲状腺機能低下症，くる病・骨軟化症にも用いられる．また2011年には，カルシトリオールの誘導体で，骨により特異的に作用する**エルデカルシトール**が発売された．Ca^{2+}代謝改善効果だけなく，後述のビスホスホネートや選択的エストロゲン受容体モジュレーターに匹敵する骨代謝改善作用を示す．

重大な副作用に高カルシウム血症や急性腎不全などがある．

2）ビタミンK_2

メナテトレノンは14種類確認されているビタミンK_2の1つで，骨芽細胞から分泌される骨基質タンパク質，オステオカルシンのγ-カルボキシグルタミン酸残基の生成に補酵素として作用することで，骨形成促進作用と骨吸収抑制作用を示す．原発性のみならず，続発性の骨粗鬆症に対しても有効性が確認されている．ワルファリンの作用を減弱させるので，併用禁忌である．

4 ホルモン類

1）カルシトニン類

カルシトニンは，甲状腺の傍濾胞細胞から分泌されるペプチドホルモンであり，鎮痛作用を示す．医薬品としては，**エルカトニン**と**サケカルシトニン**が用いられており，いずれも筋肉内注射で骨粗鬆症における疼痛に対して用いられる．また，エルカトニンは，高用量で骨吸収を抑制し，血清カルシウム濃度を低下させるため，高カルシウム血症や骨ページェット病に対する適応を有する．

重大な副作用に，アナフィラキシー様症状，低カルシウム血症性テタニーの誘発，喘息発作の誘発などが報告されている．

2）卵胞ホルモン（エストロゲン）

閉経などによりエストロゲンが欠乏すると骨の代謝回転が亢進し，骨吸収が骨形成を上回るため骨量は減少する．このような骨粗鬆症にはエストロゲンの補充療法が有効であり，同時に更年期障害や脂質代謝異常の改善も期待できる．わが国では，天然型エストロゲンであ

る**エストリオール**と**エストラジオール**，エストラジオールと黄体ホルモンであるレボノルゲ
ストレルの配合剤，およびエストラジオールとテストステロンの配合剤が骨粗鬆症のホルモ
ン補充療法に用いられている．

　重大な副作用に血液凝固系の亢進による血栓症がある．また，乳房膨満感，頭痛，めまい，
悪心，浮腫，体重増加などの副作用が現れることがある．乳癌，子宮体癌および血栓症の患
者あるいはこれらの病気の既往がある人はホルモン補充療法を受けることができない．

3）選択的エストロゲン受容体モジュレーター（SERM）

　ラロキシフェンおよび**バゼドキシフェン**は，骨組織においてはエストロゲン様作用を示し，
閉経後の骨代謝回転を改善して骨強度を増大させるが，乳房組織や子宮内膜においては抗エ
ストロゲン作用を示すため，エストロゲン製剤で問題となる乳癌のリスクはむしろ低下させ
る．このような作用を有する薬はSERM（selective estrogen receptor modulator）とよばれ，
適応は閉経後骨粗鬆症のみであるが，エストロゲンやビスホスホネート（後述）と同等の椎
体骨折防止効果を発揮することが明らかにされている．

　重大な副作用に静脈血栓塞栓症と肝機能障害がある．その他の副作用として，ヘモグロビ
ン減少，血清総タンパク質減少，腹部膨満，嘔気などが現れることがある．

4）副甲状腺ホルモン製剤

　副甲状腺ホルモン（PTH）は，ビタミンDと協調して体内のカルシウム代謝を調節してい
るペプチドホルモンである．ヒトPTHの活性部分であるN末端断片（アミノ酸34個）の遺
伝子組換え製剤である**テリパラチド**の皮下投与が骨粗鬆症の治療に用いられている．1日1回
連日投与製剤と週1回投与製剤が市販されており，ビスホスホネートにまさる骨量増加作用
と骨折防止効果が示されている．骨形成を促進する唯一の骨粗鬆症治療薬である．

　重大な副作用にショック，アナフィラキシー様症状がある．その他の副作用の中で比較的
頻度の高いものに悪心・嘔吐，頭痛，意識消失などがある．

5 抗RANKLモノクローナル抗体

　デノスマブに骨粗鬆症の適応がある．RANKL（Receptor activator of NF-κB ligand）に
より破骨前駆細胞に存在する受容体であるRANKが刺激されると，破骨細胞への分化が促進
される．破骨細胞のRANKが刺激されると破骨細胞の生存維持や骨吸収の促進などが引き起
こされる．デノスマブは，RANKLの機能を阻害し，破骨細胞による骨吸収を抑制すること
で，骨強度を増加させる．特に骨の表面を構成する皮質骨の骨量増加作用は，他の薬にはみ
られない特徴である．6カ月に1回皮下投与される．

　重大な副作用に低カルシウム血症や，顎骨壊死・顎骨骨髄炎，大腿骨転子下および近位大
腿骨骨幹部の非定型骨折，アナフィラキシー反応などがある．

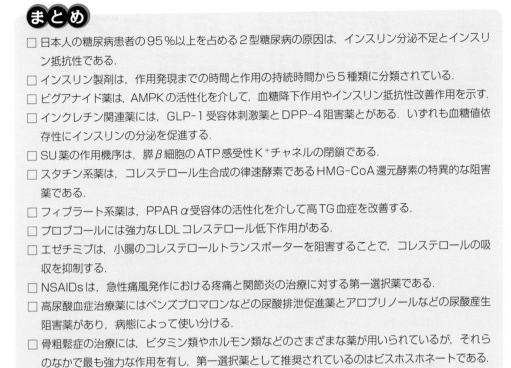

まとめ

- [ ] 日本人の糖尿病患者の95％以上を占める2型糖尿病の原因は，インスリン分泌不足とインスリン抵抗性である.
- [ ] インスリン製剤は，作用発現までの時間と作用の持続時間から5種類に分類されている.
- [ ] ビグアナイド薬は，AMPKの活性化を介して，血糖降下作用やインスリン抵抗性改善作用を示す.
- [ ] インクレチン関連薬には，GLP-1受容体刺激薬とDPP-4阻害薬とがある．いずれも血糖値依存性にインスリンの分泌を促進する.
- [ ] SU薬の作用機序は，膵β細胞のATP感受性K^+チャネルの閉鎖である.
- [ ] スタチン系薬は，コレステロール生合成の律速酵素であるHMG-CoA還元酵素の特異的な阻害薬である.
- [ ] フィブラート系薬は，PPARα受容体の活性化を介して高TG血症を改善する.
- [ ] プロブコールには強力なLDLコレステロール低下作用がある.
- [ ] エゼチミブは，小腸のコレステロールトランスポーターを阻害することで，コレステロールの吸収を抑制する.
- [ ] NSAIDsは，急性痛風発作における疼痛と関節炎の治療に対する第一選択薬である.
- [ ] 高尿酸血症治療薬にはベンズブロマロンなどの尿酸排泄促進薬とアロプリノールなどの尿酸産生阻害薬があり，病態によって使い分ける.
- [ ] 骨粗鬆症の治療には，ビタミン類やホルモン類などのさまざまな薬が用いられているが，それらのなかで最も強力な作用を有し，第一選択薬として推奨されているのはビスホスホネートである.

10章 代謝性疾患とその治療薬

11章

抗炎症薬・抗リウマチ薬・抗アレルギー薬

　薬のありがたみを身にしみて実感するのは，薬で痛みが消えたときではないだろうか．虫歯の痛みや打撲による痛み，激しい運動後の筋肉痛などのような比較的軽い痛みにはNSAIDsとよばれる非ステロイド性抗炎症薬がよく効く．このグループの薬は，シクロオキシゲナーゼ（COX）という酵素を阻害し，プロスタグランジン類の産生を抑制することによって鎮痛作用を発揮する．炎症反応は身体を守るための反応である．しかし，過度の炎症は痛みやかゆみを誘発して苦痛や不快感をもたらすだけでなく，組織の機能障害を招くこともあるため，それらを抑えるために**抗炎症薬**が用いられる．

　関節リウマチは，炎症を背景とする原因不明の自己免疫疾患で，関節の変形と機能低下を特徴とする．近年，病態に対する理解が進み，疾患修飾性抗リウマチ薬（DMARDs）によって進行をある程度抑えることができるようになった．

　アレルギーは，ほとんどすべての人が経験しているはずである．蕁麻疹や蚊に刺されたときのかゆみはⅠ型アレルギーに由来するといえば，納得する人が多いだろう．アレルギー発症のメカニズムに干渉して症状を抑える薬を，抗アレルギー薬という．

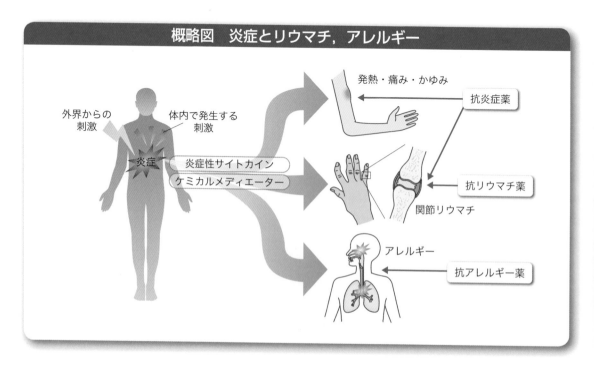

概略図　炎症とリウマチ，アレルギー

1 炎症と炎症性物質

　私たちの身体は，化学物質，ウイルス，細菌，寄生虫，電磁波[※1]，熱，など，絶えず外界からのさまざまな刺激にさらされている．これらの刺激は，場合によっては組織を傷害し，全身状態に悪影響を及ぼすことがある．そのような状態に陥ることを回避するために，私たちの身体には有害刺激[※2]から身体を守るシステム，すなわち生体防御機構が備わっており，**炎症**はその一端を担う重要な反応と考えられている．

　例えば，脛を打撲すると，その周辺に**発赤**，**腫脹**，**局所熱感**，および**疼痛**が生じる．これらを炎症の**4大徴候**という．さらに組織の機能障害を加えて5大徴候ということもある．場合によっては，発熱，倦怠感，食欲不振などの全身反応もみられる．

1 急性炎症と慢性炎症

　炎症は，急性炎症と慢性炎症に分けられる．急性炎症は数分以内に現れ，持続は長くても数日程度である．一方，慢性炎症の場合は，症状はゆっくりと進行し，数年以上持続することも珍しくない．

　急性炎症の発症時には，肥満細胞から遊離されるヒスタミン，細胞膜リン脂質からつくられるプロスタグランジン類やロイコトリエン類，そして血漿タンパク質のキニノーゲンの分解によって生じるブラジキニンなど[※3]が互いに影響しあうことによって，まず局所[※4]血管の拡張と透過性亢進が起こる．その結果，炎症部位への血流量が増加し，また血漿が血管外へ漏れ出して浮腫[※5]を形成する（図1）．

　ブラジキニンは強力な発痛物質としても知られ，感覚神経を興奮させて痛みのシグナルを中枢神経系に送る．また，プロスタグランジン類はブラジキニンの発痛作用を増強することで，痛みに対する感受性を高める（4章参照）．炎症部位に痛みを感じるのは，主にこれらの物質が原因である．

　また，炎症時には白血球が血管外に移動して，炎症の原因となっている物質を食作用によってとり除いたり，酵素や活性酸素などによって不活性化したりする．そして，線維芽細胞や上皮細胞が炎症部位に集まってきて増殖し，各種成長因子の作用によって，傷付けられた組織が修復され，炎症は収束に向かう．

　ここで炎症を起こしている原因物質[※6]をうまくとり除くことができないと，急性炎症は慢性化する．**慢性炎症**は長期に及ぶため，組織の傷害と修復が同時に進行し，血管新生や組織の線維化がみられることが多い．そこでは白血球[※7]が重要な働きをしており，複数のサイトカイン[※8]が関与する複雑な反応が進行している．

※1　紫外線および赤外線を含む光線のほか，X線，γ線，β線などの放射線，また電波も電磁波の一種である．
※2　有害刺激には腫瘍，結石，死んだ細胞から出てくる内容物など，私たちの体内で生じるものもある．
※3　これらをまとめて「ケミカルメディエーター」という．
※4　身体の限られた一部分という意味．
※5　「腫れ」や「むくみ」のこと．
※6　「起炎物質」とよばれることがある．
※7　なかでも，T細胞やマクロファージが重要である．

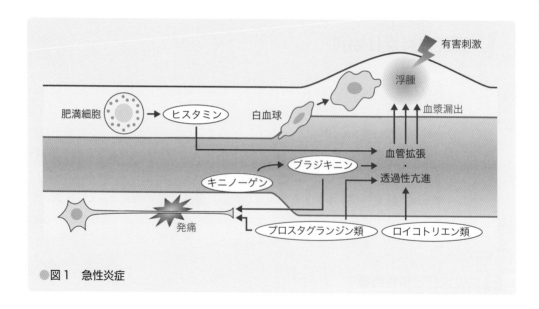

●図1 急性炎症

2 オータコイド

　私たちの身体には恒常性[※9]維持機構が備わっている．この機構には，**神経伝達物質，ホルモン**，そして**オータコイド**という3種類の生理活性物質が重要な働きをしており，それぞれの特性に応じた細胞機能の調節を行っている．神経による調節は，空間的（〜μm）および時間的（ミリ秒〜秒）に非常に精密である．一方，ホルモンの影響を受ける細胞は全身（〜m）に分布しており，より長期的（時間〜日〜月）に体内をある一定の機能状態に維持するという特徴がある．対して，オータコイドによる調節は神経伝達物質とホルモンの中間的な性質を示す．すなわち，影響の及ぶ範囲は数cm程度であり，その持続も数分〜数日である．このような生体機能調節における特徴から，オータコイドは**局所ホルモン**とよばれることがある（図2）．

　主なオータコイドにヒスタミン，セロトニン（以上，アミン），アンジオテンシンⅡ，ブラジキニン，サブスタンスP（以上，ペプチド），プロスタグランジン類，ロイコトリエン類（以上，脂質）などがあり，炎症やリウマチ，アレルギーの発症と維持に深くかかわっている．

2 抗炎症薬

　抗炎症薬は，炎症に伴う痛みなどの不快感や組織の傷害を抑制する目的で使用される．抗炎症薬の主な薬理作用は，種々の炎症症状を仲介する**プロスタグランジン類**の生合成抑制であり，それによる症状の軽減である．したがって，抗炎症薬による治療はあくまでも対症療法である．それゆえ，抗炎症薬で症状が軽くなったからといって炎症の原因をとり除く努力

※8　細胞間で情報を伝達するタンパク質で，分子量数万のものが多い．非常に低い濃度（〜pM）で作用する．炎症に関係するものに，インターロイキン1β（IL-1β）や腫瘍壊死因子-α（TNF-α）などがある．

※9　ギリシャ語に由来する「ホメオスタシス」という言葉が用いられることもある．

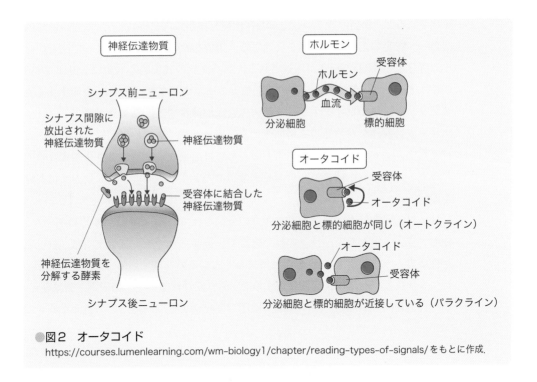

図2　オータコイド
https://courses.lumenlearning.com/wm-biology1/chapter/reading-types-of-signals/をもとに作成.

を怠ると，かえって病気からの回復を遅らせることにもなりかねない．また，前述のように，炎症反応とは，本来，生体防御機構の1つなので，その意義を損なわないようにしなければならない．

抗炎症薬は，**ステロイド性抗炎症薬**と**非ステロイド性抗炎症薬（NSAIDs**[10]**）**の2種類に分類される．

1 ステロイド性抗炎症薬（副腎皮質ステロイド薬）

副腎皮質ホルモンはステロイド骨格という化学構造を有するため，副腎皮質ステロイドともよばれる．これらは糖質コルチコイドと鉱質コルチコイドに大別される[11]が，抗炎症作用を示すのは，**糖質コルチコイド**である．**コルチゾール**[12]，**コルチゾン**および**コルチコステロン**の3種類が天然の糖質コルチコイドとして知られているが，生体内で大部分の活性を担っているのはコルチゾールである．コルチゾールはかなり強い鉱質コルチコイド作用[13]も有するため，抗炎症薬として使用すると，体内にNa^+と水分が貯留して全身性浮腫などの副作用を生じることがある．そこで，鉱質コルチコイド作用の減弱，抗炎症作用の増強，作用持続時間の延長などを目的に，数多くの合成糖質コルチコイドが開発されてきた．

糖質コルチコイドの受容体は細胞質に存在している．糖質コルチコイドにより受容体が活

※10 Non-Steroidal Anti-Inflamatory Drugs の下線部分をつないで，NSAIDs（エヌセイズ）と略称される．

※11 副腎皮質からは男性ホルモンも分泌されるが，通常は副腎皮質ステロイドには含まない．

※12 ヒドロコルチゾンとよばれることもある．

※13 "鉱質"作用とはミネラル（主にNa^+）の代謝制御を指すことは8章で述べた．一方糖質コルチコイドは，抗炎症作用の他に糖代謝を担う役割があり，"糖質"とよばれる．

性化されると，糖質コルチコイド−受容体複合体が核内に移行してDNAの特異的結合部位に結合し，特定の遺伝子の転写を促進したり阻害したりすることによって抗炎症作用を発揮する（図3）．遺伝子の転写が促進されるタンパク質の代表的なものに，リポコルチンがある．これはアラキドン酸カスケードの出発酵素であるホスホリパーゼA_2を阻害するため，プロスタグランジン類やロイコトリエン類の生合成が減少する．また，キニナーゼⅡ[※14]やアドレナリンβ受容体などの発現を増加させる作用もあり，炎症の抑制に寄与している．一方，糖質コルチコイドが発現を抑制するものとしては，炎症に関連するさまざまなサイトカインやケモカインがある．糖質コルチコイドは，このようなメカニズムで強力な抗炎症作用を発揮する．

　ステロイド性抗炎症薬は薬効の強さで分類されている（表1）．多くの剤形があり，経口，注射，吸入，塗布などの種々の投与経路で，関節リウマチ，気管支喘息，自己免疫疾患，炎症性疾患，アレルギー性疾患などに対して広く用いられている．ステロイド性抗炎症薬を，特に全身投与で大量に長期間使用すると，副腎皮質機能不全，糖尿病，動脈硬化，易感染性，消化性潰瘍，骨粗鬆症，うつ状態，眼圧の上昇による緑内障などの重大な副作用が現れることがある．

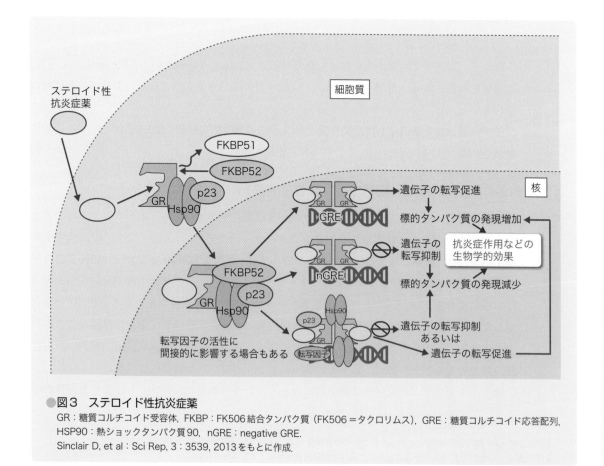

●**図3　ステロイド性抗炎症薬**
GR：糖質コルチコイド受容体，FKBP：FK506結合タンパク質（FK506＝タクロリムス），GRE：糖質コルチコイド応答配列，HSP90：熱ショックタンパク質90，nGRE：negative GRE.
Sinclair D, et al：Sci Rep, 3：3539, 2013をもとに作成.

※14 発痛物質であるブラジキニンの分解を触媒する酵素．この酵素の量が増えるとブラジキニンがどんどん分解されるようになり，ブラジキニンの濃度が低下して痛み刺激が発生しにくくなる．アンジオテンシン変換酵素（ACE）と同じもの（5章参照）.

●表1　ステロイド性抗炎症薬（副腎皮質ステロイド）

分類		薬	備考
全身投与用	1群	コルチゾン，ヒドロコルチゾン	生物学的半減期は8〜12時間程度．糖質作用と鉱質作用の強さが同程度．
	2群	プレドニゾロン	生物学的半減期は12〜36時間程度．糖質作用と鉱質作用は，それぞれヒドロコルチゾンの4倍程度，0.8倍程度．
	3群	メチルプレドニゾロン，トリアムシノロン	生物学的半減期は12〜36時間程度．糖質作用と鉱質作用は，それぞれヒドロコルチゾンの5倍程度，100分の1未満．
	4群	デキサメタゾン，ベタメタゾン	生物学的半減期は36〜72時間程度．糖質作用と鉱質作用は，それぞれヒドロコルチゾンの5倍程度，100分の1未満．
外用薬	Ⅰ　ストロンゲスト	クロベタゾールプロピオン酸エステルなど	
	Ⅱ　ベリーストロング	ベタメタゾンジプロピオン酸エステルなど	
	Ⅲ　ストロング	ベタメタゾン吉草酸エステルなど	
	Ⅳ　マイルド	プレドニゾロン吉草酸エステル酢酸エステルなど	
	Ⅴ　ウィーク	プレドニゾロンなど	

外用薬については「アトピー性皮膚炎診療ガイドライン2016年版」を改変．

2 非ステロイド性抗炎症薬（NSAIDs）

NSAIDsは酸性，中性および塩基性抗炎症薬に大別される（表2）．

1）酸性抗炎症薬

NSAIDsの中心は酸性抗炎症薬である．現在，**アスピリン**（アセチルサリチル酸）をはじめ30種類近くの医薬品が市販されており，それらは化学構造に基づいて**サリチル酸系，アントラニル酸系，アリール酢酸系，プロピオン酸系**，および**オキシカム系**の5種類に分類される．アリール酢酸系は，さらに，フェニル酢酸系，インドール酢酸系，イソキサゾール酢酸系，ピラノ酢酸系およびナフタレン系に細分されている．酸性抗炎症薬は**シクロオキシゲナーゼ**（cyclooxygenase：**COX**）の阻害という共通の作用機序でプロスタグランジン類の生合成を抑制する．また，体温調節中枢である視床下部におけるプロスタグランジン類の産生抑制が解熱作用に関係している．

●表2　NSAIDs

酸性抗炎症薬	サリチル酸系	サリチル酸，アスピリン
	アントラニル酸系	メフェナム酸，フルフェナム酸
	アリール酢酸系	ジクロフェナク，アンフェナク，インドメタシン，アセメタシン，プログルメタシン，スリンダク，モフェゾラク，エトドラク，ナブメトン
	プロピオン酸系	イブプロフェン，フルルビプロフェン，ケトプロフェン，ナプロキセン，プラノプロフェン，チアプロフェン酸，オキサプロジン，ロキソプロフェン，ザルトプロフェン
	オキシカム系	メロキシカム，ピロキシカム，アンピロキシカム，ロルノキシカム
中性抗炎症薬	コキシブ系	セレコキシブ
塩基性抗炎症薬		チアラミド

チアプロフェン酸は販売終了（2022年経過措置満了）

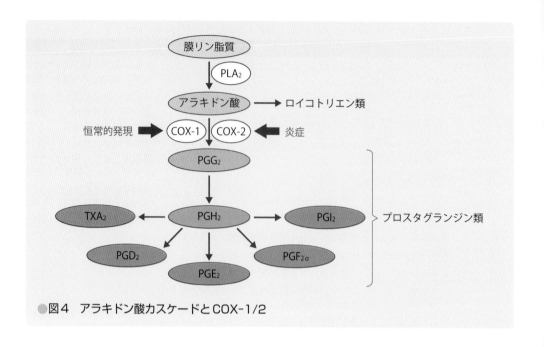

●図4　アラキドン酸カスケードとCOX-1/2

　ここで1つ注意しておきたいのは，COXには2種類あるということである（図4）．すなわち，多くの組織に普段から発現している**COX-1**と，細菌の内毒素や炎症性サイトカインなどの刺激によって炎症部位で一時的に発現が増える**COX-2**である．COX-1によって産生されるプロスタグランジン類は組織の正常な機能維持に重要な働きをしていると考えられている一方，COX-2は過剰な炎症反応を引き起こす原因となるプロスタグランジン類を産生すると考えられている．

❶ サリチル酸系

　サリチル酸系には，ドロヤナギの樹皮から得られた**サリチル酸**と，その誘導体であるアスピリン，および**サリチル酸メチル**がある．類似化合物に**サリチルアミド**や**エテンザミド**がある．サリチル酸はナトリウム塩が神経痛や腰痛に対して注射剤として用いられており，サリチル酸メチルは湿布薬に抗炎症薬として配合されている．サリチルアミドやエテンザミドは，市販の総合感冒薬や頭痛薬などに配合されている．

　アスピリン（アセチルサリチル酸）は手術後の慢性的な痛みや炎症による痛みなど，軽度から中等度の痛みに有効であるが，内臓痛には無効である．また，体温調節中枢に作用し，発熱時に上昇している体温のセットポイントを正常化することで皮膚血管を拡張させ，熱の放散を促して体温を下げる解熱作用がある．

　アスピリンは，COXのセリン残基をアセチル化してCOXを非可逆的に阻害することにより，抗炎症作用を示す．低用量のアスピリンは，血小板凝集を抑制するので，血栓形成の予防に用いられる（9章参照）．アスピリンによる胃障害の軽減とアスピリンの消化管吸収の向上を目的として，制酸薬のダイアルミネートを配合した錠剤が広く用いられている．

　重大な副作用に，ショック，アナフィラキシー様症状，Stevens-Johnson症候群，Lyell症候群，再生不良性貧血，喘息発作誘発，過敏症，白血球減少，血小板減少，出血時間延長，悪心・嘔吐，消化管出血，肝・胃機能障害などがある．

❷ 他の酸性抗炎症薬

アスピリン以外の酸性抗炎症薬は，アラキドン酸と競合することによりCOXを阻害する．酸性抗炎症薬はCOX-1もCOX-2もともに同程度阻害する[※15]．それゆえ，組織の正常な機能維持に必要とされるプロスタグランジン類の産生も抑制してしまうため，胃潰瘍や腎不全などのさまざまな副作用が現れやすい．

アリール酢酸系の薬は非常に強力な消炎鎮痛作用および解熱作用を示すが，消化管障害作用も強いため，必ず胃粘膜保護薬と併用される．主な薬に**ジクロフェナク**や，**インドメタシン**などがある．

プロピオン酸系の薬は，消炎鎮痛効果および解熱作用はアリール酢酸系に劣るが，その分副作用が少ない．**ロキソプロフェンやイブプロフェン**がある．

また，**ロキソプロフェン**や，**スリンダク**，**ナブメトン**などは，体内で代謝されることで活性体となるプロドラッグである．体内への吸収時に消化管粘膜においてプロスタグランジン産生を阻害しないため，消化器系に対する副作用が他のNSAIDsと比較すると少ない．

2）中性抗炎症薬（選択的COX-2阻害薬）

現在，**セレコキシブ**のみが市販されている．COX-1よりもCOX-2に対して，数十倍～数百倍高い選択性を示すため，消化管障害発生率は従来のNSAIDsよりも低い．

3）塩基性抗炎症薬

チアラミドがある．COX阻害作用はほとんど認められず，炎症部位でヒスタミンやセロトニンといった起炎物質と拮抗することにより抗炎症作用や鎮痛作用を示すと考えられている．

3 解熱鎮痛薬

解熱鎮痛薬の臨床応用はNSAIDsのそれと重なる部分が多いものの，作用機序には不明な点が多い．COX阻害作用は弱く，抗炎症作用がほとんどないため，抗炎症薬とは別のグループに分類されている．非ピリン系のアニリン系薬とピリン系（ピラゾロン系）の薬がある．

1）アニリン系薬

アセトアミノフェンは，アスピリンとほぼ同等の解熱鎮痛作用を有するため，胃潰瘍を有する患者や15歳以下のインフルエンザまたは水痘の患者[※16]など，アスピリンを使用できない場合に有用である．多くの総合感冒薬に配合されている．副作用は比較的少ないが，過剰投与により肝障害を起こすことがある．特にアルコールを習慣的に多く摂取していると肝障害の危険性が高まる．

2）ピリン系薬

スルピリンは，解熱作用は強いが鎮痛作用は弱い．他の薬が無効な患者に注射剤が用いられる．

イソプロピルアンチピリンは，解熱薬として総合感冒薬に配合されている他，鎮痛薬として片頭痛治療薬のエルゴタミン製剤にも配合されている．

※15 ジクロフェナク（アリール酢酸系），エトドラク，ザルトプロフェン（プロピオン酸系），およびメロキシカム（オキシカム系）は，COX-2にある程度の選択性を示す．

※16 これらの患者において，アスピリン服用とライ症候群（意識障害，痙攣，肝臓障害，高アンモニア血症，低血糖症などの症状を呈する高死亡率の疾患）発症との関連が疑われている．

3 抗リウマチ薬

1 関節リウマチ（RA）とは

関節リウマチ（rheumatoid arthritis：RA）は，関節に発生した慢性的な炎症により関節が変形したり，諸臓器に病変を引き起こしたりする疾患である．好発年齢は35〜50歳で，患者数は女性の方が男性よりも2〜3倍多い．

症状の進行は人によってさまざまであるが，多くの例では，はじめ手指や足指，手首，ひじ，足首などの関節に痛みを伴う炎症が起こる．通常，炎症は左右対称的に起こり，体の両側の関節が同程度の影響を受ける．朝起きたときなどに，1時間以上続くこわばりを感じることもある．やがて関節が変形して可動範囲が狭くなり，**肉芽組織**[17]が形成されて関節が破壊される．その過程には種々のケミカルメディエーターや炎症性サイトカイン[18]など，さまざまな生理活性物質が関与している．倦怠感，微熱，リンパ節腫脹，皮下結節，貧血，間質性肺炎，腎障害などの全身症状が現れることもある．

発症の原因は明らかではないが，関節への白血球の浸潤，リウマトイド因子[19]や抗CCP抗体[20]などの自己抗体の出現から，遺伝，環境，免疫異常などが複雑に関連する自己免疫疾患と捉えられている．

2 関節リウマチ治療薬

現在の医療では，RAを予防することも完治させることもできない．したがって，現時点での治療目標は患者の生活の質（QOL）をできるだけ高いレベルに保つこと，すなわち，炎症などの臨床症状の改善だけでなく，関節破壊の抑制を介して身体機能障害の防止と生命予後の改善を図ることである．そのためには，できるだけ早い時期から強力な治療を開始して関節炎を鎮静化させ，その寛解を長期間維持する必要がある．炎症症状とそれに伴う痛みの治療には，対症療法として抗炎症薬が用いられるが，近年，薬効の概念が確立された**疾患修飾性抗リウマチ薬**（<u>D</u>isease-<u>M</u>odifying <u>A</u>nti-<u>R</u>heumatic <u>D</u>rugs：**DMARDs**）には，炎症症状を軽くするだけでなく，病態を根本的に改善する作用があり，関節障害への進行を防ぐことができる[21]．DMARDsの効果が現れるまでには，通常，6〜8週間の投与が必要である．（図5，表3）．

1）免疫抑制薬

❶ メトトレキサート（MTX）

ピリミジン合成系に必須の葉酸代謝酵素であるジヒドロ葉酸還元酵素を阻害する（図6，14章参照）．強力な抗炎症作用と免疫抑制作用の他に，滑膜細胞に対する増殖抑制作用や軟

※17 滑膜細胞の増殖によって生じる．パンヌス塊とよばれる．

※18 TNF-α，IL-1，IL-6など．

※19 RAでみられる自己抗体の一種．

※20 抗シトルリン化ペプチド（cyclic citrullinated peptide：CCP）抗体のこと．RA患者の関節滑膜に多く発現しているシトルリン化タンパク質に対する自己抗体で，RAの早期診断に有用であることが示されている．

※21 これには「有効例では」というただし書きが必要である．と言うのは，かなりの割合でDMARDsが効かない患者がいるからである．

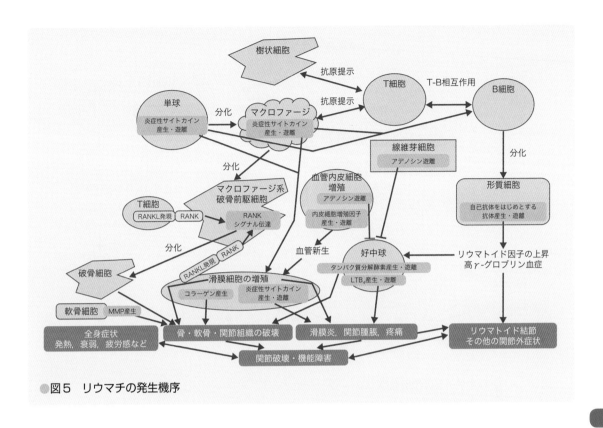

●図5　リウマチの発生機序

●表3　疾患修飾性抗リウマチ薬（DMARDs）

免疫抑制薬		メトトレキサート（MTX），レフルノミド，タクロリムス，ミゾリビン
免疫調節薬	金製剤	金チオリンゴ酸ナトリウム，オーラノフィン
	SH基製剤	ペニシラミン，ブシラミン
	サルファ薬	サラゾスルファピリジン
	クロモン類	イグラチモド
生物学的製剤	抗TNF-α薬	インフリキシマブ，アダリムマブ，ゴリムマブ，セルトリズマブ ペゴル，エタネルセプト
	抗IL-6受容体抗体	トシリズマブ，サリルマブ
	抗IL-1β受容体抗体	カナキヌマブ
	T細胞選択的共刺激調節薬	アバタセプト
	抗RANKL抗体	デノスマブ
ヤヌスキナーゼ（JAK）阻害薬		トファシチニブ，バリシチニブ

骨・骨の破壊を防止する作用があり，RA治療におけるアンカードラッグ[※22]として重要である．効果発現に要する期間は2〜3週間と他のDMARDsより短い．臨床では，単独あるいは他の抗リウマチ薬との併用で，週1回の投与が行われる．副作用を防ぐために**葉酸**を併用することが多い．活動性結核，腎機能低下，骨髄抑制，慢性肝疾患などの患者には禁忌である．

※22「アンカー」は「錨」である．「中心的薬剤」という意味．

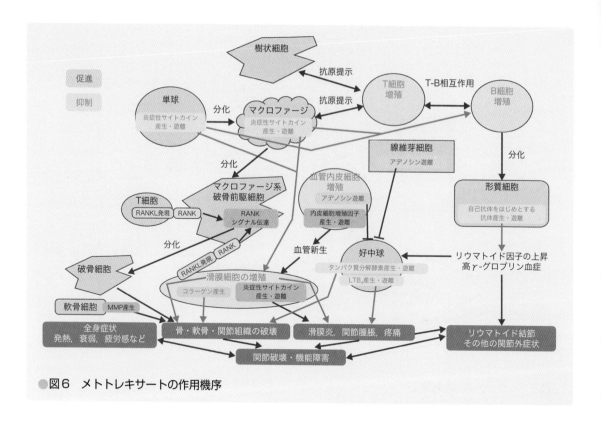

●図6　メトトレキサートの作用機序

❷レフルノミド

　体内で代謝を受けて活性化された後，T細胞やB細胞においてジヒドロオロト酸脱水素酵素を可逆的に阻害し，核酸合成を抑制するピリミジン代謝拮抗薬である．T細胞やB細胞の増殖抑制やIgG抗体産生の抑制などを介して，MTXと同等以上の強力な抗リウマチ作用を発揮する．効果の発現も1週間～1カ月以内と比較的すみやかである．しかし，市販後間質性肺炎が多発し，死亡例も出たため，わが国ではあまり用いられていない．間質性肺炎以外の重大な副作用としては，肝障害，感染症，汎血球減少症などがある．

❸タクロリムス

　ヘルパーT細胞のタクロリムス結合タンパク質FKBP12（FK binding protein 12）に結合し，カルシニューリンを阻害することで，ヘルパーT細胞における免疫応答を抑制する（図7）．シクロスポリンととともに心，腎，肝などの各種臓器移植になくてはならない免疫抑制薬として知られているが，他の薬の効果が不十分な場合に限って，RAの治療にも用いられる．副作用に感染症，腎障害，糖尿病，高血圧，間質性肺炎などがある．

❹ミゾリビン

　体内で代謝を受け，活性化された後，T細胞やB細胞においてIMP脱水素酵素を阻害することにより核酸合成を抑制するプリン代謝拮抗薬である．T細胞やB細胞の増殖を特異的に抑制することで免疫抑制作用を示す．NSAIDsや他の抗リウマチ薬の効果が不十分な場合に限って，RAの治療にも用いられる．他の抗リウマチ薬と比較して副作用発現率が低いことから，高齢者や合併症のある症例，特に高齢女性に対して用いられる．メトトレキサートな

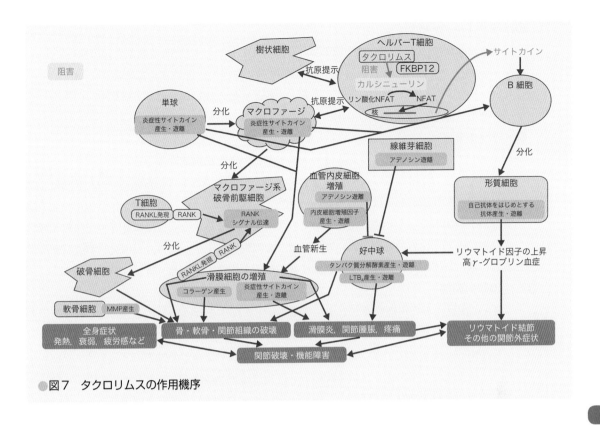

●図7　タクロリムスの作用機序

どの他の抗リウマチ薬と併用されることが多い．副作用に骨髄機能抑制，感染症，腎障害，糖尿病，高血圧，間質性肺炎などがある．

2）免疫調節薬

自己免疫異常を是正する薬を免疫調節薬というが，作用機序は不明な点が多い．

❶金製剤

金チオリンゴ酸ナトリウムがあるが，近年は使用頻度が減少している．SH基を有する種々の酵素に結合して活性を阻害し，マクロファージや多形核白血球[23]の機能を抑制することにより抗リウマチ効果を示すと考えられているが，確定的な作用機序はいまだ明らかでない．重大な副作用に間質性肺炎や血液障害などがある．頻度の高い副作用に，瘙痒感，皮疹，腎障害，および剥脱性皮膚炎や口内炎などの皮膚粘膜症状がある．

❷SH基製剤

分子内にSH基を有する薬剤で，ペニシリン代謝物の**ペニシラミン**と，その誘導体の**ブシラミン**がある．わが国ではペニシラミンよりも安全性が高いブシラミンの使用が多い．活性酸素の除去やコラゲナーゼの阻害，リウマトイド因子の分解促進などの作用が知られている．重大な副作用に間質性肺炎や血液障害などがある．比較的頻度の高い副作用は皮疹，瘙痒感，腎機能障害，味覚異常，腹痛である．

※23 顆粒球をこうよぶことがある．特に好中球を指す場合が多い．

❸ サラゾスルファピリジン

サルファ薬（13章参照）の一種であり，薬効は金製剤およびSH基製剤とほぼ同等である．早期の軽度～中等症RAに有効性が高い．重大な副作用に肝障害や血液障害，Stevens-Johnson症候群，TEN型薬疹などがある．比較的頻度の高い副作用は，瘙痒感，口内炎，および悪心・嘔吐や腹痛などの消化器症状などである．

❹ イグラチモド

主として免疫グロブリンや炎症性サイトカインの産生を抑制することにより抗リウマチ作用を示す．その作用は転写因子NF-κBの抑制を介していると考えられている．薬効はサラゾスルファピリジンとほぼ同等である．MTXと併用するとMTX単独投与よりもリウマチ改善作用が高まることが示されたはじめての薬剤である．重大な副作用に肝障害や顆粒球減少症などがある．比較的頻度の高い副作用は，肝逸脱酵素上昇，皮疹，口内炎，および腹痛である．機序は不明であるが，ワルファリンの作用を増強するため，併用は禁忌である．

3）生物学的製剤

RAに関連する炎症性サイトカインを標的とする抗体または融合タンパク質である．すみやかに作用し，有効率も高く，関節の破壊を抑制することができる（図8）．

抗TNF-α薬として，**インフリキシマブ**や**アダリムマブ**などの抗TNF-αモノクローナル抗体，抗TNF-αモノクローナル抗体のFab断片にポリエチレングリコール（PEG）を結合させた**セルトリズマブ ペゴル**[24]，およびTNF-α受容体の一部と免疫グロブリンの一部を融合させたタンパク質である**エタネルセプト**がある．これらの薬は，RAの病態形成に深く関与するTNF-αの作用を減弱させることで薬効を示す．インフリキシマブの場合，薬効の増強と抗インフリキシマブ抗体の産生を抑えるため，MTXとの併用が必須となっている．

これらの他に，抗IL-6受容体抗体の**トシリズマブ**や**サリルマブ**，抗IL-1β抗体の**カナキ**

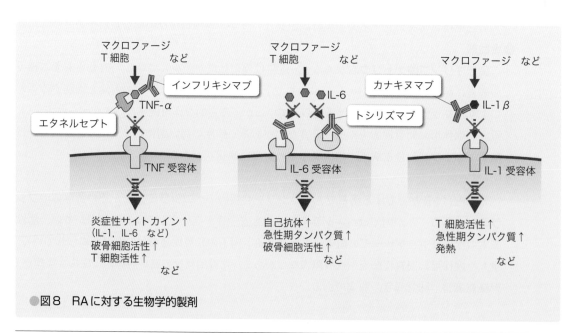

●図8　RAに対する生物学的製剤

※24 分子量が小さいため，注射部位反応が弱く，PEG化したことによって血中濃度半減期も延長し，また免疫原性が低下したため，アレルギー反応も起きにくい．

ヌマブ，抗原提示細胞表面のCD80およびCD86に特異的に結合することでT細胞の活性化を阻止する**アバタセプト**がある．アバタセプトはCD80/86に結合するCTLA-4という分子と免疫グロブリンGの一部（定常領域）との融合タンパク質である．

4）JAK阻害薬

インターフェロンやインターロイキンなどの受容体は2量体を形成しており，それぞれの細胞内領域に**ヤヌスキナーゼ（JAK）**とよばれるチロシンキナーゼが1分子ずつ会合している．受容体が活性化されると，JAKが互いのチロシン残基をリン酸化することで活性化し，サイトカイン受容体の細胞内領域をチロシンリン酸化する．リン酸化されたサイトカイン受容体には，**STAT**（signal transuducer and activator of transcription）とよばれる分子が会合し，JAKによるリン酸化を受ける．リン酸化されたSTATは2量体を形成して核内に移行し，DNAに結合することによって標的遺伝子を活性化する．

JAK阻害薬は，サイトカイン受容体の細胞内情報伝達を遮断し，炎症や滑膜細胞の増殖，関節の破壊などに関与するサイトカインなどの産生を抑えることで抗リウマチ効果を発揮する．JAK1，2および3を阻害する**トファシチニブ**と，JAK1と2に選択的な**バリシチニブ**が，メトトレキサートの効果が十分でない活動性のRA患者に用いられている．

重大な副作用に感染症，消化管穿孔，汎血球減少症，肝障害などがある．トファシチニブは当初，発癌を促進する可能性が指摘されていたが，市販後調査の結果，他の生物学的製剤と同程度であることが示されている．

4 抗アレルギー薬

1 アレルギーとは

アレルギーとは，免疫反応のうち，生体にとって有害な反応を指す．**過敏反応**ともよばれる．アレルギーの原因となる抗原[25]のことを**アレルゲン**という．アレルギーは発症メカニズムの違いによって，4つの型に分類されている．Ⅰ～Ⅲ型には抗体が関与しており，Ⅳ型にはリンパ球やマクロファージが関与している．

Ⅰ型アレルギーは，**アナフィラキシー**または即時型とよばれることもある．体内にアレルゲンが侵入すると特異的なIgE抗体が産生され，その結果，肥満細胞や各種白血球，血小板などが刺激される．すると，数秒～数分以内に細胞内からさまざまなケミカルメディエーター，酵素，サイトカイン，ケモカイン[26]などが放出されて，即時的なアレルギー反応が誘発される．体質的にIgE抗体を産生しやすい人[27]は，Ⅰ型アレルギーを起こしやすい．

薬による溶血は**Ⅱ型アレルギー**，関節リウマチや全身性エリテマトーデス（systemic lupus erythematosus：SLE）は**Ⅲ型アレルギー**，またツベルクリン反応や接触性皮膚炎は**Ⅳ型アレルギー**に分類されるが，ここでは詳しく述べない．

※25 抗原‒抗体反応を発動させる分子のこと．

※26 サイトカインの一種で，白血球の遊走を引き起こすもの．

※27 言い換えれば，アトピー素因をもつ人のこと．

　花粉症，気管支喘息，食物アレルギー，アトピー性皮膚炎など，私たちが日常生活で遭遇するアレルギーは，ほとんどが I 型である．したがって，抗アレルギー薬と言えば **I 型アレルギー治療薬**のことを指す．アレルギーの治療には，作用機序に基づいて分類されたケミカルメディエーター産生抑制薬，ケミカルメディエーター遊離抑制薬，ケミカルメディエーター受容体遮断薬，そして Th2 サイトカイン産生抑制薬という 4 種類の抗アレルギー薬（図 9）と副腎皮質ステロイド薬が用いられている．また，スギ花粉症やダニアレルギーに対しては，抗原エキスを継続的に皮下あるいは舌下に投与することでアレルギー反応を軽減させる**免疫療法**が行われている（表 4）．

1）ケミカルメディエーター産生抑制薬

　抗アレルギー薬で産生を抑制することができるケミカルメディエーターは，アラキドン酸カスケード産物の 1 つであるトロンボキサン A₂（TXA₂）のみである．TXA₂ は TXA₂ 受容体（TP 受容体）の刺激を介して，血小板凝集，血管収縮，気管支収縮などの反応を引き起こす．**オザグレル**は，選択的にトロンボキサン合成酵素を阻害して TXA₂ の産生を抑制することに

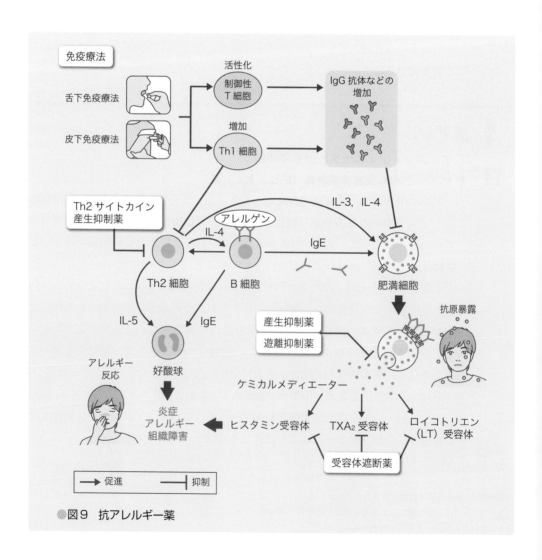

●図 9　抗アレルギー薬

●表4　抗アレルギー薬

ケミカルメディエーター産生抑制薬				オザグレル
ケミカルメディエーター遊離抑制薬				クロモグリク酸，トラニラスト，イブジラスト，アンレキサノクス
ケミカルメディエーター受容体遮断薬	ヒスタミンH₁受容体遮断薬	第一世代		ジフェンヒドラミン，クロルフェニラミン，プロメタジンなど
		第二世代		ケトチフェン，メキタジン，フェキソフェナジン，エピナスタチン，ベポタスチン，オロパタジンなど
	TXA₂受容体（TP受容体）遮断薬			セラトロダスト，ラマトロバン
	ロイコトリエン（LT）受容体遮断薬			プランルカスト，モンテルカスト
Th2サイトカイン産生抑制薬				スプラタスト
免疫療法薬				標準化スギ花粉エキス，ヤケヒョウダニエキス・コナヒョウダニエキス配合

より，気管支喘息における気道過敏性と気道収縮を抑制する（7章参照）．

2）ケミカルメディエーター遊離抑制薬

クロモグリク酸や**トラニラスト**などは，アレルギー反応における肥満細胞などからのケミカルメディエーターの遊離を抑制することで，抗アレルギー作用を発揮する．また，抗ヒスタミン薬[28]のなかには，ヒスタミンH₁受容体遮断作用の他にさまざまな抗アレルギー作用を示すものがある．例えば，第二世代抗ヒスタミン薬の**ケトチフェン**や**オキサトミド**などは，ケミカルメディエーターの遊離抑制作用も示す．

3）ケミカルメディエーター受容体遮断薬

❶ヒスタミンH₁受容体遮断薬（抗ヒスタミン薬）

抗アレルギー薬として最も広く用いられており，多くの薬が市販されている．第一世代薬に**ジフェンヒドラミン**や，**クロルフェニラミン**などが，また第一世代に較べて中枢へ移行しにくく，副作用の眠気・鎮静作用が少ない第二世代薬に，**フェキソフェナジン**や**エピナスタチン**などがある．内服薬，注射薬，点眼薬など，多くの剤形があり，アレルギー性鼻炎や，アトピー性皮膚炎，アレルギー性結膜炎，蕁麻疹などの痒みに対して優れた効果を示す．

❷TXA₂受容体（TP受容体）遮断薬

セラトロダストは，即時型および遅発型の喘息反応と気道過敏性の亢進を抑制することから，気管支喘息に用いられている．**ラマトロバン**は，TXA_2による血管透過性亢進や炎症性細胞の浸潤を抑制することから，アレルギー性鼻炎に用いられている．

❸ロイコトリエン（LT）受容体遮断薬

LTC4やLTD4などのシステイニルロイコトリエン[29]は，cys-LT1受容体を介して気管支平滑筋を強く収縮させる．またcys-LT1受容体の刺激は，好酸球の浸潤を引き起こして鼻粘膜の浮腫などを誘発し，鼻閉などのアレルギー性鼻炎の症状の成立に深く関与している．**プ**

※28 ヒスタミンH₁受容体遮断薬のこと．
※29 構造中にアミノ酸のシステインを含むロイコトリエンであり，LTC4と，その代謝物であるLTD4およびLTE4からなる．

ランルカストと**モンテルカスト**は，気管支喘息やアレルギー性鼻炎に適応があり，特に鼻閉を伴うアレルギー性鼻炎と気管支喘息を合併した症例に有効である．

4）Th2サイトカイン産生抑制薬

スプラタストはわが国で開発された薬で，Th2細胞[※30]によるIL-4およびIL-5の産生を選択的に抑制する．その結果，好酸球の浸潤，IgE抗体の産生，ケミカルメディエーターの遊離などが抑制されて，抗アレルギー作用が現れる．気管支喘息，アレルギー性鼻炎およびアトピー性皮膚炎に適応を有する．

5）免疫療法薬（減感作療法薬）

前述の抗アレルギー薬は，すべて対症療法薬であり，アレルギーの発症を根本的に抑制するものではない．近年，**スギ花粉エキス**や**ダニエキス**を少量から投与開始し，徐々に用量を上げることで，スギ花粉症やダニアレルギーによるアレルギー性鼻炎の長期寛解をめざす**免疫療法（減感作療法）**が行われている．治療には3〜5年間の長期間が必要であるが，アレルギー症状の軽減が期待できる．舌下錠の方が安全性は高いが，口腔内腫脹や浮腫などの副作用が起きることがある．

6）ステロイド性抗炎症薬（副腎皮質ステロイド薬）

アレルギー症状の基盤には炎症反応があるので，ステロイド性抗炎症薬の吸入剤や噴霧剤が，気管支喘息やアレルギー性鼻炎に対する第一選択薬として推奨されている．

まとめ

- □ 炎症は生体防御機構の一翼を担う重要な反応であるが，過度の炎症は苦痛や組織の機能障害を招くことがある．
- □ 炎症には種々のケミカルメディエーターが関与している．
- □ ヒスタミン，ブラジキニン，プロスタグランジン類などのオータコイドによる生体機能の調節は，神経伝達物質とホルモンの中間的な性質を示すことから，局所ホルモンともよばれる．
- □ ステロイド性抗炎症薬の主な作用機序は，リポコルチンの産生促進によるホスホリパーゼA_2の阻害である．
- □ 酸性および中性非ステロイド性抗炎症薬（NSAIDs）の共通の作用機序は，シクロオキシゲナーゼ（COX）の阻害である．
- □ 関節リウマチ（RA）の治療では，発症初期からメトトレキサートなどの疾患修飾性抗リウマチ薬（DMARDs）を投与し，必要に応じてNSAIDsや少量のステロイド性抗炎症薬を補助的に投与する．
- □ 抗アレルギー薬が使用されるのは，主にアナフィラキシーまたは即時型ともよばれるⅠ型アレルギーである．
- □ 抗アレルギー薬はケミカルメディエーターの産生，遊離または作用を抑制することで薬効を現す．

※30 CD4陽性ヘルパーT細胞の一種．IL-3などのサイトカインの産生を介して，B細胞によるIgE抗体の産生を誘導する．

12章 感覚器に作用する薬

感覚とは，音や光，温度などの刺激により生じる印象のことである．私たちは，感覚によって身体の内外からいろいろな情報を入手している．私たちが生きていくためには，例えば，自分が今いる場所や，食べているものが安全なのかどうかを判断するための情報が必要である．感覚を感知する種々の体性感覚[※1]の受容器などを総称して感覚器といい，眼，耳，鼻，舌，皮膚をはじめとする身体のあらゆる場所に存在する．感覚器によって得られた体の内部や外界の情報は，感覚神経を通じて大脳皮質などの中枢へ伝えられる．中枢はこれらの情報を処理し，遠心性の末梢神経系に適切な指令を送る．私たちは，このようにして効果的な随意運動や本能的行動などを行い，日々の生活を送っている．したがって，感覚器の機能に障害が起きると，外界からの情報の入手が困難となり，自立して社会生活を送ることが難しくなってしまう．

　本章では，眼，耳および皮膚における代表的な疾患とその治療薬について解説する．

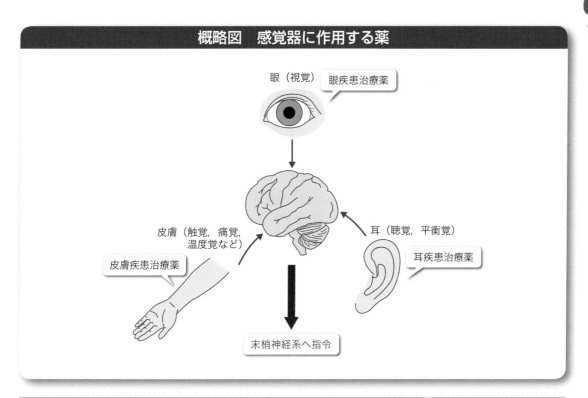

概略図　感覚器に作用する薬

眼（視覚）　眼疾患治療薬

皮膚（触覚，痛覚，温度覚など）　皮膚疾患治療薬

耳（聴覚，平衡覚）　耳疾患治療薬

末梢神経系へ指令

※1　触覚，圧覚，冷覚，温覚，痛覚，運動感覚，位置感覚などがあげられる．

1 眼の疾患とその治療薬

　人間は視覚的動物であるといわれることからもわかるように，私たちは視覚情報に大きく頼って生活している．一説には，私たち人間が外界から得ている感覚情報の80～90％は視覚であるといわれおり，視覚の喪失は私たちのQOLを大幅に低下させる．

1 眼球の構造と機能

1）眼球の構造概略

　眼球は，**角膜**と**強膜**からなる**外膜**，**虹彩**，**毛様体**，および**脈絡膜**からなる**中膜**（**ぶどう膜**[※2]），**内膜**すなわち**網膜**の3層と，内容物である**房水**，**水晶体**，および**硝子体**からなっている（図1）．水晶体はクリスタリンなどから構成される．光は，前方から透光体[※3]である角膜，房水，水晶体，硝子体の順に透過し，受光部である網膜で受容される．網膜で受容された光刺激は，視神経によって脳へ伝えられる．網膜の外には，メラニン色素と血管組織が豊富な脈絡膜と，主に膠原線維からなる強靱な組織である強膜がある．

2）房水と眼圧の調節

　房水とは，毛様体の毛細血管から血漿成分が毛様体突起の上皮細胞を介して後眼房に分泌されたものである．分泌された房水は，瞳孔の縁を通って前眼房に至り，隅角から線維柱体を経てシュレム管，そして上強膜静脈に入り，眼外へ流出する（**主経路：線維柱体流出路**）．房水の一部は，ぶどう膜と強膜に染み込み，眼外へ流出する（**副経路：ぶどう膜強膜流出路**）（図1）．眼球内部の圧力，すなわち眼圧は，房水産生量や房水流出抵抗などの影響を受けて

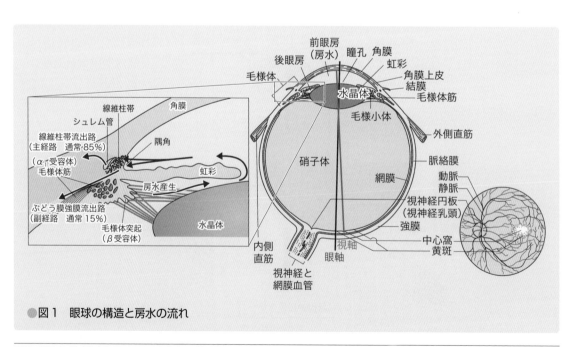

●図1　眼球の構造と房水の流れ

※2　形と色がブドウに似ていることからぶどう膜ともいわれる．
※3　正常な透光体には血管が存在しない．したがって，角膜や水晶体は房水から栄養を受けとっている．

変化する．房水産生量や房水流出抵抗が増大すると，眼圧は上昇する．

2 緑内障治療薬

　緑内障は，わが国の中途失明原因の第1位の疾患であり，網膜神経節細胞が死んで脱落するために発症する．高眼圧は緑内障の最大のリスクファクターと捉えられてきたが，実際にはわが国の緑内障患者のおよそ7割は眼圧が正常範囲（20mmHg以下）である．これを**正常眼圧緑内障**という．現在では緑内障は，網膜循環障害や視神経の脆弱性をはじめとするさまざまな要因が複雑に絡み合って発症すると考えられている．

　現在使用されている緑内障治療薬は，すべて眼圧を下降させる薬物である（図2）．**1）**プロスタグランジン$F_{2\alpha}$関連薬，**2）**アドレナリンβ受容体遮断薬，あるいは**3）**アドレナリンα，β受容体遮断薬が第一選択薬として用いられている．これらで眼圧が十分下がらない場合は他の薬を併用する．

1）プロスタグランジン$F_{2\alpha}$関連薬

　強力かつ持続的に眼圧を下降させることから，緑内障治療の第一選択薬として，最も多く用いられている．縮瞳や散瞳を引き起こさず，焦点調節にも影響を与えない．睫毛の多毛[※4]や眼瞼色素沈着といった副作用が現れることがあるので，点眼後には眼を閉じて顔を洗うよう指導する．

❶ 代謝型プロスタグランジン系（プロストン系）

　イソプロピルウノプロストンがある．プロスタグランジン$F_{2\alpha}$受容体刺激活性は弱く[※5]，Ca^{2+}活性化高コンダクタンスK^+チャネルを活性化することにより，線維柱体流出路やぶどう膜強膜流出路を介する房水流出を促進し，眼圧を低下させる．

❷ プロスタグランジン$F_{2\alpha}$誘導体（プロスト系）

　ラタノプロストなどがある．いずれもプロドラッグであり，角膜で代謝を受けた活性体がプロスタグランジン$F_{2\alpha}$受容体を刺激し，主にぶどう膜強膜流出路を介する房水流出を促進することで，眼圧を低下させる．

❸ プロスタマイド$F_{2\alpha}$誘導体（プロスト系）

　ビマトプロストがある．ビマトプロスト自身がプロスタマイド受容体に作用し，主にぶどう膜強膜流出路を介する房水流出を促進することで，眼圧を低下させる．

2）アドレナリンβ受容体遮断薬

　毛様体のβ受容体を遮断することで，房水産生を抑制し，眼圧を低下させる．縮瞳や散瞳を引き起こさず，焦点調節にも影響を与えない．眼局所の副作用は少ないが，点眼投与であっても薬の一部は全身循環に入るため，気管支平滑筋や心臓などに対する全身性の副作用が問題となる．非選択的β受容体遮断薬である**チモロール**と**カルテオロール**は，気管支喘息の患者には禁忌である．**ベタキソロール**は，β_1受容体選択的遮断薬であり，気管支喘息の患者にも使用できる．コントロール不十分な心不全や，洞性徐脈，房室ブロックの患者に対して

[※4]　副作用である睫毛の育毛作用を逆手にとり，ビマトプロストが睫毛貧毛の治療薬として販売されている．薬価収載はされていないので，自由診療による処方となる．

[※5]　プロスタグランジン$F_{2\alpha}$受容体ノックアウトマウスにおいて眼圧下降作用が消失したとの報告があることから，プロスタグランジン$F_{2\alpha}$受容体刺激作用が全く無関係であると言い切ることはできない．プロスタマイド受容体は，プロスタグランジン$F_{2\alpha}$受容体とそのスプライスバリントとの複合受容体であることが明らかにされている．

プロスタグランジンF$_{2a}$関連薬	代謝型プロスタグランジン系	イソプロピルウノプロストン
	プロスタグランジンF$_{2a}$誘導体	ラタノプロスト，トラボプロスト，タフルプロスト
	プロスタマイドF$_{2a}$誘導体	ビマトプロスト
アドレナリンβ受容体遮断薬	非選択的β受容体遮断薬	チモロール，カルテオロール
	β$_1$受容体選択的遮断薬	ベタキソロール
α，β受容体遮断薬	α，β受容体遮断薬	ニプラジロール
	α$_1$，β受容体遮断薬	レボブノロール
α$_2$遮断薬		ブリモニジン
炭酸脱水酵素阻害薬		ドルゾラミド，ブリンゾラミド
ROCK阻害薬		リパスジル
その他	α$_1$遮断薬	ブナゾシン
	EP2受容体刺激薬	オミデネパグ
	副交感神経興奮様薬	ピロカルピン，ジスチグミン
	交感神経興奮様薬	ジピベフリン

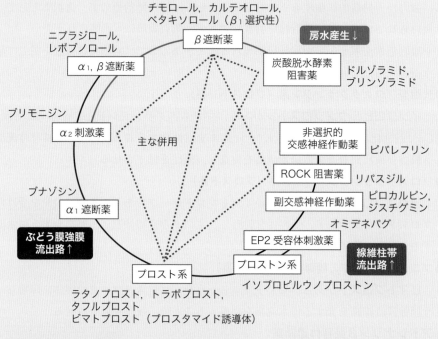

●図2 緑内障治療薬の作用機序
相原 一：日本薬理学雑誌，135：129-133，2010をもとに作成．

は，いずれの薬物も使用できない．

3）アドレナリンα，β受容体遮断薬

　　ニプラジロールはアドレナリンα受容体とβ受容体を遮断し，いずれの薬も受容体のサブタイプに選択性を示さない．**レボブノロール**は，α$_1$受容体とβ受容体を遮断し，β受容体遮断作用に関してはサブタイプ選択性を示さない．β受容体の遮断に基づく房水産生抑制作用と，α$_1$受容体の遮断に基づくぶどう膜強膜流出路からの房水流出促進作用を併せもつ．

4）アドレナリンα₂受容体刺激薬

ブリモニジンは，房水産生の抑制とぶどう膜強膜流出路からの房水流出促進より，眼圧を低下させる．神経保護作用も併せもつ可能性が指摘されている．

5）炭酸脱水酵素阻害薬

毛様体無色素上皮細胞において炭酸脱水酵素を阻害すると，房水産生が抑制され，眼圧が低下する．点眼薬の**ドルゾラミド**と**ブリンゾラミド**が主に第一選択薬のみで眼圧が十分低下しない場合の併用薬として用いられている．

6）Rhoキナーゼ（ROCK）阻害薬

リパスジルがある．線維柱帯細胞や，細胞外マトリクス，シュレム管内皮細胞などに作用して，線維柱体流出路の房水流出抵抗を減少させ，眼圧を低下させると考えられている．

3 白内障治療薬

白内障は，クリスタリンが何らかの原因により変性した結果，水晶体が混濁して視機能が障害される疾患である．臨床的には加齢により発症する**加齢性白内障**が最も多く，その罹患率は70歳代で84〜97％，80歳以上ではほぼ100％と報告されている．

白内障治療薬は，まだ視機能に大きな影響が認められない初期の加齢性白内障の進行を抑制する目的で投与されることがあるが，これらの薬の白内障進行抑制効果には十分な科学的根拠がなく，また，混濁した水晶体の透明度を回復させることもない．

❶ ピレノキシン

白内障の発症原因に**キノイド学説**があり，クリスタリンなどの水溶性タンパク質が，トリプトファンやチロシンなどの芳香環構造をもつアミノ酸の代謝異常で生じるキノイド物質によって変性し不溶性化するため，水晶体が混濁するとされている．**ピレノキシン**の点眼薬は，キノイド物質のタンパク質変性作用を競合的に阻害して，白内障の進行を抑制すると考えられている．

❷ グルタチオン

水晶体には抗酸化物質であるグルタチオンが多く含まれている．白内障の発症に先立ち，水晶体のグルタチオン合成酵素の活性低下やグルタチオン含量の減少が報告されている．**グルタチオン**の点眼薬は，水晶体タンパク質のSH基の酸化を抑制し，タンパク質の凝集を阻止することにより，水晶体の透明性を維持するとされている．

4 角膜治療薬，ドライアイ改善薬

良好な視機能を維持するためには，角膜の透明性の維持が必須である．したがって，角膜の外傷や，シェーグレン症候群，Stevens-Johnson症候群，ドライアイ（眼球乾燥症候群）などに伴う角結膜上皮障害は，最悪失明の原因となる．また，角膜は痛覚などの感覚に対し非常に敏感であり，その外傷や乾きは生活の質を大きく損なう．近年は，コンタクトレンズ装用が原因の角膜上皮の外傷や，パソコンのモニターやスマートフォンの画面を見る時間の増加，エアコンの使用などによるドライアイの発症も増加している（図3）．

1）角膜治療薬

コンドロイチン硫酸は，細胞外マトリクスや細胞表面などに存在するグリコサミノグリカ

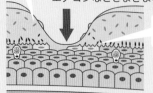

不安定な涙（ドライアイ）

涙が減る　パソコン，コンタクトレンズ，エアコンなどさまざまな要因

目の表面に傷がつく

角膜治療薬	コンドロイチン硫酸
	ヒアルロン酸
ドライアイ改善薬	ジクアホソル
	レバミピド

●図3　ドライアイ

ン（ムコ多糖）の一種であり，コラーゲン線維の再生作用などにより，角膜創傷治癒促進作用を示す．また，粘性があるため，角膜表面の保護に用いられる．

ヒアルロン酸も，細胞外マトリクスなどに存在するグリコサミノグリカンの一種であり，角膜上皮細胞の進展促進などを介した角膜創傷治癒促進，保水，涙液層の安定化，ドライアイやコンタクトレンズ装用に伴う角結膜上皮障害の改善などの作用を示す．

2）ドライアイ改善薬

ジクアホソルは，結膜上皮細胞や杯細胞のP2Y$_2$受容体を刺激し，水分やムチンの分泌を促進することで，涙液の質と量を改善する．角膜上皮細胞のムチン産生も増加させる．

レバミピドは，もともと胃粘膜保護薬である（6章参照）が，結膜や角膜におけるムチンの産生を増大させ，ムチン産生細胞である角膜上皮細胞や結膜杯細胞の数を増やす．

2　耳の疾患とその治療薬

音は耳で受容される．耳は**外耳**，**中耳**，および**内耳**からなり（図4），内耳は，音の受容に関係する**蝸牛**と，平衡感覚に関係する**前庭器官**からなる．

蝸牛の前庭階と鼓室階は外リンパ液で，中央階は内リンパ液で満たされている．音波は，最終的には基底膜上にある聴覚受容器であるコルチ器官の有毛細胞により感知され，聴神経を介して中枢へ伝達される．

前庭器官は，回転の角加速度を受容する**三半規管**と，重力や直線的な加速度を受容する**卵形嚢**と**球形嚢**からなる（図4）．三半規管，卵形嚢および球形嚢の内部は内リンパ液で満たされている．膨大部には**クプラ**とよばれるゼラチン様の物質の仕切りがあり，その中に**有毛細胞**の毛が伸びている．頭の回転による内リンパ液の流れを有毛細胞が検出し，中枢へ伝えることで回転感覚が生じる．卵形嚢および球形嚢には，炭酸カルシウムの結晶である**耳石**がある．卵形嚢は水平方向の，球形嚢は垂直方向の加速度を受容する．耳石は耳石膜とよばれる内リンパ液よりも比重が大きいゼラチン様の物質中にあり，その中に耳石膜の変位を受容し，中枢へ伝える有毛細胞の毛が伸びている．平衡感覚が乱れると，前庭器官からの情報が意識され，めまいや吐き気が生じる．

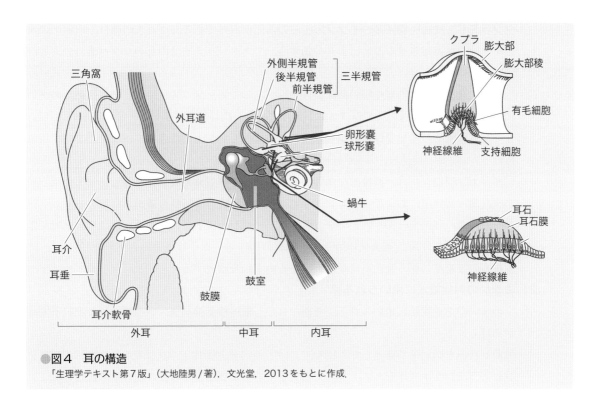

●図4 耳の構造
「生理学テキスト第7版」（大地陸男/著），文光堂，2013をもとに作成．

1 難聴とその治療薬

難聴は，大きく分けて，伝音性難聴と感音性難聴の2つに大別できる．伝音性難聴は，外耳道や耳小骨の奇形，鼓膜の損傷，頭蓋骨折などが原因で発症するもので，薬物療法の対象とはならない．感音性難聴には，聴神経腫瘍や脳腫瘍，中耳炎，内耳炎，トルエンやアミノグリコシド系抗生物質などの耳毒性を示す薬剤が原因の中毒性難聴，流行性耳下腺炎（おたふくかぜ，ムンプス）による難聴，突発性難聴，メニエール病による難聴などがある．

突発性難聴は，突然発症する原因不明の難聴である．発症原因には，内耳循環障害説と，ウイルス感染説とがあるが，現状では原因を特定できないため，**アデノシン3-リン酸**などの血管拡張薬による内耳循環改善，神経系ビタミンであるビタミンB_{12}による神経機能の改善，副腎皮質ステロイド薬による内耳炎症の改善などが試みられることが多い．耳鳴りを合併する場合には，内耳循環を改善する**ニコチン酸アミド**と**パパベリン**の配合薬が用いられる．

2 めまいとその治療薬

めまいは，内耳の障害だけでなく，内耳から平衡中枢に至るどの部位の障害でも起こりうる．めまいは，内耳に原因がある**内耳性めまい**（**末梢性めまい**）と，脳に原因がある**中枢性めまい**に大別できる．中枢性めまいでは，異常な眼球運動や構音障害，複視などの神経症候や，運動障害，感覚障害などを伴うことが多い．その他にも，起立性低血圧や高血圧症，不整脈などの循環器系疾患，腎疾患，ストレスなどがめまいを引き起こすことがある．

1）めまいの原因除去に用いられる薬

メニエール病の病態である内リンパ水腫を改善するためには，炭酸脱水酵素阻害薬の**アセ**

タゾラミドや浸透圧利尿薬の**イソソルビド**の内服が有効である．これらの薬は，水腫中の水分を血管内へ排出させることにより奏効する．アセタゾラミドは内耳のリンパ液の分泌抑制作用も併せもつ．

　ベタヒスチンには内耳や脳の循環改善作用があるため，メニエール病とは無関係なめまいにも用いられる．同種の薬に**ジフェニドール**があり，内耳障害に基づくめまいに用いられる．β受容体刺激薬の**イソプレナリン**も脳血管拡張作用を有し，内耳障害に基づくめまいに用いられる．

　イフェンプロジルは，直接的な血管平滑筋弛緩やα受容体遮断による脳循環改善作用，血小板凝集抑制作用，およびミトコンドリア呼吸機能促進による脳代謝改善作用を示し，脳梗塞や脳出血の後遺症に伴うめまいを改善する．**イブジラスト**は，ホスホジエステラーゼを阻害し，血管拡張作用，抗炎症作用，血栓形成抑制作用，血小板凝集抑制作用などを介して，脳梗塞の後遺症に伴う慢性脳循環障害によるめまいを改善する．

2）めまいの対症療法に用いられる薬

　めまいの対症療法に用いられる主な薬として，前庭機能抑制薬，制吐薬，および抗不安薬があげられる．

　前庭機能を抑制する薬として，ヒスタミンH_1受容体遮断作用や抗コリン作用を示す**ジフェンヒドラミン**とホスホジエステラーゼ阻害薬である**ジプロフィリン**の配合薬，抗ヒスタミン作用や抗コリン作用を示す**ジメンヒドリナート**，制吐作用を示すドパミンD_2受容体遮断薬である**メトクロプラミド**，ベンゾジアゼピン系薬の**クロチアゼパム**，フェノチアジン系の抗精神病薬である**ペルフェナジン**などが用いられる．不安感が強い場合は，前述のベンゾジアゼピン系薬や，三環系抗うつ薬が用いられることがある．

3　皮膚の疾患とその治療薬

　皮膚の疾患には外用薬が用いられることが多いが，場合によっては全身投与薬も用いられる．私たちに投与される医薬品は，基剤と主剤（薬効を示す主成分）からなっている．外用薬は基剤の違いによって，軟膏，クリーム，ローションなどに分類される（**表1**）．

1　アトピー性皮膚炎治療薬

　アトピー性皮膚炎は，激しい痒みを伴う慢性の皮膚炎である（**図5**）．乳幼児期には湿潤性の痒みを伴う病変であることが多いが，小児期には乾燥が進む．治癒せず思春期や成人期に移行すると，皮膚の乾燥がさらに進んで厚くなり，皮膚が赤みをおびたり，色素沈着のために黒ずんだりすることもある．軽症の場合は，保湿薬の**白色ワセリン**や，**尿素**，**ヘパリン**，**ヘパリン類似物質**の外用薬が用いられる．皮膚の炎症がある場合は，適切なランク[※6]の外用の**ステロイド性抗炎症薬**（11章-2参照）か，異物や細菌に対する免疫反応を抑制することで抗炎症作用を示す**タクロリムス**（11章-3参照）**の軟膏**を用いる．タクロリムス

※6　作用の強さにより，ウィークからストロンゲストまでの5段階に分けられている（11章表1の外用薬参照）．

油脂性基剤	白色ワセリン	○：皮膚保護作用，保湿作用，鱗屑軟化脱落作用などがある．刺激性が少ない． ×：べとつく．
	流動パラフィン	
	プラスチベース	
	植物油（ダイズ油，ナタネ油，オリーブ油など）	
	ミツロウ，サラシミツロウ	
	単軟膏（ミツロウ＋植物油）	
	スクワレン	
	ラノリン	
	豚脂	
水溶性基剤	マクロゴール400（ポリエチレングリコール400）	○：水で洗い流すことができる．主剤の溶解性や混合性がよい．滲出液を吸着する． ×：皮膚乾燥作用がある．
	マクロゴール4000（ポリエチレングリコール4000）	
	マクロゴール軟膏（マクロゴール400：マクロゴール4000＝1：1）	

くすりの正しい使い方　ぬり薬（http://kompas.hosp.keio.ac.jp/sp/contents/medical_info/about_medicine/usage/ointment.html）をもとに作成

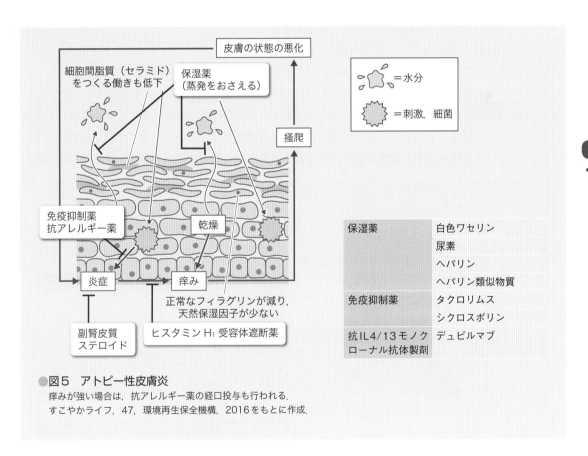

●図5　アトピー性皮膚炎
痒みが強い場合は，抗アレルギー薬の経口投与も行われる．
すこやかライフ，47，環境再生保全機構，2016をもとに作成．

には，正常皮膚からは吸収されず，皮膚のバリア機能が低下している病変部の皮膚のみ透過する性質がある．痒みが強い場合は，かゆみの原因であるヒスタミンの作用を抑える**ヒスタミンH₁受容体遮断薬**や，Ⅰ型アレルギー反応を抑制するTh2サイトカイン阻害薬の**スプラタスト**，肥満細胞からのヒスタミンの遊離を抑えるケミカルメディエイター遊離抑制薬の**ク**

ロモグリク酸やトラニラストの経口投与が行われる．難治例では，免疫抑制薬である**シクロスポリン**の経口投与や，抗IL-4/13受容体モノクローナル抗体製剤である**デュピルマブ**の皮下投与が行われることがある．

2 熱傷，皮膚潰瘍，褥瘡治療薬

　熱傷（やけど）は，高温の物質が皮膚や粘膜に一定時間以上接することで発症するが，40〜55℃くらいのそれほど高くない温度の物質によって持続的に加熱された場合にも発症する（低温熱傷）．広範囲の熱傷を受けた場合は，細胞外液が失われ，循環血液量も減少し，熱傷ショックを引き起こすため，創傷の治療に加えて，輸液などによるショックの治療が必要である．

　Ⅰ度から浅達性のⅡ度熱傷（図6）に対しては，粘膜や皮膚組織のタンパク質を沈殿させ，被膜を形成して局所を保護する収斂薬である**酸化亜鉛（亜鉛華）**[7]，抗炎症作用や創傷治癒促進作用，抗アレルギー作用，ヒスタミン遊離抑制作用を示す**ジメチルイソプロピルアズレン**，皮膚保護・柔軟化作用，痂皮（かさぶた）軟化脱落作用，肉芽形成促進作用を示し，皮膚からの水分の蒸散による乾燥を防ぐ**白色ワセリン**などの軟膏を用いる．症例によっては，外用ステロイド系抗炎症薬や外用抗菌薬も併用する．Ⅱ度熱傷に対しては，皮膚潰瘍，褥瘡（後述）の治療において血流の改善と肉芽形成の促進のために用いられる薬を併用することがある．深達性Ⅱ度からⅢ度の熱傷に関しては，皮膚潰瘍，褥瘡の治療に準じる．

　皮膚潰瘍とは，皮膚や粘膜が何らかの原因で傷害された結果生じる組織欠損のことである．背景に感染や，糖尿病などで生じる末梢循環障害，膠原病などがあると，小さな創傷が治癒せずに潰瘍を形成することがある．寝たきりの患者などにおいて，体重で長い時間圧迫され続ける部位の皮膚の循環が悪くなり，酸素や栄養が不足することで発症する皮膚潰瘍のこと

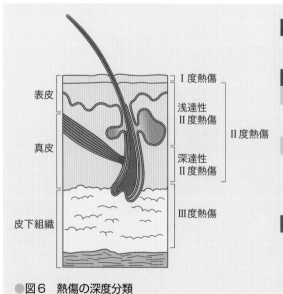

●図6　熱傷の深度分類

部位		深度

表皮　　　　　　Ⅰ度熱傷
　　　　　　　　浅達性Ⅱ度熱傷
真皮　　　　　　　　　　　　Ⅱ度熱傷
　　　　　　　　深達性Ⅱ度熱傷
皮下組織　　　　Ⅲ度熱傷

Ⅰ度熱傷（ED）
表皮熱傷で受傷部皮膚の発赤のみで瘢痕を残さず治癒する．

Ⅱ度熱傷：通常これを深さにより2つに分類する

浅達性Ⅱ度熱傷（SDB）
水疱が形成されるもので，水疱底の真皮が赤色を呈している．通常1〜2週間で表皮化し治癒する．

深達性Ⅱ度熱傷（DDB）
水疱が形成されるもので，水疱底の真皮が白色で貧血状を呈している．およそ3〜4週間を要して表皮化し治癒するが，肥厚性瘢痕ならびに瘢痕ケロイドを残す可能性が大きい．

Ⅲ度熱傷（DB）
皮膚全層の壊死で白色レザー様，または褐色レザー様となったり完全に皮膚が炭化した熱傷も含む．受傷部位の辺縁からのみ表皮化するので治癒に1〜3カ月以上を要し，植皮術を施行しないと肥厚性瘢痕，瘢痕拘縮を来す．

---

[7] 基剤が流動パラフィンと白色ワセリンの亜鉛華軟膏と，ミツロウと植物油の亜鉛華単軟膏があり，前者は滲出液を吸収するが，後者はほとんど吸収しない．用途により使い分ける．

●表2　褥瘡治療薬

タンパク質分解酵素	ブロメライン
感染防止薬	スルファジアン銀
	白糖・ポビドンヨード配合
PGE1包接化合物	アルプロスタジルアルファデクス
線維芽細胞増殖因子（FGF）受容体刺激薬	トラフェルミン
ビタミンA酸ビタミンEエステル	トレチノイントコフェリル
細胞膜透過性cAMP（ジブチリルcAMP）	ブクラデシン

を**褥瘡（床ずれ）**という．栄養状態が悪い人，高齢者などの皮膚が弱い人，抗癌薬やステロイド系抗炎症薬の投与で免疫力が落ちている人などは褥瘡を起こしやすい．

皮膚潰瘍や褥瘡の治療は，病期に合わせて，外用薬（表2）を用いた保存的治療や外科的治療を行う．**ブロメライン**はタンパク質分解酵素の1種であり，黒色期や黄色期における壊死した組織の除去に用いられる．感染を防止するために，スルファジアジン銀や白糖・ポビドンヨード配合の軟膏などの抗菌作用を有する外用剤を塗布する．局所血管拡張作用による血流改善作用を示すPGE$_1$の包接化合物である**アルプロスタジルアルファデクス**や細胞膜透過性cAMP（ジブチリルcAMP）である**ブクラデシン**の軟膏に加えて，血管新生作用や肉芽形成促進作用を示す線維芽細胞増殖因子受容体（FGF）刺激薬の**トラフェルミン**のスプレーやビタミンA酸とビタミンEのエステル結合体である**トレチノイントコフェリル**の軟膏が，赤色期から白色期にかけての創傷治癒促進のために用いられる．さらに創部の湿潤環境保持と保護のために，創傷被覆テープを貼付する．

3 角化症治療薬，乾癬治療薬

主に遺伝子変異により発症する先天性の掌蹠角化症に対しては，**サリチル酸ワセリン**の軟膏による鱗屑[※8]の除去を行う．重症例ではエトレチナート（後述）の経口投与が行われる．

日光角化症は，長年にわたり紫外線を多く浴びたことが原因で発症するといわれており，60歳以上の人で多く認められる．紅斑型，色素沈着型，および疣状型[※9]に分けられる．顔面や禿頭部に限り，**イミキモド**のクリームが使用可能である．

乾癬とは，皮膚に紅斑ができて盛り上がり，その表面に鱗屑ができるものを指す（図7）．体のどの部位にもできるが，頭やひじ，膝などの外的刺激や伸展刺激が多く加わる場所や爪などにできやすい．およそ半数の患者で痒みを伴う．原因は不明である．治療には，表皮角化細胞の増殖抑制作用や分化誘導作用，免疫調節作用などを有する活性型ビタミンD$_3$製剤である，**タカルシトール**，**カルシポトリオール**，**マキサカルシトール**の軟膏や，カルシポトリオールやマキサカルシトールと副腎皮質ステロイド薬との配合軟膏が用いられている．難治例では，免疫抑制薬の**シクロスポリン**や，合成レチノイドである**エトレチナート**，主に炎症性細胞に存在し，炎症性サイトカインの発現に関与しているホスホジエステラーゼⅣ（PDE4）を選択的に阻害薬する**アプレミラスト**の経口投与が行われる．これらの薬には催奇形性があ

※8　角層の上層が剥がれて表皮に付着し，銀白色のフケのようになった状態．

※9　イボのような皮疹のこと．

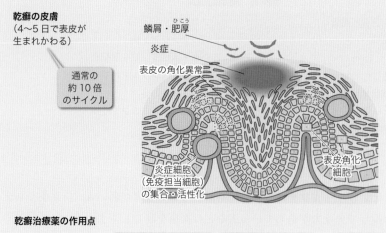

乾癬の皮膚
(4〜5日で表皮が
生まれかわる)

通常の
約10倍
のサイクル

鱗屑・肥厚（ひこう）

炎症

表皮の角化異常

炎症細胞
（免疫担当細胞）
の集合・活性化

表皮角化
細胞

乾癬治療薬の作用点

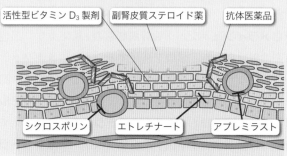

活性型ビタミン D₃ 製剤　　副腎皮質ステロイド薬　　抗体医薬品

シクロスポリン　　エトレチナート　　アプレミラスト

活性型ビタミンD3製剤		タカルシトール，カルシポトリオール，マキサカルシトール
免疫抑制薬		シクロスポリン
合成レチノイン酸		エトレチナート
ホスホジエステラーゼIV選択的阻害薬		アプレミラスト
抗体医薬品	抗TNF-αモノクローナル抗体製剤	インフリキシマブ，アダリムマブ
	抗IL-12/23p40モノクローナル抗体製剤	ウステキヌマブ
	抗IL-17Aモノクローナル抗体製剤	セクキヌマブ，イキセキズマブ
	抗IL-17受容体Aモノクローナル抗体製剤	ブロダルマブ

●図7　乾癬とその治療薬の作用点
乾癬の病態（https://www.maruho.co.jp/medical/marduox/support/）をもとに作成．

るため，妊婦や妊娠している可能性のある女性には禁忌である．また，免疫担当細胞の活性化を引き起こす炎症性サイトカインやその受容体に対する抗体医薬も最近続々と登場している．抗TNF-αモノクローナル抗体製剤である**インフリキシマブ**の点滴静注や**アダリムマブ**の皮下投与，抗IL-12/23p40モノクローナル抗体製剤である**ウステキヌマブ**の皮下投与，抗IL-17Aモノクローナル抗体製剤である**セクキヌマブ**や**イキセキズマブ**の皮下投与，抗IL-17受容体Aモノクローナル抗体製剤である**ブロダルマブ**の皮下投与による治療が行われている．

　脱毛症とは，脱毛のために毛の数が少なくなる疾患であるが，頭髪が細く短い軟毛に置き換わった結果，量が少なく見える男性型脱毛症[※10]もその範疇に入れられている．

　円形脱毛症は，かつてはストレスが原因で起きると考えられてきたが，現在では成長期の毛包が自らのリンパ球により破壊される自己免疫疾患であると考えられている．脱毛斑が少ない場合は，無治療で自然に治癒することも多い．治療には，**副腎皮質ステロイド薬**や，アセチルコリンの誘導体で血管内皮細胞のM$_3$受容体を刺激し，局所血管拡張作用を示す**カルプロニウム**などが用いられる．

　男性型脱毛症は，アンドロゲンの作用により，成長期の毛包が十分成長する前に退行期に入ってしまい，毛包の大きさが小さくなるために起きる（図8）．壮年の男性に多いが，若年者や女性でも発症することがある．毛包の毛乳頭細胞には，テストステロンを高活性型の5α-ジヒドロテストステロンに代謝する5α-還元酵素が存在している．5α-ジヒドロテストステロンが毛乳頭細胞に存在するアンドロゲン受容体に結合すると，毛包の大きさが縮小すると考えられている．治療には，5α-還元酵素阻害薬である**フィナステリド**や**デュタステリド**[※11]の経口薬や毛乳頭細胞を刺激して毛母細胞の増殖を促すことにより発毛作用を示すATP感受性K$^+$チャネル開口薬である**ミノキシジル**[※12]の外用薬が用いられる．ミノキシジルは医療用医薬品ではなく，一般用医薬品として販売されている．

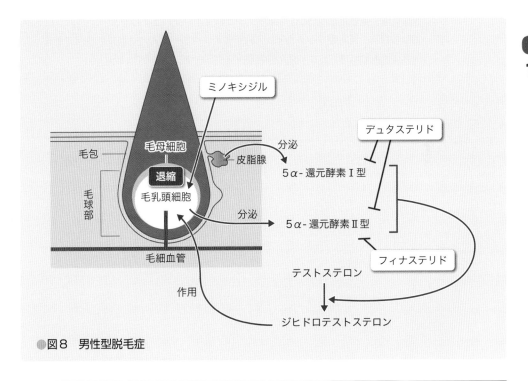

●図8　男性型脱毛症

※10　壮年期に発症する男性型脱毛症を壮年性脱毛症とよぶことがある．

※11　フィナステリドは，5α-還元酵素Ⅱ型を阻害する．デュタステリドは，5α-還元酵素Ⅰ型とⅡ型を両方阻害する．Ⅰ型はほとんどの毛根部の皮脂腺に，Ⅱ型は髭や前頭～頭頂に存在する頭髪の毛乳頭細胞に分布しているといわれている．

※12　ミノキシジルは，血管平滑筋弛緩作用を示すことから，米国において薬剤抵抗性の重症高血圧症の患者に対する降圧薬として用いられている．副作用として多毛が認められたことから，わが国においては，脱毛症治療薬として開発された．

☐ 主な緑内障治療薬には，プロスタグランジン$F_{2\alpha}$関連薬，アドレナリンβ受容体遮断薬，アドレナリンα_1受容体遮断薬，炭酸脱水酵素阻害薬，Rhoキナーゼ阻害薬などがある．緑内障の第一選択薬はプロスタグランジン$F_{2\alpha}$関連薬がある．

☐ 白内障治療薬は，軽度の加齢性白内障の進行を抑制する可能性はあるが，白濁した水晶体の透明度を回復させる作用はない．

☐ 角膜表面の保護や創傷の治癒促進には，コンドロイチン硫酸やヒアルロン酸が用いられる．

☐ ドライアイの治療にはムチンの産生を亢進するジクアホソルやレバミピドが用いられる．

☐ 突発性難聴の治療には内耳の循環障害を改善するATPやニコチン酸アミドとパパベリンの配合薬が用いられる．

☐ メニエール病には，内耳の内リンパ水腫を改善するイソソルビドやアセタゾラミドに加えて，内耳の循環障害を改善するベタヒスチンやニコチン酸アミドとパパベリンの配合剤が用いられる．

☐ めまいには，ベタヒスチンや種々の症状に応じた対症療法薬が用いられる．

☐ アトピー性皮膚炎には，白色ワセリン，尿素，ヘパリン類似物質などの保湿薬に加えて，副腎皮質ステロイド薬，タクロリムス，シクロスポリン，デュピルマブなどが症状に合わせて用いられる．

☐ Ⅰ度から浅達性Ⅱ度の熱傷に対しては，酸化亜鉛，ジメチルイソプロピルアズレン，白色ワセリンなどの軟膏が用いられる．これらと外用副腎皮質ステロイド薬や外用抗菌薬を併用する場合もある．

☐ 深達性Ⅱ度からⅢ度の熱傷や褥瘡の場合は，壊死した組織を除去し，感染の防止，血流の改善，肉芽形成の促進を図る薬を用いる．

☐ 乾癬には，活性型ビタミンD_3製剤，シクロスポリン，エトレチナート，アプレミラストなどが用いられる．炎症性サイトカインに対するモノクローナル抗体製剤も使用できる．

☐ 男性型脱毛症には，5α-還元酵素阻害薬やミノキシジルが用いられる．

13_章　感染症治療薬

医学の歴史の大部分は，感染症との闘いであった．今でこそ，わが国における3大死亡原因は癌，心疾患，そして脳血管疾患であるが，60年ほど前まではそうではなかった．結核が死亡原因のトップを占め，手の施しようのない不治の病として人々から恐れられていたのである．さらに，結核以外にも，呼吸器系や消化器系の感染症が猛威を振るっていたことを忘れてはならない．しかし，全世界的に見れば，いまだに約3割の人が感染症で死亡しており，アフリカなどの発展途上国では，その割合ははるかに高い．

　最初の感染症治療薬は梅毒の特効薬として脚光を浴びたサルバルサン[※1]である．その後，多くのサルファ薬が合成され，また種々の微生物が産生する多様な抗生物質の発見へとつながっていく．

　感染症治療薬には，抗菌薬，抗真菌薬，および抗ウイルス薬が含まれる．抗生物質に加え，近年，新しい合成抗菌薬や抗ウイルス薬が数多く創製され，感染症への対応にも大きな変化がみられている．本章では，これらの感染症治療薬について解説する．

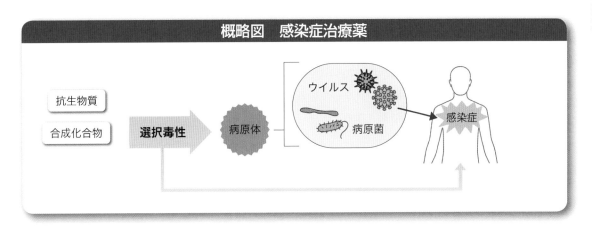

概略図　感染症治療薬

抗生物質
合成化合物
選択毒性 → 病原体 — ウイルス / 病原菌 → 感染症

※1　1910年に合成された有機ヒ素化合物である．毒性が強いため，現在は臨床で用いられていない．

1 感染症治療薬概論

1 感染症とは

　病原体[2]が生体（宿主）内に侵入して増殖することを**感染**といい，感染が原因で病的症状が現れた状態を**感染症**という．感染症治療薬とは，生体に侵入した病原体を殺したり，増殖を抑制したりする薬のことである．感染症治療薬は，病原体に対して強い毒性を有するだけでなく，同時に私たちヒトに対して毒性を示さないことが望まれる．このような性質を**選択毒性**という．幸い病原体とヒトとの間には異なる点がいくつもあるので，その違いを標的とした選択毒性の高い薬が数多く創り出されてきた．

　他の病気で用いられる多くの薬が単に症状を軽快させる薬（**対症療法薬**）であるのに対し，感染症治療薬は原因をとり除くことで病気を根治させることができる薬（**原因療法薬**）の数少ない例の1つである．

2 病原体

　病原性微生物には**真核生物**と**原核生物**がある（図1）．前者は動植物の細胞と同様にDNAを内包する核を有するが，後者には核はなく，DNAは細胞質に存在する．**真菌**は真核生物に属し，**細菌**，**リケッチア**，**クラミジア**，**マイコプラズマ**などは原核生物に属する．一方，ウイルスは細胞構造をもたず，その本質はDNAあるいはRNAという遺伝子である．したがって，侵入した宿主細胞のタンパク質合成や代謝などの機能を利用しないと増殖することができない．このような構造と機能の点から，**ウイルス**は生物とはみなされていない．

3 細菌の特徴

　細菌の構造上の特徴として，細胞膜の外側に存在する**細胞壁**をあげることができる．細胞壁の主な構成成分はペプチドグリカンとよばれる網目状の巨大分子であるが，細菌の種類によってその構造が異なるため，グラム染色法[3]によって染色される細菌（**グラム陽性菌**：外膜をもたず，細胞壁が厚い）と染色されない細菌（**グラム陰性菌**：細胞膜の他に外膜とよばれる脂質膜をもち，細胞壁が薄い）に分けることができる．細胞壁は細菌の生存に必須なので，それを破壊されると，細菌は生きていくことができない．私たちヒトを含む動物の細胞には細胞壁は存在しないので，特異的に細胞壁合成を阻害する薬は選択毒性の高い**抗菌薬**[4]となる．

　また，細菌のリボソームは70Sリボソームであるのに対して，真核生物のリボソームは80Sリボソームであり，構造が異なっている[5]．したがって，細菌のリボソームを標的とする薬も選択毒性の高い抗菌薬となる．

※2　以前は，病原体といえば細菌のことであったが，その後，菌類，原生生物，寄生虫，さらにはウイルスにも病原性を有するものが見出されたため，「病原菌」あるいは「病原微生物」という用語は必ずしも病原体の全体を包括するとはいえない状態となった．

※3　代表的な細菌の染色法で，クリスタルバイオレットやサフラニンなどの色素を用いる．

※4　病原性原核生物による感染症に用いられる薬をこうよぶ．抗生物質とは「微生物が産生し，他の細胞の増殖や機能を阻害する物質」の総称である．

※5　70Sや80Sは粒子の沈降係数をあらわす．細菌のリボソームは，50Sサブユニットと30Sサブユニットから，真核生物のリボソームは，60Sサブユニットと40Sサブユニットからなる．沈降係数は質量と形態により変化するため，リボソーム全体の沈降係数はサブユニットの沈降係数を単純に足し合わせた数字にはならない．

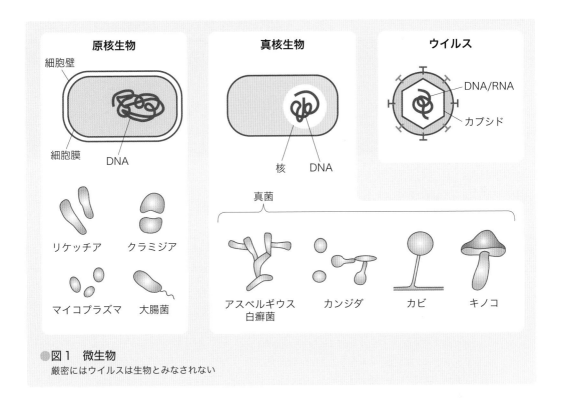

● 図1　微生物
厳密にはウイルスは生物とみなされない

4 MICと抗菌スペクトル

　　抗菌力の強さをあらわす指標として，**MIC**（minimum inhibitory concentration：**最小発育阻止濃度**）がある．この値が小さいほど抗菌力は強い．また，**抗菌スペクトル**とは，抗菌薬が増殖阻止作用を示す菌の範囲のことである（表1）．最初の抗生物質であるペニシリン（1929年）や最初のサルファ薬である赤色プロントジル（1932年）が発見されて以来，抗菌力の強化と抗菌スペクトルの拡大をめざし，新たな抗菌薬の開発に不断の努力が続けられてきた．

5 耐性菌

　　一般的に，抗菌薬の効果は時間の経過とともにしだいに弱まってくる．これは，その薬の作用に抵抗性を示す菌が出現するためである．これを**耐性菌**という．最近は多くの抗菌薬に耐性を示す**多剤耐性菌**が増加しつつあり，感染症治療における大きな問題となっている．不適切な抗菌薬の使用は耐性菌の出現を促進するので，漫然と抗菌薬を使用することは絶対に避けなければならない．

　　耐性の発現メカニズムは，以下のように大きく2つに分けられる．

1）遺伝的なメカニズム

　　①もともと抗菌薬に対する感受性の低かった自然耐性菌が生き残って増殖する，②抗菌薬に対する感受性を低下させる働きをもつ耐性遺伝子を新たに獲得した菌が増殖する，という2つの経路が考えられる（図2）．②には，遺伝子の突然変異に加えて，バクテリオファージによる他の細菌への耐性遺伝子の運搬なども関与している．

●表1　主な抗菌薬の抗菌スペクトルの例

分類	一般名	MRSA	レンサ球菌属	肺炎球菌	腸球菌属	ジフテリア菌	クロストリジウム属	淋菌	梅毒トレポネーマ	大腸菌	インフルエンザ菌	緑膿菌	赤痢菌	サルモネラ属	百日咳菌	マイコプラズマ属	リケッチア属	クラミジア属
		グラム陽性菌							グラム陰性菌							その他		
ペニシリン系	ベンジルペニシリン（PCG）																	
広域ペニシリン系	アモキシシリン（AMPC）																	
第一世代セフェム系	セファゾリン（CEZ）																	
第二世代セフェム系	セフォチアム（CTM）																	
第三世代セフェム系	セフォタキシム（CTX）																	
第四世代セフェム系	セフォゾプラン（CZOP）																	
カルバペネム系	メロペネム（MEPM）																	
モノバクタム系	アズトレオナム（AZT）																	
グリコペプチド系	バンコマイシン（VCM）																	
アミノグリコシド系	ゲンタマイシン（GM）																	
マクロライド系	エリスロマイシン（EM）																	
テトラサイクリン系	ドキシサイクリン（DOXY）																	
オキサゾリジノン系	リネゾリド（LZD）																	
ニューキノロン系	レボフロキサシン（LVFX）																	

各薬については順をおって説明していく

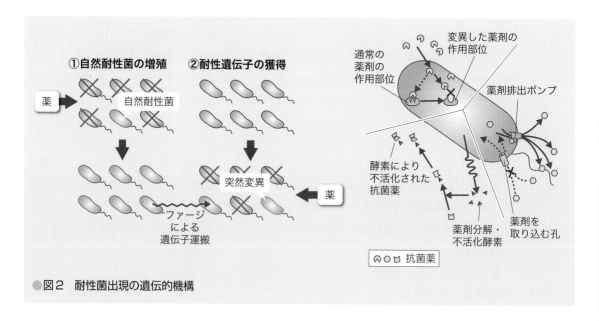

●図2　耐性菌出現の遺伝的機構

2）生化学的なメカニズム

❶薬を不活性化する酵素の産生

　　例えば，β-ラクタム系抗生物質に暴露された細菌は，新たにβ-ラクタマーゼを産生し，β-ラクタム系抗生物質の加水分解を促進することにより，β-ラクタム系抗生物質に対す

機構		影響する薬
❶薬物不活性化酵素産生	加水分解酵素	β－ラクタム系抗生物質
	転移酵素	クロラムフェニコール，アミノグリコシド系抗生物質，テトラサイクリン系抗生物質
❷標的分子の変化	細胞壁合成系	β－ラクタム系抗生物質，グリコペプチド系抗生物質
	核酸合成系	ピリドンカルボン酸系合成抗菌薬，リファンピシン
	タンパク質合成系	マクロライド系抗生物質，リンコマイシン・ストレプトグラミン系抗生物質，リネゾリド
❸薬物輸送の変化		テトラサイクリン系抗生物質，ピリドンカルボン酸系合成抗菌薬
❹代替酵素の産生	ジヒドロプテリン酸合成酵素	サルファ薬
	ジヒドロ葉酸還元酵素	トリメトプリム
	ペニシリン結合タンパク質	β－ラクタム系抗生物質

る耐性を獲得する．また，アミノグリコシド系抗生物質などに暴露された細菌のなかには，抗生物質にアセチル基やリン酸基を導入する転移酵素を新たに産生することによって抗生物質の化学構造を修飾し，薬効を消失させるものもある．

❷薬の標的分子の構造変化

細菌がもつ標的分子の構造を変化させることにより，薬の作用を免れるという耐性機構である．

❸細胞膜における薬物輸送の変化

ある種の細菌は，薬を細胞内に取り込む輸送系の抑制や，薬を細胞外に排出するポンプの亢進を介して，細胞内の薬物濃度の上昇を妨げることにより耐性化する．テトラサイクリンに対する耐性菌などは，この機序で耐性を獲得することが示されている．

❹薬に対する親和性が低い代替酵素の産生

自身の生存に必要な酵素が薬の作用点になっている場合，細菌は薬に対する親和性が低い代わりの酵素を産生することで，耐性化することがある．例えば，サルファ薬は細菌のジヒドロプテリン酸合成酵素を阻害するが，サルファ薬に曝された細菌は，サルファ薬が結合しにくい全く別の構造を有するジヒドロプテリン酸の合成反応を触媒する酵素を新たにつくることで，葉酸合成を継続して生き延びる．

また，メチシリン耐性黄色ブドウ球菌（MRSA）は，β－ラクタム系抗生物質の作用点であるペニシリン結合タンパク質（PBP）と同じ機能をもつ外来性の遺伝子の産物であるPBP2'（PBP2a）を獲得しているため，薬効を発揮することができない．

2　細胞壁合成阻害薬

前述のように，抗菌薬[6]の多くは，ヒトの細胞と病原体とのあいだの機能的・構造的な相異点に作用することにより，病原体に選択的な毒性を発揮する．またその毒性は，病原体を死滅させる殺菌的なものと，病原体の増殖を抑える静菌的なものとに分けられる．

※6　抗結核薬，抗真菌薬および抗ウイルス薬については，別の項で解説する．

13章　●　感染症治療薬

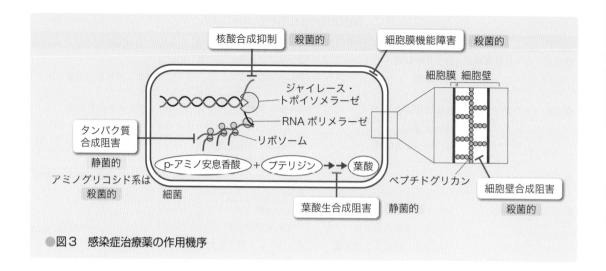

●図3　感染症治療薬の作用機序

　抗菌薬は，作用機序に基づいて図3に示すように分類される．

　細菌の細胞壁に存在するペプチドグリカンという分子には，D型アミノ酸と細菌特有の成分である*N*-アセチルムラミン酸を含むという特徴がある．β-ラクタム系やグリコペプチド系の抗生物質は，動物細胞にはない細菌独自の構造であるペプチドグリカンの生合成を阻害することで，高い選択毒性を発揮する（表3）．

1　β-ラクタム系抗生物質

　分子内にβ-ラクタム環（四員環の環状アミド構造）を有する抗生物質は，β-ラクタム系抗生物質に分類されており，さらにそれ以外の構造に基づいて，ペニシリン系，セフェム系，カルバペネム系，ペネム系，およびモノバクタム系に細分されている．現在，わが国では50種類以上のβ-ラクタム系抗生物質が使用されており，抗生物質の代表格である．

　β-ラクタム系抗生物質共通の作用機序は，ペニシリン結合タンパク質（PBP）への結合を介したトランスペプチダーゼ[※7]の阻害であり，その結果，細胞壁の合成が抑制されて細菌は死滅する．したがって，基本的にβ-ラクタム系抗生物質は，細菌に対して殺菌的に作用する．

1）ペニシリン系抗生物質

　グラム陽性球菌のレンサ球菌属や腸炎球菌属および肺炎球菌に優れた作用を発揮する．

　代表的な副作用はアレルギーであり，アナフィラキシーショックによる死亡例が知られている．使い方によっては，腸内細菌を減少させてビタミンBやビタミンKの欠乏症を起こすものがある．

2）セフェム系抗生物質

　グラム陽性菌および一部のグラム陰性菌（球菌および桿菌）に抗菌作用を示し，抗菌スペクトルはペニシリン系抗生物質よりも広い．消化管吸収がよく，ペニシリナーゼで分解され

※7　ペプチドグリカンにペプチドを転移する酵素．

●表3　細胞壁合成を阻害する抗生物質

β-ラクタム系抗生物質			
ペニシリン系	天然ペニシリン		ベンジルペニシリン（PCG）
	耐酸性ペニシリン		ベンジルペニシリンベンザチン（DBECPCG）
	広域ペニシリン		アンピシリン（ABPC），アモキシシリン（AMPC），バカンピシリン（BAPC）など
	ペニシリナーゼ抵抗性ペニシリン		クロキサシリン（MCIPC）
セフェム系	注射用	第一世代	セファロチン（CET），セファゾリン（CEZ）
		第二世代	セフォチアム（CTM），セフメタゾール（CMZ），セフミノクス（CMNX）など
		第三世代	セフォタキシム（CTX），セフメノキシム（CMX），セフタジジム（CAZ）など
		第四世代	セフピロム（CPR），セフォゾプラン（CZOP），セフェピム（CFPM）
	経口用	第一世代	セファレキシン（CEX），セフロキサジン（CXD），セファクロル（CCL）
		第二世代	セフロキシム アキセチル（CXM-AX）
		第三世代	セフジニル（CFDN），セフジトレン ピボキシル（CDTR-PI），セフポドキシム プロキセチル（CPDX-PR），セフカペン ピボキシル（CFPN-PI）など
カルバペネム系	注射用		イミペネム（IPM），パニペネム（PAPM），メロペネム（MEPM）など
	経口用（適応は小児のみ）		テビペネム ピボキシル（TBPM-PI）
ペネム系			ファロペネム（FRPM）
モノバクタム系			アズトレオナム（AZT）
β-ラクタマーゼ阻害薬			スルバクタム，クラブラン酸
その他の細胞壁合成阻害薬			
グリコペプチド系			バンコマイシン（VCM），テイコプラニン（TEIC）
ホスホマイシン（FOM）			

これらの薬はペプチドグリカンの生合成を阻害し殺菌的に作用する

ないため，さまざまな感染症に幅広く用いられている．その結果，β-ラクタマーゼの1種であるセファロスポリナーゼや，基質特異性拡張型β-ラクタマーゼ（ESBL）を産生する耐性菌が出現し，問題となっている．セフェム系抗生物質は第一〜第四世代に分類されているが，明確な定義に基づくものではなく，あくまで便宜的なものに過ぎない．

　主な副作用は過敏症であるが，発症頻度はペニシリン系よりも低い．なかにはアルデヒドデヒドロゲナーゼを阻害して，ジスルフィラム[※8]様の作用を示すものがある．

3）カルバペネム系抗生物質

　カルバペネム系抗生物質は，抗菌スペクトルが広い，ESBLを含むβ-ラクタマーゼで分解されない，他の抗生物質と交差耐性を示さないので各種耐性菌にも有効であるなどの，優れた特徴を有する．しかし，やはり近年，カルバペネム系抗生物質も分解できるメタロβ-ラクタマーゼを産生する耐性菌が出現している．このような耐性菌に対しては全てのβ-ラク

※8　アルデヒドデヒドロゲナーゼを阻害する薬物である．飲酒後に起きる，酩酊の原因物質であるアセトアルデヒドの血中濃度上昇を亢進させることで，飲酒欲求を抑制する．類薬にシアナミドがある．

タム系抗生物質が無効である.

4）ペネム系抗生物質

　　ファロペネムは，わが国で開発された世界初のペネム系抗生物質である．β-ラクタマーゼおよびDHP-1で分解されず，経口投与で緑膿菌を除くグラム陽性・陰性菌および嫌気性菌に有効である.

5）モノバクタム系抗生物質

　　現在市販されているのは，アズトレオナムのみである．β-ラクタマーゼでほとんど分解されない．抗菌スペクトルは狭く，効果は好気性のグラム陰性菌に限定されるため，原因菌が不明の症例に単独で用いてはならない．副作用の頻度は低いが，過敏症や急性腎障害，偽膜性大腸炎などが現れることがある．腎排泄される薬なので，腎不全患者に用いる際は減量する必要がある.

2 その他の細胞壁合成阻害薬

1）グリコペプチド系抗生物質

　　バンコマイシンとテイコプラニンがある．ペプチドグリカンの末端部に結合して，細胞壁合成を阻害し，細菌に対し殺菌的に作用する．主にグラム陽性菌（耐性菌を含む）に有効であり，メチシリン耐性黄色ブドウ球菌（MRSA）感染症の治療に優れた効果を発揮する．腸管から全く吸収されないので，全身投与する際は点滴静注する．外膜が薬の透過性を制限するため，グラム陰性菌に対しては無効である．耐性菌は現れにくいとされているが，近年，バンコマイシン耐性腸球菌（VRE）の出現が報告されているので，その蔓延を防ぐため，使用は治療上必要な最低限の期間にとどめなければならない．副作用として，過敏症のほかに腎障害や眩暈，耳鳴，聴力低下などの第8脳神経障害が知られている.

2）ホスホマイシン

　　ピルビン酸トランスフェラーゼの阻害により細胞壁合成を抑制する．抗菌スペクトルは広く，特に腸管出血性大腸菌（O157）感染症の第一選択薬として重要である．独特の作用機序ゆえに他のβ-ラクタム系抗生物質と交差耐性を示さない．副作用に偽膜性大腸炎，肝機能障害などがある．抗原性が低いため，比較的過敏症を起こしにくい.

3 タンパク質合成阻害薬

　　動物細胞のリボソームと細菌のリボソームの違いを識別し，細菌のリボソームによるタンパク質合成のみを阻害するため，選択毒性が高い（表4）.

1）アミノグリコシド系抗生物質

　　ストレプトマイシンなど，多くの薬が市販されている．幅広い抗菌スペクトルと強力な殺菌作用を有し，その作用は濃度依存的である．主に結核と緑膿菌感染症の治療に用いられている．一方，アルベカシンはMRSA感染症に，スペクチノマイシンはペニシリン耐性の淋菌感染症に用いられる．副作用に腎毒性や第8脳神経障害に基づく難聴・耳鳴り，神経筋接合部遮断などがあるため，第一選択薬として用いられることは少ない．消化管からはほとん

アミノグリコシド系抗生物質	注射薬	ストレプトマイシン（SM），カナマイシン（KM），ゲンタマイシン（GM），アルベカシン（ABK）など
	外用薬	フラジオマイシン（FRM）
マクロライド系抗生物質		エリスロマイシン（EM），クラリスロマイシン（CAM），アジスロマイシン（AZM）など
テトラサイクリン系抗生物質		テトラサイクリン（TC），ドキシサイクリン（DOXY），ミノサイクリン（MINO）など
リンコマイシン系抗生物質		リンコマイシン（LCM），クリンダマイシン（CLDM）
ストレプトグラミン系抗生物質		キヌプリスチン（QPR），ダルホプリスチン（DPR）
クロラムフェニコール系抗生物質		クロラムフェニコール（CP）
オキサゾリジノン系合成抗菌薬		リネゾリド（LZD）

これらの薬は細菌のリボソームに結合してタンパク質合成を阻害し，静菌的（アミノグリコシド系は殺菌的）に作用する

ど吸収されないため基本的に注射で投与される．

2）マクロライド系抗生物質

　グラム陽性菌と一部のグラム陰性菌に対し，一般的に静菌的な抗菌活性を示す．細胞壁のないマイコプラズマとクラミジア，また細胞内寄生菌であるレジオネラにも有効で，それらによる感染症の第一選択薬である．酸に強い**クラリスロマイシン**は，*H. pylori*の除菌に使用される（6章参照）．**アジスロマイシン**の半減期は60時間以上ときわめて長いため，1回投与で感染症の治療が可能である．近年，マクロライド系抗生物質に対し耐性化している黄色ブドウ球菌，肺炎球菌，およびマイコプラズマが増加しており，特に肺炎球菌のおよそ80％はすでに耐性化している．副作用は少ないが，消化器障害の頻度が比較的高く，長期投与時の肝障害に注意が必要である．また，心電図QT時間の延長により重篤な不整脈を引き起こすことがある．

3）テトラサイクリン系抗生物質

　抗菌スペクトルは広く，グラム陽性菌および陰性菌のほか，マイコプラズマやクラミジア，リケッチアなどに対し，静菌的な抗菌活性を示す．耐性菌の少ない**ドキシサイクリン**と**ミノサイクリン**が主に用いられている．2価および3価の金属イオンと難溶性のキレートを形成するので，制酸剤や鉄剤と同時に服用したり，牛乳で飲み下したりすると吸収が低下する．また，骨や歯に沈着して成長を抑制したり黄変させたりするので，妊婦や乳幼児，小児への使用は避ける．副作用に胃腸障害や肝機能異常，過敏症などがある．

4）リンコマイシン系抗生物質

　マクロライド系薬類似の抗菌スペクトルを有し，静菌的な抗菌活性を示す．臨床では抗菌力が強い**クリンダマイシン**が主に用いられている．脳脊髄液への移行性が悪いため，細菌性髄膜炎には用いない．近年耐性菌が増加しているため，β-ラクタム系抗生物質が無効の患者に他薬と併用して用いられる．

5）ストレプトグラミン系抗生物質

　キヌプリスチンと**ダルホプリスチン**の併用により作用が相乗的になるため，配合剤として使用されている．嫌気性菌を含むグラム陽性菌と各種耐性菌に優れた静菌作用を発揮する．

13章　感染症治療薬

特にVREの感染症治療に有用である.

6）クロラムフェニコール系抗生物質

クロラムフェニコールはグラム陽性菌，グラム陰性菌，マイコプラズマ，クラミジア，リケッチアなどに対して，静菌的な抗菌活性を示すが，耐性化のため，第一選択薬として用いられるのは腸チフス，パラチフス，サルモネラ感染症などに限られる．副作用としては，再生不良性貧血や顆粒球減少症の頻度が比較的高く，また，新生児ではグレイ（灰色）症候群※9が現れやすい.

7）オキサゾリジノン系合成抗菌薬

リネゾリドなどがあり，グラム陽性菌に対してのみ静菌的な抗菌活性を示す．既存の抗生物質とは作用点が異なるため，MRSAおよびVREによる感染症に用いられる．耐性菌の出現を防ぐため，また視神経症の発症を防ぐため，28日以上継続して投与しない.

---

4 核酸合成の抑制（表5）

1）DNA複製の抑制：キノロン系およびニューキノロン系合成抗菌薬

細菌に特有のDNAジャイレースとトポイソメラーゼⅣを選択的に阻害することでDNAの複製を抑制し，殺菌的に作用する．ヒトにはこれらの酵素が存在しないので，選択毒性が高い.

キノロン系薬として最初に臨床応用がなされたのは**ナリジクス酸**である．ナリジクス酸は多くのグラム陰性桿菌に優れた作用を有するものの，緑膿菌とグラム陽性菌には無効であるため，抗菌スペクトルの拡大と抗菌力の強化をめざして**ピペミド酸**が開発された.

その後，キノロン系薬の化学構造にフッ素を導入することにより，ほとんどすべてのグラム陽性菌・陰性菌に加え，リケッチアやクラミジア，レジオネラなどもカバーする非常に広い抗菌スペクトルを獲得した**ニューキノロン系**とよばれる薬が登場し，感染症治療のあり方を大きく塗り替えるほどの変革をもたらした．現在，**オフロキサシンやレボフロキサシン**※10をはじめとする多くのニューキノロン系の抗菌薬が使用されている．**ガレノキサシン**は，肺炎球菌（耐性菌を含む）やマイコプラズマなどの呼吸器感染症の原因菌に強い抗菌活性を示す．**シタフロキサシン**は，グラム陽性菌・陰性菌に加え，マイコプラズマやレジオネラに対しても強い抗菌活性を示すため，呼吸器のみならず幅広い領域の感染症治療に用いることができる.

ニューキノロン系薬には，消化管からの吸収がすみやか，組織への移行性がよい，代謝されにくい，各種耐性菌に有効などの特徴があるため，呼吸器，尿路，腸管，胆道，性器など，多くの臓器の感染症治療において中心的な位置を占めている．比較的頻度の高い副作用は過敏症，腎障害，肝障害，消化器障害，血液・造血器障害であるが，痙攣や低血糖，横紋筋融解症が現れることもある．ノルフロキサシンやシプロフロキサシンとNSAIDsを併用すると

※9　肝臓が未熟な新生児ではクロラムフェニコールを速やかに代謝できないため，血中濃度が上昇して発症する．循環虚脱を呈し，しばしば致死的である.

※10 オフロキサシンはラセミ体であるが，レボフロキサシンは抗菌活性本体である(S)-(−)体（左旋体）のみからなる．(R)-(＋)体は抗菌活性をもたないので，同じ用量で比較すると，レボフロキサシンはオフロキサシンの2倍の抗菌活性を有する.

●表5　核酸合成を阻害する抗生物質・合成抗菌薬

キノロン系およびニュー キノロン系合成抗菌薬	キノロン系合成抗菌薬	ピペミド酸（PPA）
	ニューキノロン系合成抗菌薬	オフロキサシン（OFLX），レボフロキサシン（LVFX），ガレノキサシン（GRNX），シタフロキサシン（STFX）など
サルファ薬（葉酸合成阻害により間接的に核酸合成が阻害される）		ST合剤（スルファメトキサゾール，トリメトプリム）
リファマイシン系抗生物質		リファンピシン（抗結核薬参照）

キノロン系，ニューキノロン系，およびリファンピシンは殺菌的に，サルファ薬は静菌的に作用する

痙攣が起きやすいので，併用は避ける．また，心電図QT時間の延長により重篤な不整脈を引き起こすことがある．

2）葉酸合成阻害薬

サルファ薬は，細菌における葉酸合成の最初の段階でパラアミノ安息香酸（PABA）に競合的に拮抗し，ジヒドロプテリン酸合成酵素を阻害する．その結果，プリンとチミジンの合成に必要なテトラヒドロ葉酸の供給が不足するため，細菌のDNAとRNAの合成が抑制されて，増殖が阻止される．抗菌作用は静菌的である．ヒトの細胞には葉酸の生合成経路がないため，サルファ薬は細菌に対して選択的に毒性を発揮する．

これまでに多くのサルファ薬が開発されたが，抗菌薬としては現在は**ST合剤**[11]のみが用いられている．広い抗菌スペクトルを有するが，抗菌作用の弱さ，耐性菌の増加，優れた抗菌薬の登場などの理由で，使用は腸チフスや，赤痢，トキソプラズマ感染症などの治療，およびニューモシスチス肺炎の予防・治療に限られる．MRSA感染症に対しても用いられることがある．

悪心・嘔吐などの消化器症状や発疹などの過敏症のほか，ショックや血液障害などの重篤な副作用を起こすことがある．

5 細胞膜の機能障害

1 ポリペプチド系抗生物質

細菌には核やミトコンドリアなどの細胞内小器官がないため，生命維持機能の多くが細胞膜に存在する．ポリペプチド系抗生物質は，細胞膜のリン脂質と結合することで細胞膜の透過性を亢進させ，細胞内容物を漏出させることで殺菌作用を示す．緑膿菌などのグラム陰性桿菌に対する抗菌力が強い．リン脂質はヒトを含む動物細胞膜の主な構成成分でもあるため選択毒性が低いことから，主に局所投与や軟膏で用いられる．

ポリミキシンBは消化管から吸収されないので，白血病治療時の腸管内殺菌に経口投与で，また骨髄炎や関節炎などの治療に注射で用いられる．副作用に難聴，腎障害，胃腸障害などがある．**コリスチン**は，多剤耐性菌感染症に対する最後の手段として全身投与で用いられるが，近年，この薬に対しても耐性菌が発見されている．**バシトラシン**は化膿性皮膚疾患に対

※11 スルファメトキサゾールとトリメトプリムが配合された薬で，これら2つの成分は葉酸生合成経路の異なる酵素を阻害するため，相乗的な作用が得られる．また，単剤で用いると耐性菌が容易に出現することが知られているので，常にST合剤を用いる．

して軟膏で使用される.

② サイクリックリポペプチド系抗生物質

ダプトマイシンがある.細菌の細胞膜を急速に脱分極させることにより,強い殺菌作用を示す.適応はMRSA感染症に限られている.ただし,肺サーファクタントで不活性化されるため,MRSA肺炎には用いられない.ショックや肝障害,横紋筋融解症などを引き起こすことがある.

6 その他の感染症治療薬

① 抗結核薬

結核菌は,菌体がロウ状のミコール酸の皮膜で包まれており,また代謝の様式も多くの細菌と異なるため,ほとんどの抗生物質は無効であり,治療には抗結核薬という特別な薬が用いられる.1種類の薬だけを治療に用いると耐性菌を生じるので,異なる作用機序の薬を3～4種類併用するのが基本であり,薬を追加する際も1種類の薬ではなく,複数の薬を同時に追加する.

抗結核薬のなかで最も抗菌力が強いのは,合成抗結核薬の**イソニアジド**である.結核菌特有のミコール酸の生合成を阻害することで殺菌的・静菌的[12]に作用する(図4).主に肝臓でアセチル化されて代謝されるが,代謝酵素のN-アセチルトランスフェラーゼ活性には大きな個人差があり,この差が薬効や副作用に影響する[13].イソニアジドはビタミンB_6と結合することが知られており,ビタミンB_6欠乏に起因する末梢神経炎を予防するため,ビタミンB_6を併用する.すみやかに耐性菌が現れるが,他の薬との間に交叉耐性を生じることはない.

リファンピシンは,抗結核性抗生物質の1つであり,イソニアジドに次いで抗菌作用が強い.DNA依存性RNAポリメラーゼを阻害することで殺菌的に作用する(図4).動物細胞のRNAポリメラーゼは阻害しないため,ヒトに対する毒性は弱い.消化管からの吸収は良好で,腸肝循環をすることから,体内半減期は比較的長い.副作用は少ないが,薬物代謝酵素のCYP3A4を誘導するため,薬物相互作用に注意が必要である.

他に,**ピラジナミド**,**エタンブトール**,**パラアミノサリチル酸**や,**サイクロセリン**,**カナマイシン**,**レボフロキサシン**などが結核の治療に用いられる.近年,およそ40年ぶりの新薬として,ニトロ−ジヒドロイミダゾ−オキサゾール誘導体の**デラマニド**とジアレルキノリン系の**ベダキリン**が多剤耐性結核菌に対する新規治療薬として上市された.デラマニドは主にミコール酸の生合成を阻害することで,またベダキリンは結核菌のATP合成酵素を阻害することで,ともに結核菌に対し殺菌的に作用する(図4).両薬とも既存の抗結核薬に交叉耐性は示さない.

※12 活発に分裂している細菌に対しては殺菌的に,分裂の遅い細菌に対しては静菌的に作用する.
※13 この酵素の活性には人種差があることも示されている.酵素活性の低い人では副作用の肝障害が起きやすい.

合成抗結核薬	ミコール酸生合成阻害	イソニアジド（INH），デラマニド（DLM）
	細胞壁合成酵素阻害	エタンブトール（EB），サイクロセリン（CS）
	ATP合成酵素阻害	ベダキリン（BDQ）
	葉酸合成阻害	パラアミノサリチル酸（PAS）
	作用機序未確定	ピラジナミド（PZA）
抗結核性抗生物質	DNA依存性RNAポリメラーゼ阻害	リファンピシン（REP）
	タンパク質合成阻害	カナマイシン（KM），ストレプトマイシン（SM）
ニューキノロン系合成抗菌薬	細菌DNAトポイソメラーゼ阻害	レボフロキサシン（LVFX）

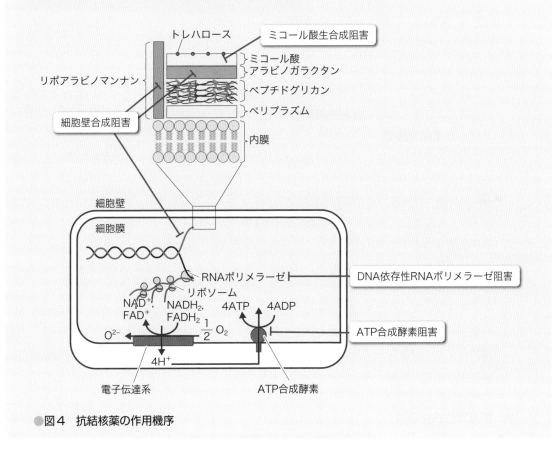

●図4　抗結核薬の作用機序

2 抗真菌薬

　真菌とは，細菌と粘菌を除く菌類の総称で，カビやキノコもこの仲間である．体は糸状の菌糸からなり，胞子で増える．細菌が原核生物であるのに対し，真菌は真核生物に属し，細胞の構造や機能はヒトとの共通点が多い．そのため，ヒトには害がなく，真菌にのみ毒性を示す薬の開発は容易ではない．

　一般に真菌の病原性は弱いが，抵抗力が低下しているときに内臓や血液，髄膜などに真菌が感染することがある．これを「日和見感染」といい[※14]，死に至ることもある．

※14　癌・糖尿病などの病気や免疫抑制薬・抗癌薬などの使用により身体の抵抗力が低下することがある．そのような状態では，健康な人には無害な微生物によって感染症を起こすことがある．

●表6　抗真菌薬

アゾール系抗真菌薬	イミダゾール系抗真菌薬	ミコナゾール（MCZ），クロトリマゾール（CLOT）など
	トリアゾール系抗真菌薬	フルコナゾール（FLCZ），イトラコナゾール（ITCZ），ボリコナゾール（VRCZ）など
抗真菌性抗生物質	ポリエンマクロライド系抗生物質	アムホテリジンB（AMPH-B），アムホテリジンリポソーム製剤（L-AMB），ピマリジン（PMR）
	キャンディン系抗生物質	ミカファンギン（MCFG），カスポファンギン（CPFG）
フルオロピリミジン系抗真菌薬		フルシトシン（5-FC）
その他の抗真菌薬	ナオカルバメート系抗真菌薬	トルナフタート，リラナフタート
	アレルアミン系抗真菌薬	テルビナフィン
	ベンジルアミン系抗真菌薬	ブテナフィン
	モルホリン系抗真菌薬	アモロルフィン

　抗真菌薬には，主として身体内部で起きる**深在性真菌感染症**に対して用いられるものと，白癬菌による水虫などの**表在性真菌症**に対して用いられるものとがある（表6）．

1）アゾール系抗真菌薬

　アゾール系抗真菌薬は，化学構造に基づいて**イミダゾール系**と**トリアゾール系**に大別されるが，真菌ラノステロール[15]のC-14脱メチル化酵素を阻害するという作用機序は共通である．細胞膜の機能維持に必須なエルゴステロールを欠乏させるため，殺菌的に作用する．C-14脱メチル化酵素は，薬物代謝酵素群と同じP450ファミリー（CYP）に属するので，アゾール系抗真菌薬はヒトの体内でいくつかの薬物代謝酵素[16]も阻害する．したがって，アゾール系抗真菌薬を全身投与する場合は，併用薬の代謝が遅延し，過量に陥る可能性があるので，薬物相互作用に注意を要する．

　イミダゾール系には**ミコナゾール**など，またトリアゾール系には**フルコナゾール**など多くの薬があるが，個々の薬の物性や抗真菌スペクトル，体内動態の特徴などに基づいて，表在性真菌症および深在性真菌症に対する使い分けがなされている．カンジダ属の内因性感染にはフルコナゾールが，またアスペルギルス属の肺感染にはボリコナゾールが第一選択薬として用いられている．

2）抗真菌性抗生物質

❶ ポリエンマクロライド系抗生物質

　ポリエンマクロライド系抗生物質は，真菌細胞膜のステロールと結合して膜機能を障害し，殺菌的に作用する．**アムホテリジンB**はさまざまな真菌に対して強力な抗真菌活性を発揮するが，腎障害や発熱をはじめとする副作用の発現頻度が高く，またその程度も重篤な場合が少なくないので，主として他の抗真菌薬が無効の深在性真菌症に使用されている．強力な抗真菌活性をそのままに，副作用を軽減した**アムホテリジンBリポソーム製剤**は，アスペルギルス属やクリプトコックス属の肺感染や髄膜炎の第一選択薬の1つであり，フルコナゾールに耐性のカンジダ属の内因性感染にも使用される．

※15 ステロイドの一種で，脱メチル化を経てエルゴステロールとなる．
※16 特にCYP3AとCYP2C9に高い親和性を有する．

❷ キャンディン系抗生物質

真菌に特有の$1,3-\beta$-D-グルカン合成酵素を阻害して細胞壁合成を抑制する。カンジダ属には殺菌的に，またアスペルギルス属には静菌的に作用する。アゾール系抗真菌薬に耐性となったカンジダ属にも強力な殺菌作用を発揮する。ヒトに対する安全性が高く，フルコナゾールに耐性のカンジダ属の内因性感染やアスペルギルス属の肺感染などに対して使用される。

3）フルオロピリミジン系抗真菌薬

フルシトシンがある。真菌細胞内に選択的に取り込まれてフルオロウラシルとなり，核酸合成を阻害する。真菌血症，真菌性髄膜炎，真菌性呼吸器感染症などの深在性真菌症に経口投与で用いられる。単独で使用すると耐性菌を生じやすいので，他薬と併用される。

4）真菌細胞膜のエルゴステロールの生合成を抑制するその他の抗真菌薬

チオカルバメート系，アレルアミン系および，ベンジルアミン系の薬は，スクアレンエポキシダーゼを阻害する。モルホリン系の薬は，Δ^{14}-ステロールレダクターゼとΔ^{8}-Δ^{7}-ステロールイソメラーゼを阻害する。白癬菌などに有効で，主に表在性真菌症に外用で使用される。

3 抗ウイルス薬

ウイルスは，遺伝子（核酸：DNAあるいはRNA[※17]）とそれを包む**カプシド**とよばれるタンパク質からなる病原体である。感染と自己の複製に必要な最小限の物質しかもたないため，増殖に必要なエネルギーや機能などは，すべて宿主細胞のものを利用する。したがって，ウイルスは生きた宿主細胞のなかでしか増殖することができない[※18]。

このように，ウイルスの増殖は宿主細胞の機能に依存しているため，宿主細胞に害を与えずにウイルスの増殖を抑制することはきわめて難しい。しかし，近年，ウイルスの遺伝子情報に基づき，ウイルス由来の酵素を特異的に阻害する選択毒性の高い抗ウイルス薬が開発されはじめている。

●表7　ヘルペスウイルス科に対する抗ウイルス薬

抗ヘルペスウイルス薬	アシクロビル（ACV），バラシクロビル（VACV），ファムシクロビル（FCV），ビタラビン（Ara-A），アメナメビル（AMNV）
抗サイトメガロウイルス薬	ガンシクロビル（GCV），バルガンシクロビル（VGCV），ホスカルネット（PFA）

1）抗ヘルペスウイルス薬（表7）

単純ヘルペスウイルスによって引き起こされる疾患には単純疱疹が，水痘帯状疱疹ウイルスによって引き起こされている疾患には帯状疱疹や水痘などがある。これらのウイルスは，共にヘルペスウイルス科に属するDNAウイルスであり，ほぼ同じ薬物に感受性を示す。

※17 保有する遺伝子の種類によって，ウイルスはDNAウイルスとRNAウイルスに分類される。

※18 このように，ウイルスは核酸とタンパク質の絶妙な集合体であるが，どのように充実した環境を与えられても，宿主となる生きた細胞がいなければ，自己を複製することができない。21世紀の現代にあっても，「生物」が「生きている」状態を定義することは必ずしも容易ではないが，少なくとも「生物」であることの最も基本的な条件と考えられている「自己の複製」を，他の「生きている」「生物」に依存しなければならないというウイルスを生命体と考えることには，ちょっとばかり無理がありそうだ。したがって，本書ではウイルスのことを病原微生物とはよばない。

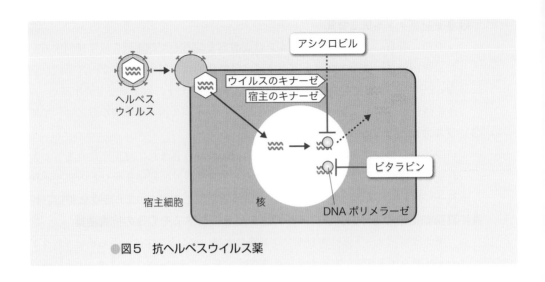

●図5　抗ヘルペスウイルス薬

　　アシクロビルは，まずウイルスに特有のチミジンキナーゼによってリン酸化され，一リン
酸化体となる．さらに宿主細胞のキナーゼによってもリン酸化を受けて活性型のアシクロビ
ル三リン酸となり，DNAに取り込まれる．その結果，DNAポリメラーゼが阻害され，ウイ
ルスの増殖が抑制される（図5）．宿主細胞のキナーゼはアシクロビルの一リン酸化体を産生
しないので，ウイルス感染細胞において選択的な毒性を発揮する．**バラシクロビル**はアシク
ロビルのプロドラッグである．類薬にペンシクロビルのプロドラッグである**ファムシクロビ
ル**がある．

　　ビダラビンは，ウイルスのDNA依存性DNAポリメラーゼを選択的に阻害し，抗ウイルス
作用を発揮する．アシクロビルに対して耐性のウイルスにも有効である．

　　アメナメビルは，ウイルスのヘリカーゼ・プライマーゼ複合体のDNA依存的ATPase活
性，ヘリカーゼ活性，およびプライマーゼ活性を阻害することにより，ウイルスのDNA複
製を抑制する新しい薬である．帯状疱疹にのみ使用される．

2）抗サイトメガロウイルス薬（表7）

　　サイトメガロウイルスはヘルペスウイルス科に属するDNAウイルスである．後天性免疫
不全症候群（AIDS）や抗癌薬の投与などで免疫力が低下している患者がサイトメガロウイル
スに日和見感染すると，肺炎や髄膜炎などを発症することがある．

　　ガンシクロビルはアシクロビルと類似の構造を有する．すべてのヘルペスウイルスに効果
があるが，特にサイトメガロウイルスに対して著効を示す．作用機序はアシクロビルと類似
しており，宿主細胞中で活性型のガンシクロビル三リン酸に変換され，DNAポリメラーゼ
を阻害してウイルスの増殖を抑制する．**バルガンシクロビル**は，ガンシクロビルのプロド
ラッグである．

　　ホスカルネットは，サイトメガロウイルスのDNAポリメラーゼに結合して，直接的に活
性を阻害することにより，抗ウイルス作用を示す．

3）抗インフルエンザウイルス薬

　　インフルエンザウイルスは，一本鎖RNAをゲノムとしてもつRNAウイルスであり，構成

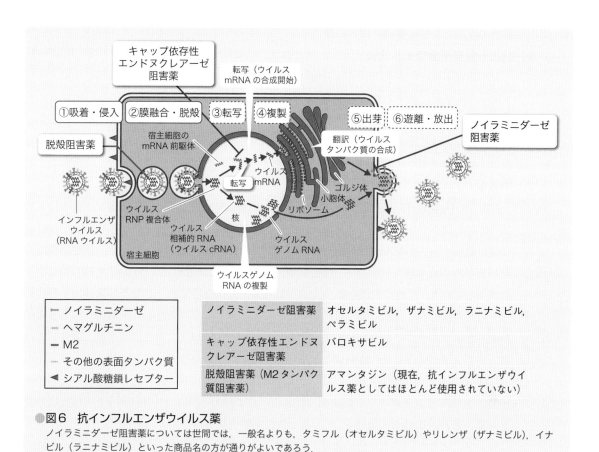

【凡例】

| ― ノイラミニダーゼ |
| ― ヘマグルチニン |
| ― M2 |
| ― その他の表面タンパク質 |
| ◀ シアル酸糖鎖レセプター |

ノイラミニダーゼ阻害薬	オセルタミビル，ザナミビル，ラニナミビル，ペラミビル
キャップ依存性エンドヌクレアーゼ阻害薬	バロキサビル
脱殻阻害薬（M2タンパク質阻害薬）	アマンタジン（現在，抗インフルエンザウイルス薬としてはほとんど使用されていない）

●図6　抗インフルエンザウイルス薬

ノイラミニダーゼ阻害薬については世間では，一般名よりも，タミフル（オセルタミビル）やリレンザ（ザナミビル），イナビル（ラニナミビル）といった商品名の方が通りがよいであろう．
「ゾフルーザ錠「医薬品インタビューフォーム 第1版」塩野義製薬，2018をもとに作成．

タンパク質のM1およびNPの抗原性の違いに基づいて，A型とB型に分類されている[19]．これまでに，10年，あるいはそれ以上の周期で世界的大流行を起こしてきたのはA型であり，近年，話題になっている法定伝染病の高病原性鳥インフルエンザもA型である．もともとはカモなどの水鳥を宿主としていたものが，突然変異によってヒトへの感染性を獲得したと考えられている．B型はヒトのみを宿主とし，地域的な流行をくり返している．

インフルエンザの予防・治療に，**オセルタミビル**などのノイラミニダーゼ阻害薬が使用されるようになり，効果を上げている．これらの薬は，ウイルス表面にあるノイラミニダーゼを阻害することで，感染細胞からのウイルスの放出を抑制する（図6）．その結果，インフルエンザの主要3症状（発熱，頭痛，筋肉痛）の軽快に要する日数が短縮する．A型，B型，いずれのインフルエンザウイルスにも有効である．オセルタミビルは内服で，ザナミビルとラニナミビルは吸入で，ペラミビルは点滴静注で用いられる．

2018年に，A型およびB型インフルエンザウイルスのキャップ依存性エンドヌクレアーゼ活性を選択的に阻害することにより，ウイルスの増殖を抑制する**バロキサビル**が発売された．1回内服するだけですみやかに体内のウイルス量を減少させる．ノイラミニダーゼ阻害薬に

※19 インフルエンザウイルスにはC型もあるが，一般的にはA型およびB型のうちヒトに感染するものを指す場合が多い．

耐性のウイルスにも有効である（図6）.

4）抗ヒト免疫不全ウイルス薬

　ヒト免疫不全ウイルス（human immunodeficiency virus：HIV）は，レトロウイルス科レンチウイルス属に属するRNAウイルスであり，ゲノム構造の違いからHIV-1とHIV-2に大別され，さらに塩基配列によりいくつかのグループとサブタイプに分類されている．非常に変異しやすいウイルスであり，現状ではワクチンの作出が困難である．HIV感染症の治療目的は，体内のウイルス量を低下させて無症候期を延長することにより，予後を改善することである．すべてのHIV感染者に対し抗HIV薬治療が推奨されている．

　HIVはCD4陽性T細胞やマクロファージ系の細胞に感染し，それらを破壊することにより最終的に免疫不全を引き起こし，**後天性免疫不全症候群（AIDS）**を発病させる．感染直後の数日間はインフルエンザ様の症状やリンパ節の腫れなどを見ることがあるが（**急性感染期**），その後10年程度は無症状となる（**無症候期**）[20]．ただ，この間にもCD4陽性T細胞数は徐々に減少していき，その数が200個／μL以下になると，全身倦怠感，急激な体重減少，慢性的な下痢，帯状疱疹，発熱，咳，日和見感染，日和見腫瘍などの免疫力低下症状（**AIDS指標疾患**）を示すようになる（**AIDS期**）．ニューモシスチス肺炎[21]やカポジ肉腫，悪性リンパ腫，サイトメガロウイルス感染症などを併発すると，生命が危険にさらされる．

　HIVに対する抗ウイルス薬は，①逆転写酵素阻害薬，②HIV特異的プロテアーゼ阻害薬（PI），③HIVインテグラーゼ阻害薬（INSTI）および④CCR5受容体遮断薬の4種類に分類される（図7）．これらの薬物を3～4種類併用する抗レトロウイルス療法（ART）が標準的に行われている[22]．ART開始後は，耐性ウイルスの出現を防ぐため，服薬率100％をめざす必要がある．

❶逆転写酵素阻害薬（RNA依存性DNAポリメラーゼ阻害薬）

　HIVは感染細胞内で自らの逆転写酵素によってウイルスRNAをDNAに逆転写し，それを鋳型として自身のRNAの複製やタンパク質の産生を宿主細胞の機能を用いて行い，増殖する．したがって，逆転写阻害薬はHIVの増殖を抑制する．化学構造に基づき，ヌクレオシド系（NRTI）と非ヌクレオシド系（NNRTI）に大別される．

❷HIVウイルス特異的プロテアーゼ阻害薬（PI）

　HIVが成熟するためには，HIVウイルス自身のプロテアーゼによって前駆体タンパク質を切断し，活性型のウイルス酵素および構造タンパク質を生成する必要がある．このタンパク質分解反応を阻害する薬がプロテアーゼ阻害薬である．その薬物の薬効を増強する**ブースター**として，薬物代謝酵素（CYP3A4）阻害作用をもつ**リトナビル**[23]や**コビシスタット**を併用する．

❸HIVインテグラーゼ阻害薬（INSTI）

　HIVインテグラーゼ阻害薬は，HIVのRNAから逆転写されたDNA（❶参照）を宿主の

※20 近年，無症候期が短くなる傾向にあり，米国では新規感染患者のおよそ35％が感染後1年以内にAIDSを発症したとの報告がある.
※21 以前，カリニ肺炎とよばれていたものである.
※22 基本の組合わせは，2種類のNRTI＋1種類のINSTI，2種類のNRTI＋1種類のPI，あるいは2種類のNRTI＋1種類のNNRTIの3通りである.
※23 リトナビルもPIの1つであるが，近年はCYP3A4阻害作用による他薬の薬効増強を目的に用いることが多い（リトナビルブースト）.

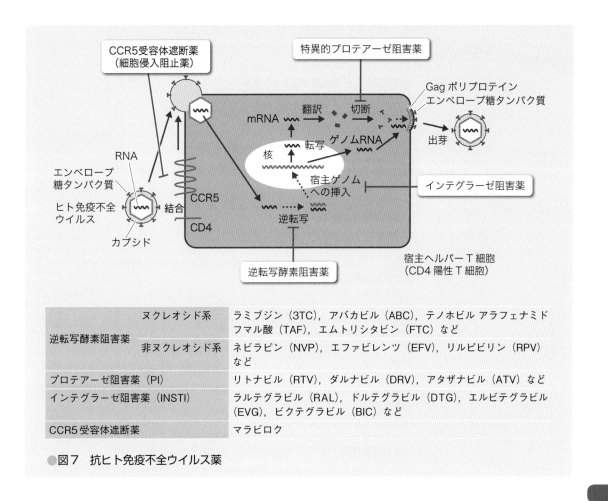

逆転写酵素阻害薬	ヌクレオシド系	ラミブジン（3TC），アバカビル（ABC），テノホビル アラフェナミド フマル酸（TAF），エムトリシタビン（FTC）など
	非ヌクレオシド系	ネビラピン（NVP），エファビレンツ（EFV），リルピビリン（RPV）など
プロテアーゼ阻害薬（PI）		リトナビル（RTV），ダルナビル（DRV），アタザナビル（ATV）など
インテグラーゼ阻害薬（INSTI）		ラルテグラビル（RAL），ドルテグラビル（DTG），エルビテグラビル（EVG），ビクテグラビル（BIC）など
CCR5受容体遮断薬		マラビロク

●図7　抗ヒト免疫不全ウイルス薬

DNAに挿入する反応を阻害する．

❹CCR5受容体遮断薬（HIVウイルス細胞侵入阻止薬）

　　T細胞内に侵入する際に，細胞膜上に存在するケモカイン受容体CCR5と相互作用する必要がある．CCR5指向性HIV-1の細胞内への侵入を阻止する．非CCR5指向性HIVには無効なので，感染ウイルスの指向性を検査したうえで使用しなければならない．他の抗HIV薬で十分な治療効果が得られない例に，他の抗HIV薬と併用する．

4 予防接種薬（表8）

　　感染症治療薬は，あくまで感染症にかかった患者を治療するための薬であり，感染症にかからずにすむのであれば，本当はそれにこしたことはない．この理想に向けて，私たちが感染症に対抗することができるもう1つの方法は予防接種である．予防接種は感染症の制圧に非常に強い力を発揮している．天然痘は，予防接種の普及により地球上から根絶されたことはよく知られているし，ポリオ，百日咳，ジフテリア，破傷風といった感染症も予防接種が普及している国々では稀にしかみられなくなった．したがって，あらかじめ予防できる感染症については，予防接種を推進した方が，私たち自身にとっても，また，社会的あるいは医療経済的観点からみても得策であることは言うまでもない．

●表8　わが国で予防接種に用いられているワクチン

トキソイド	単味ワクチン	沈降破傷風トキソイド 沈降ジフテリアトキソイド
	混合ワクチン	**沈降ジフテリア破傷風混合トキソイド**
弱毒生ワクチン	単味ワクチン	**乾燥弱毒生麻疹ワクチン** **乾燥弱毒生風疹ワクチン** 乾燥弱毒生おたふくかぜワクチン **乾燥弱毒生水痘ワクチン** **乾燥BCGワクチン（結核菌のワクチン）** 経口弱毒生ヒトロタウイルスワクチン* 5価経口弱毒生ヒトロタウイルスワクチン* 黄熱ワクチン
	混合ワクチン	**乾燥弱毒生麻疹風疹混合ワクチン**
不活化ワクチン	単味ワクチン	**不活化ポリオワクチン** インフルエンザHAワクチン 沈降インフルエンザワクチンH5N1（新型インフルエンザに対するワクチン） 乾燥細胞培養日本脳炎ワクチン 組換え沈降2価ヒトパピローマウイルス**様粒子ワクチン 組換え沈降4価ヒトパピローマウイルス様粒子ワクチン 乾燥組織培養不活化狂犬病ワクチン **23価肺炎球菌多糖体ワクチン** **沈降13価肺炎球菌結合型ワクチン** **乾燥ヘモフィルスb型ワクチン（インフルエンザ菌b型ワクチン）** 4価髄膜炎菌ワクチン 乾燥組織培養不活化A型肝炎ワクチン **組換え沈降B型肝炎ワクチン**
	混合ワクチン	**沈降精製百日咳ジフテリア破傷風混合ワクチン**（DPT；百日咳菌の防御抗原，ジフテリアトキソイド，破傷風トキソイドを混合したもの） **沈降精製百日咳ジフテリア破傷風不活化ポリオ混合ワクチン**（DPT-IPV；DPTに不活化ポリオウイルスを混合したもの）

太字は2018年時点で定期接種可能なワクチンを示している．
＊　ロタウイルスワクチンは2020年10月より定期接種化される．
＊＊ 子宮頸癌や尖圭コンジローマなどの原因となるウイルス．

　わが国には予防接種法という法律があり，この法律に規定されているワクチンは無料で**定期的**に接種できる．予防接種には大きなメリットがあるが，稀に重大な有害反応を引き起こすことがあるため，接種を受ける人（あるいはその保護者）にそのことを十分説明し，同意のうえで接種する必要がある．

　予防接種に用いる薬のことを**ワクチン**とよぶ．弱毒化した生きた病原体を用いる**生ワクチン**，死菌や化学的に不活性化した病原体を用いる**不活化ワクチン**，細菌が産生する毒素を不活性化した**トキソイド**などに分類される．近年，わが国においても，ようやく他の先進国並みに接種可能なワクチンの数が増加し，複数ワクチンを同時に接種する「同時接種」[24]が普及しつつある．また，異なる病原体のワクチンを混合した**混合ワクチン**も増加している．

※24 同時接種の効果と安全性は諸外国においてすでに証明されているが，日本においてはいまだ十分な理解が得られていない．

まとめ

□ 感染症治療薬には，抗菌薬，抗結核薬，抗真菌薬および抗ウイルス薬がある.

□ 抗菌薬には，微生物が産生する抗生物質と化学的に創られた（合成）抗菌薬がある.

□ 抗菌薬の作用機序には，細胞壁合成の阻害，タンパク質の合成阻害，核酸合成の阻害，および細胞膜の機能障害がある.

□ 結核の治療には，3～4種類の抗結核薬を併用する. イソニアジド，リファンピシン，ピラジミド，エタンブトール，ストレプトマイシンが代表的な抗結核薬である.

□ 抗真菌薬の作用機序として，真菌特有の細胞膜構成成分であるエルゴステロールの生合成阻害などがある.

□ 抗ウイルス薬は，ウイルスに特有の酵素を阻害することによって選択毒性を示す.

□ 予防接種に用いられる薬をワクチンとよぶ. ワクチンにはトキソイド，弱毒生ワクチン，および不活化ワクチンがある.

13
章
●
感染症治療薬

14章 抗癌薬

近年の人口動態統計によると，癌はわが国の死亡原因のおよそ3割を占めている．最近では，「国民の2人に1人が癌にかかり，3人に1人は癌で死ぬ」などといわれている．

現在では，多くの合成化合物，抗生物質，および植物アルカロイドが抗癌薬として用いられている．さらに，分子標的薬が登場し，抗癌薬による治療は大きく進歩している．一部の血液腫瘍は抗癌薬のみで治療できるようになり，「薬で癌を治す」ことが現実となりつつある．多くの固形癌に関しては，いまだに抗癌薬のみでの治療は困難であるが，投与レジメン※1の改良や免疫チェックポイント阻害薬の開発をはじめとする化学療法の進歩により，治療成績は徐々に向上している．本章では，これらの抗癌薬について解説する．

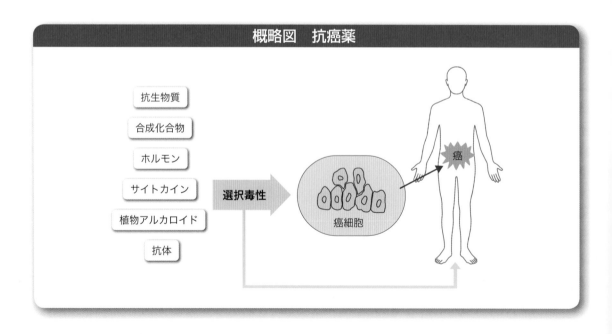

概略図　抗癌薬

※1　抗癌薬の投与計画のこと．用いる抗癌薬の種類，用量，投与速度，投与順序などが決められている．投与する抗癌薬は単剤の場合もあれば複数の場合もある．例として，大腸癌の標準的な化学療法レジメンであるFOLFOX（5-FU＋レボホリナート＋オキサリプラチン）などがあげられる．

1 抗癌薬概論

1 がんとは

　癌[2]とは，遺伝子変異を起こした細胞が制御不能の増殖をくり返すことによって形成された腫瘍のうち，周囲の組織に浸潤したり，転移したりするものをいう（図1）. **悪性腫瘍**または**悪性新生物**とよばれることもあり，治療せずに放置すると，多くの場合，死の転帰をとる. 遺伝子が変異を起こす要因はさまざまであるが，健康的な生活を営むことによって，発癌のかなりの部分を予防することができると考えられている. WHOによると，最悪の生活習慣は**喫煙**であり，**肺癌の80〜90％は喫煙に起因する**と見積もられている.

　抗癌薬が開発されるきっかけとなったのは，第一次世界大戦で使用された毒ガスの一種である**マスタードガス**[3]である. マスタードガスは，皮膚だけでなく，造血器に障害を起こし，血液中の白血球数を減少させることが知られていた. 第二次世界大戦中，毒ガスの研究から，マスタードガスの誘導体である**ナイトロジェンマスタード**[4]が血液の癌である白血病に著効を示すことが明らかになり，これが戦後に種々のナイトロジェンマスタード類が抗癌薬として開発されるきっかけとなった.

2 抗癌薬と癌治療

　抗癌薬による癌治療の目標は，血液腫瘍と固形癌とで，若干異なる. 血液腫瘍の場合は治癒（**完全寛解**）を目標に据えることが可能な場合もあるが，固形癌の場合は，現在でもなお

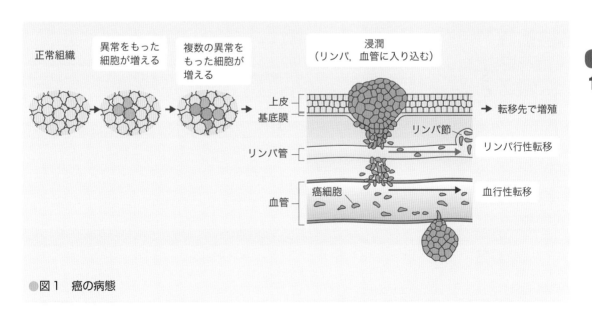

●図1　癌の病態

※2　厳密にはひらがなの「がん」と漢字の「癌」は同義ではないが，本書では無用な混乱を避けるため，便宜的に同義として扱い，基本的に「癌」を使用することとする.

※3　2,2'-硫化ジクロロジエチルを主成分とするびらん薬（皮膚をただれさせる薬）である. 第一次世界大戦のイープル戦線ではじめて用いられたことから，イペリット（Yperite）ともよばれる.

※4　やはりびらん薬として開発された化合物であり，マスタードガスの硫黄原子を窒素原子に置き換えた分子構造をもつ.

抗癌薬による癌の完全寛解は難しいことから，生存期間の延長が主な目標となる．したがって，固形癌の抗癌薬治療の場合[※5]は，抗癌薬の使用において避けることのできない副作用をいかにして最小限に押さえ込み，長期にわたって治療を継続していくかが重要である．

癌細胞と正常細胞の違いはわずかな遺伝子変異でしかないので，癌細胞の生命維持機構のほとんどは，正常細胞と共通である．したがって，癌細胞のみを殺そうするなら，正常細胞とのわずかな違いに狙いを定めて，そこをピンポイントで攻撃しなければならない．選択毒性の高い抗癌薬，すなわち副作用の少ない抗癌薬を創ることが難しい理由はここにある．選択毒性に基づいて癌細胞の沈静化や駆逐をめざす治療を，**化学療法（癌化学療法）**という．

癌細胞には無秩序に細胞分裂をくり返すという正常細胞にはない特徴があることから，これまでの化学療法薬の主な抗癌作用メカニズムは，DNA合成を阻害して**細胞分裂**を抑制するというものであった．そのため，正常細胞のなかでも活発に細胞分裂を行っている細胞が障害を受けやすく，副作用として脱毛や骨髄障害，消化器障害などが問題となることが多かった．しかし，癌細胞特有の分子を狙い撃ちにする**分子標的治療薬**とよばれる新型の抗癌薬が使用されるようになり，癌治療の成績向上と副作用の軽減が現実のものとなりつつある（表1）．

●表1 代表的な殺細胞性抗癌薬

アルキル化薬	
ナイトロジェンマスタード類	シクロホスファミド，イホスファミド
トリアゼン類	ダカルバジン
ニトロソウレア類	ニムスチン，ラニムスチン
メチルヒドラジン誘導体	プロカルバジン
イミダゾテトラジン誘導体	テモゾロミド
代謝拮抗薬	
葉酸代謝拮抗薬	メトトレキサート，ペメトレキセド，プララトレキサート
ピリミジン代謝拮抗薬	フルオロウラシル（5-FU），テガフール，ドキシフルリジン，カペシタビン，シタラビン（Ara-C），シタラビン オクホスファート，ゲムシタビン
プリン代謝拮抗薬	メルカプトプリン，フルダラビン，ネララビン
その他	ヒドロキシカルバミド，L-アスパラギナーゼ
抗癌性抗生物質	
アントラサイクリン系抗生物質	ドキソルビシン，ダウノルビシン
マイトマイシン	
ブレオマイシン類縁	ブレオマイシン，ペプロマイシン
アクチノマイシンD	
mTOR阻害	シロリムス
微小管阻害薬	
ビンアルカロイド類	ビンクリスチン，ビンブラスチン，ビノレルビン
タキサン類	パクリタキセル，ドセタキセル，カバジタキセル
海綿動物由来	エリブリン
白金製剤	
	シスプラチン，カルボプラチン，オキサリプラチン
DNAトポイソメラーゼ阻害薬	
DNAトポイソメラーゼI阻害薬	イリノテカン，ノギテカン
DNAトポイソメラーゼII阻害薬	エトポシド，ソブゾキサン

2 殺細胞性抗癌薬

1 アルキル化薬

核酸のグアニン残基をアルキル化[※6]してDNA鎖間やDNA鎖内に架橋を形成することにより，DNAの複製を阻害する（図2）．その結果，癌細胞は死滅するが，正常な細胞の増殖も抑制してしまう．そのため，普段から活発に増殖をくり返している骨髄や消化管粘膜などの細胞にも分裂障害を引き起こし，そのことが副作用の主な原因となる．

シクロホスファミドや**イホスファミド**などのナイトロジェンマスタード類，トリアゼン類の**ダカルバジン**，**ニムスチン**や**ラニムスチン**などのニトロソウレア類，メチルヒドラジン誘導体の**プロカルバジン**，およびイミダゾテトラジン誘導体の**テモゾロミド**に分類される．生体内で代謝されて活性化されるものが多い（表1）．ニトロソウレア類およびテモゾロミドは中枢移行性がよいので，それぞれ脳腫瘍および悪性神経膠腫に用いられる．

副作用に骨髄抑制，汎血球減少症，間質性肺炎，肺線維症などがある．シクロホスファミドとイホスファミドは，代謝の副産物である**アクロレイン**が**出血性膀胱炎**を引き起こすため，必ず予防薬の**メスナ**（2-メルカプトエタンスルホン酸ナトリウム）と併用する．

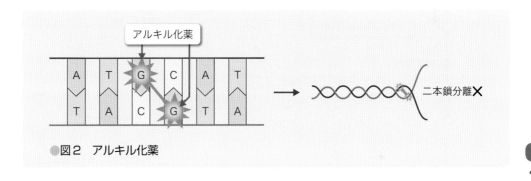

●図2 アルキル化薬

2 代謝拮抗薬

癌細胞内で，核酸合成に必須の代謝物に拮抗したり代謝酵素を阻害したりすることにより，核酸合成を阻害する薬である．したがって，基本的に細胞周期がS期（DNA合成期）の癌細胞に作用する（図3）．正常細胞も傷害されるが，癌細胞では代謝が亢進しているため，より強くその効果が現れる（表1）．

1）葉酸代謝拮抗薬

メトトレキサート（11章でDMARDsとして解説）はジヒドロ葉酸還元酵素を不可逆的に阻害し，その結果としてDNAの合成を阻害する．副作用に骨髄抑制，感染症，間質性肺炎などがある．葉酸代謝の阻害による副作用を軽減するため，葉酸誘導体の**ホリナート**を併用することが多い．

※5 固形癌の場合，一般的に，転移がなければ手術で癌を切除すれば治るので，抗癌薬による治療を行うということは，転移があるか，手術後の再発かのいずれかということになる．

※6 分子構造中に–CH$_2$–CH$_2$–を導入すること．

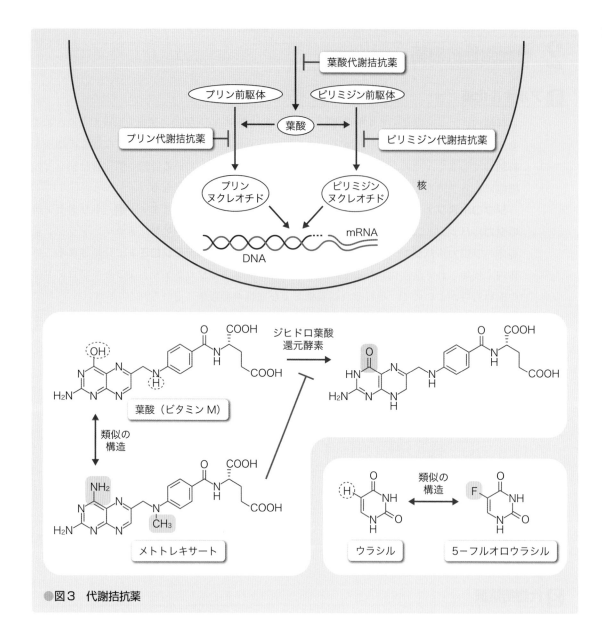

●図3 代謝拮抗薬

2）ピリミジン代謝拮抗薬

　　フルオロウラシル（5-FU）とそのプロドラッグの**テガフール**，**ドキシフルリジン**，**カペシタビン**などは，フッ化ピリミジン類とよばれている．5-FUは，細胞内で5-フルオロデオキシウリジル酸に代謝され，これがチミジル酸合成酵素を不可逆的に阻害することにより，DNA合成を抑制する．また，5-FUは5-フルオロウリジン三リン酸に代謝され，ウリジン三リン酸の代わりにRNAに取り込まれるため，RNAの機能も障害する．ホリナートや**レボホリナート**（ホリナートを光学分割して活性本体　である1体のみにしたもの）は，5-FUの抗癌活性を増強することが知られており，併用されることがある．

　　副作用として下痢，食欲不振，悪心・嘔吐などの消化器症状，腸炎，脱水症状，骨髄抑制，ショックなどが知られている．

一方，**シタラビン（Ara-C）**とそのプロドラッグの**シタラビン オクホスファート**はシトシンアラビノシド類とよばれ，DNAポリメラーゼとCDP還元酵素を阻害することでDNA合成を抑制する．**ゲムシタビン**もこのグループに属するが，この薬はDNA鎖に取り込まれることで，DNA合成を阻害する．

副作用に骨髄抑制や消化器障害，間質性肺炎，アナフィラキシー様症状，気管支痙攣，腎不全などがある．

3）プリン代謝拮抗薬

メルカプトプリンなどがある．これらの薬は細胞内でプリン環を基本骨格とする核酸構成成分のアデニンとグアニンの産生を低下させ，またDNAポリメラーゼ，RNAポリメラーゼなどを阻害することでDNAおよびRNAの合成とDNAの修復を抑制する．

共通の副作用に骨髄抑制がある．

3 抗癌性抗生物質

いずれも土壌に含まれる放線菌が産生する物質，あるいはその誘導体である．

1）アントラサイクリン系抗生物質

ドキソルビシン（アドリアマイシン）や**ダウノルビシン**などがあり，優れた抗癌作用を発揮する．DNA二本鎖の間に入り込むこと（**インターカレーション**）によって，DNAやRNAの合成を阻害する．また，DNA複製の過程で二本鎖DNAの切断と再結合を触媒する酵素である**DNAトポイソメラーゼⅡ**を阻害することにより，DNAを切断状態で安定化してDNA合成を抑制する．加えて，代謝中間体のフリーラジカルによるDNAや細胞膜の傷害も，抗腫瘍効果に関与すると考えられている（図4）．

副作用として骨髄抑制，ショック，ネフローゼ症候群，消化器症状などに加え，アントラサイクリン系抗生物質に特徴的な心毒性がみられる．

2）その他の抗癌性抗生物質

マイトマイシンはDNAのアルキル化，フリーラジカル生成，二本鎖DNA間の架橋形成により，DNA複製を阻害する．骨髄抑制，間質性肺炎，肺線維症などの副作用がある．

ブレオマイシンはDNA鎖を切断してDNA合成を阻害する．副作用として間質性肺炎，ショックなどのほか，病巣壊死による出血が認められることがある．ブレオマイシン誘導体

14章 ● 抗癌薬

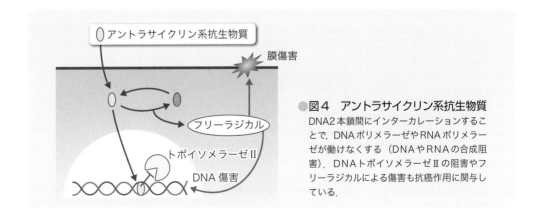

●図4　アントラサイクリン系抗生物質
DNA2本鎖間にインターカレーションすることで，DNAポリメラーゼやRNAポリメラーゼが働けなくする（DNAやRNAの合成阻害）．DNAトポイソメラーゼⅡの阻害やフリーラジカルによる傷害も抗癌作用に関与している．

のペプロマイシンは，肺毒性が若干軽減されている．

　アクチノマイシンDは，DNAに結合してmRNAへの転写を阻害する．主な副作用は，食欲不振，悪心・嘔吐，口内炎，脱毛，色素沈着などである．

4 微小管阻害薬

　あらゆる細胞は，チュブリンの重合と脱重合，すなわち微小管の形成と分解の微妙な動的バランスのうえで生命活動を維持している．微小管は細胞骨格の一種であり，細胞の有糸分裂時に現れる紡錘体は微小管とそれに結合する種々のタンパク質で構成されている．また，微小管は，細胞内小器官の配置，細胞内の物質輸送などにも関与している（図5）．そのため，微小管の形成・分解のバランスがどちらの側に傾いても，その影響は細胞分裂のみならず，さまざまな細胞機能に及ぶ．微小管阻害薬は，このバランスを変化させることにより作用を現す．基本的に，細胞周期がM期（分裂期）の癌細胞に作用する．

1）ビンカアルカロイド類

　ビンカアルカロイド類とは，ニチニチソウに含まれるアルカロイドの総称である．**ビンクリスチン**や，その誘導体の**ビンブラスチン**などがある．チュブリンに結合してその重合を抑制し，微小管の動的バランスを分解の側に傾けることで，細胞分裂を阻害する．

　主な副作用に，**しびれなどの末梢神経障害**，骨髄抑制，昏睡，間質性肺炎，悪心・嘔吐，脱毛などがある．

2）タキサン類

　パクリタキセルはタイヘイヨウイチイの樹皮から発見された成分[7]であり，他はヨーロッパイチイの針葉に含まれる植物成分を前駆体として半合成したものである．これらの薬物は，細胞分裂期に起こるチュブリンの脱重合を阻害するため，微小管が異常に安定化されて分裂が停止する．パクリタキセルとドセタキセルは，多くの固形癌の標準治療薬として用いられている．

　タキサン類に共通の副作用として，**しびれなどの末梢神経障害**，骨髄抑制，ショック，間質性肺炎，**悪心・嘔吐**，下痢，脱毛などがある．

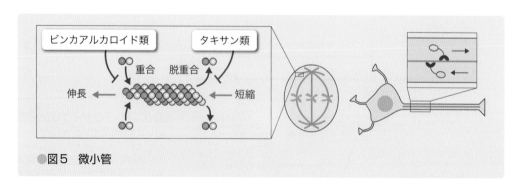

●図5　微小管

---

[7] 微量しか含まれていないため，実際には他のタキサン類と同様に，ヨーロッパイチイの針葉に含まれる植物成分を前駆体として半合成される．

白金製剤は白金の錯体化合物であり，抗菌作用および抗癌作用がある．作用機序はアルキル化薬に類似しており，DNAのアデニンとグアニンに共有結合してDNA鎖内および鎖間に白金架橋を形成し，DNAの複製と転写を抑制する（図6）．

代表的な薬に**シスプラチン**があるが，毒性を軽減するなどの改良を加えた**カルボプラチン**や，**ネダプラチン**，**オキサリプラチン**なども使用されている．

白金製剤は，すべての抗癌薬のなかで，**悪心・嘔吐**の副作用が最も強く，しばしばそれが原因で治療の中断を迫られる．また，白金製剤は**腎毒性**も強いものが多いので，それを軽減するために大量の輸液が必要となることがある．他の副作用に，骨髄抑制，末梢神経障害，聴力障害などがある．オキサリプラチンに特徴的な副作用として，高頻度で認められる末梢神経障害がある．1つは，投与初期から起きる手足のしびれや**冷感過敏**（急性期）であり，もう1つは何回か投与を受けた後に生じる手足のしびれや痛みなどの末梢神経障害（蓄積性の障害）である．後者は，字を書く，服のボタンをとめる，歩くなどの日常生活に悪影響を及ぼすことがあるため，注意が必要である．

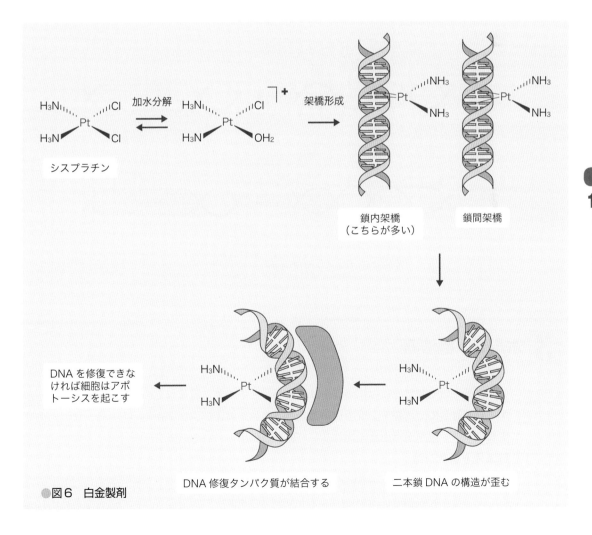

●図6　白金製剤

14章

●

抗癌薬

6 DNAトポイソメラーゼ阻害薬 （図7）

1）DNAトポイソメラーゼⅠ阻害薬

　　中国産植物の喜樹から単離された植物アルカロイドのカンプトテシンに，DNAトポイソメラーゼⅠの阻害に基づく著しい抗癌活性が認められたことから，水溶性の向上，副作用の低減，薬効の強化を図った**イリノテカン**などの誘導体がつくられ，臨床で用いられている．

　　副作用に骨髄抑制，下痢，悪心・嘔吐，消化管出血，間質性肺炎，肝機能障害，急性腎不全，脱毛などがある．イリノテカンはプロドラッグであり，体内で活性体のSN-38に代謝されて抗癌作用を発揮する．SN-38はグルクロン酸抱合された後に胆汁とともに十二指腸に排泄されるが，腸内細菌によりグルクロン酸が外され，もとのSN-38に戻る．このSN-38による腸管粘膜傷害がイリノテカン投与4日～10日目に起きる遅発性下痢の原因である．

2）DNAトポイソメラーゼⅡ阻害薬

　　アントラサイクリン系抗生物質の他にも，DNAトポイソメラーゼⅡ阻害薬として，メギ科植物成分のポドフィロトキシンから半合成された**エトポシド**と，ビスジオキソピペラジン誘導体の**ソブゾキサン**がある．

　　副作用に骨髄抑制，間質性肺炎，肝障害，腎障害，悪心・嘔吐，下痢，脱毛などがある．

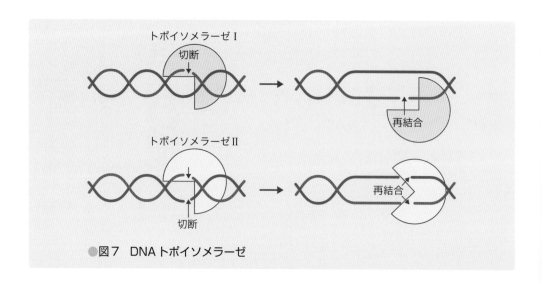

●図7　DNAトポイソメラーゼ

---

3 ホルモン療法薬

　　ホルモン類それ自身には抗癌作用はないが，乳癌や前立腺癌などのホルモン依存性に増殖する癌に対して，ホルモン受容体の遮断薬，作動薬および調節薬が用いられる．また，副腎皮質ホルモン製剤が白血病や悪性リンパ腫などに用いられる（表2）．

1）抗エストロゲン薬

　　タモキシフェンは，エストロゲン受容体を発現しているホルモン感受性乳癌に対してのみ有効である．乳癌細胞において，エストロゲンのエストロゲン受容体への結合を競合的に遮

抗エストロゲン薬	タモキシフェン
	トレミフェン
	フルベストラント
アロマターゼ阻害薬	アナストロゾール
	レトロゾール
抗アンドロゲン薬	フルタミド
	ビカルタミド
	クロルマジノン
	アビラテロン
GnRH誘導体	ゴセレリン
	リュープロレリン
GnRH受容体遮断薬	デガレリクス
プロゲステロン誘導体	メドロキシプロゲステロン酢酸エステル

断することで，癌組織を縮小させる．タモキシフェンはエストロゲン受容体に対し，乳腺では遮断作用を示すが，骨や子宮では刺激作用を示す．このことは，長期投与時において，骨粗鬆症を起こしにくいという利点や，子宮内膜癌をわずかに増加させるなどの問題点と関係していると考えられている．

乳癌のホルモン療法における第一選択薬として広く用いられており，白血球減少，血栓塞栓症，子宮筋腫などがみられる場合があるものの，副作用は少ない．

フルベストラントはエストロゲン作用を示さない純粋なエストロゲン受容体遮断薬であり，エストロゲン受容体を発現している乳癌に用いられる．核に存在するエストロゲン受容体のプロテアソームによる分解や細胞質に存在するエストロゲン受容体の凝集を促進することにより，核内で転写因子としてはたらくエストロゲン受容体の数を減少させる（**ダウンレギュレーション**）ことから，**SERD**（Selective Estrogen Receptor Downregulator）に分類されている．重要な副作用に肝機能障害と血栓塞栓症がある．

2）アロマターゼ阻害薬

アロマターゼは男性ホルモン（アンドロゲン）を女性ホルモン（エストロゲン）に変換する酵素であり，閉経後の女性におけるエストロゲンの生合成に関与している．**アナストロゾール**や**レトロゾール**などのアロマターゼ阻害薬は，エストロゲンの産生を減少させることで，閉経後乳癌の増殖を抑制する．

3）抗アンドロゲン薬

フルタミドや**ビカルタミド**などはステロイド骨格をもたないアンドロゲン受容体遮断薬であり，前立腺癌の治療に用いられている．**クロルマジノン**は，前立腺へのテストステロンの取りこみを阻害したり，前立腺細胞においてジヒドロテストステロンと受容体との結合を阻害したりすることなどにより，前立腺癌の増殖を抑制する．**アビラテロン**は，アンドロゲン合成酵素であるCYP17を不可逆的に阻害することで前立腺癌の増殖を抑制する．他の抗アンドロゲン薬による治療に反応しない去勢抵抗性前立腺癌の治療に用いられる．

14
章
●
抗
癌
薬

4）性腺刺激ホルモン放出ホルモン（GnRH）誘導体

リュープロレリンやゴセレリンは，投与初期には下垂体のGnRH受容体を強く刺激して黄体形成ホルモン（LH）および卵胞刺激ホルモン（FSH）の分泌を促進するが，持続的な投与により，やがてGnRH受容体はダウンレギュレーションされ，LHやFSHの分泌は減少する．その結果，本来LHとFSHの刺激により合成されるエストロゲンとアンドロゲンの分泌が低下し，抗癌作用が得られる．前立腺癌や閉経前乳癌などの治療に用いられる．

5）性腺刺激ホルモン放出ホルモン（GnRH）受容体遮断薬

GnRH誘導体は受容体刺激作用を有し，投与初期には癌の増殖を促進するため，骨痛の悪化や尿管閉塞，脊髄圧迫などの**フレアアップ症状**を引き起こすことがあるという問題がある．**デガレリクス**は，GnRH受容体の選択的遮断薬であり，フレアアップ症状を引き起こすことなく，アンドロゲンの産生を抑制することで，前立腺癌の増殖を抑制する．

4 分子標的薬

分子標的治療薬とは，癌細胞に特有の，あるいは癌細胞により多く発現している特定の分子に狙いを絞って，その機能を特異的に抑制することにより癌を治療する薬である（表3）．作用機序としては，癌細胞の分化促進，癌の浸潤・転移の抑制，アポトーシス[8]の誘導，癌

●表3　代表的な分子標的薬

上皮成長因子（EGF）	小分子	ゲフィチニブ，エルロチニブ
	モノクローナル抗体	セツキシマブ，パニツムマブ
HER2	小分子	ラパチニブ
	モノクローナル抗体	トラスツズマブ，ペルツズマブ
	抗体薬物複合体	トラスツズマブ　エムタンシン
BCR-ABL融合タンパク質	小分子	イマチニブ，ニロチニブ，ダサチニブ
血管内皮細胞増殖因子（VEGF）	モノクローナル抗体	ベバシズマブ
	組換えタンパク質	アフリベルセプトベータ
VEGF受容体	小分子	アキシチニブ
	モノクローナル抗体	ラムシルマブ
CD20	モノクローナル抗体	リツキシマブ，オファツムマブ
	放射性同位元素標識抗体	イブリツモマブ チウキセタン
CD33	抗体薬物複合体	ゲムツズマブ オゾガマイシン
CD38	モノクローナル抗体	ダラツムマブ
CD52	モノクローナル抗体	アレムツズマブ
PD-1	モノクローナル抗体	ニボルマブ
PD-L1	モノクローナル抗体	アベルマブ
プロテアソーム	小分子	ボルテゾミブ，カルフィゾミブ，イキサゾミブ
複数のキナーゼ（マルチキナーゼ阻害薬）	小分子	スニチニブ，ソラフェニブ，パゾパニブ，レゴラフェニブ

※8　いわゆる「細胞の自殺」であり「プログラムされた細胞死」ともいわれる．

細胞に対する免疫機能の亢進などがある．分子標的治療薬の適用は一定の条件を満たす癌に限られるが，選択的で強力な効果が期待される．

癌細胞の増殖にかかわる受容体やその活性制御にかかわるチロシンキナーゼなどが標的分子であり，これらに対するモノクローナル抗体（図8）や小分子キナーゼ阻害薬が分子標的治療薬として用いられている．ここでは代表的な標的分子ごとに主な分子標的薬を紹介する．

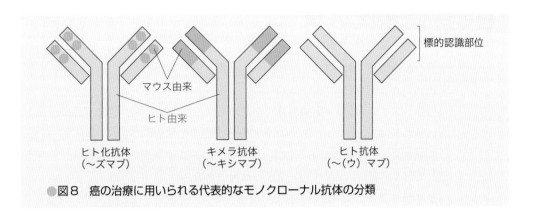

●図8　癌の治療に用いられる代表的なモノクローナル抗体の分類

1 上皮成長因子（EGF）

EGF受容体（epidermal growth factor：EGFR）は，細胞の増殖に関係するチロシンキナーゼ内蔵型受容体であり，刺激されると自己リン酸化により活性化される．

ゲフィチニブや**エルロチニブ**などのEGFR阻害薬は，EGFRチロシンキナーゼを選択的に阻害し，癌細胞の増殖を抑制する（図9）．主に*EGFR*変異陽性の非小細胞肺癌に用いられる．

セツキシマブや**パニツムマブ**は，抗EGFRモノクローナル抗体であり，EGFRの働きを抑制することで癌細胞の増殖を抑制する．

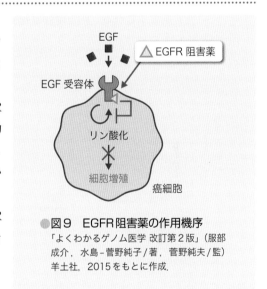

●図9　EGFR阻害薬の作用機序
「よくわかるゲノム医学 改訂第2版」（服部成介，水島-菅野純子/著，菅野純夫/監）羊土社，2015をもとに作成．

2 HER2

HER2（human EGFR-related 2）は約20％の乳癌に過剰発現がみられるEGFRに類似したチロシンキナーゼ内蔵型受容体である．HER2の内因性リガンドはいまだ明らかにされていないが，HER2陽性の乳癌の悪性度は高い．

トラスツズマブや**ペルツズマブ**は，抗HER2モノクローナル抗体であり，HER2の過剰発現が確認された転移性乳癌などに用いられている（図10）．トラスツズマブと微小管阻害薬のエムタンシンを結合させた抗体薬物複合体である**トラスツズマブ エムタンシン**も用いられ

ている.

　ラパチニブは，HER2やEGFRのチロシンキナーゼ活性を抑制する小分子であり，トラスツズマブ耐性のHER2陽性乳癌に対して有効である.

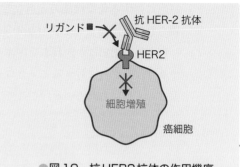

●図10　抗HER2抗体の作用機序

3 BCR-ABL融合タンパク質

　90％以上の慢性骨髄性白血病（CML）の患者の血液細胞において，9番染色体と22番染色体の相互転座により生じる異常な22番染色体（**フィラデルフィア染色体**）が認められる．その結果として，9番染色体上にある*ABL*遺伝子と22番染色体上にある*BCR*遺伝子が融合して*BCR-ABL*融合遺伝子が形成される．この融合遺伝子の産物であるBCR-ABLキメラタンパク質のチロシンキナーゼ活性は常に亢進しており，このことがCML発症の原因である.

　イマチニブなどは，このBCR-ABL融合タンパク質のチロシンキナーゼ活性を阻害する低分子化合物であり，CMLの治療などに用いられている（図11）.

　イマチニブは，**血小板由来成長因子**（platelet-derived growth factor：**PDGF**）および幹細胞因子（stem cell factor：SCF）の受容体である**KIT（CD117）**のチロシンキナーゼ活性も阻害するため，KIT陽性消化管間質腫瘍にも適応がある（図11）.

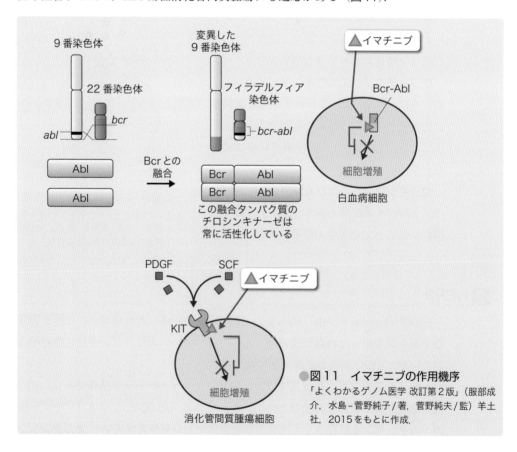

●図11　イマチニブの作用機序
「よくわかるゲノム医学 改訂第2版」（服部成介，水島−菅野純子/著，菅野純夫/監）羊土社，2015をもとに作成.

4 血管内皮細胞増殖因子（VEGF）とその受容体（VEGFR）

　癌細胞は活発に増殖しているため，癌組織の内部環境は低酸素になっている．癌組織は**血管内皮細胞増殖因子**（vascular endothelial growth factor：VEGF）を産生し，チロシンキナーゼ内蔵型受容体であるVEGF受容体（VEGFR）を活性化させることで血管内皮細胞を増殖させ，癌組織を灌流する毛細血管網を構築する．

　VEGFに対するモノクローナル抗体である**ベバシズマブ**，VEGFR-1とVEGFR-2のVEGF結合領域とヒトIgG1のFc領域を融合した組換えタンパク質である**アフリベルセプトベータ**，VEGFR-2に対するモノクローナル抗体でありVEGFR-2の活性化を阻害する**ラムシルマブ**，およびVEGFR-1～3のチロシンキナーゼ活性を阻害する小分子である**アキシチニブ**は，癌組織周辺の異常に増殖した未熟な血管を退縮させることなどにより，抗癌作用を発揮すると考えられている（図12）．

　スニチニブなどは，VEGFRやKITをはじめとする複数のチロシンキナーゼ活性を阻害することにより，癌細胞の増殖や癌組織における血管新生を抑制して抗癌作用を発揮する．

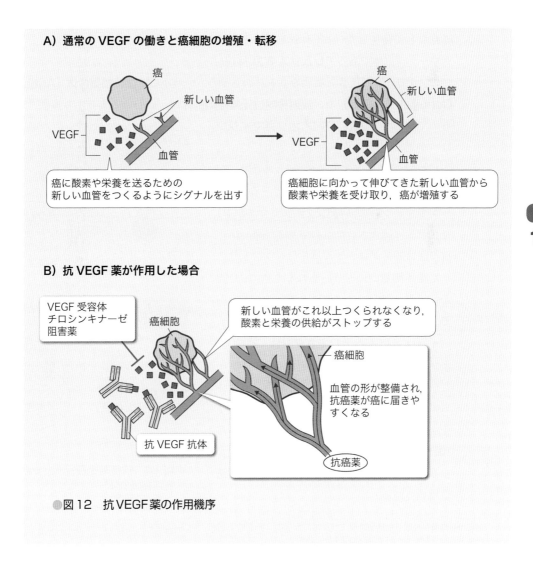

A）通常のVEGFの働きと癌細胞の増殖・転移

癌
新しい血管
VEGF
血管

癌に酸素や栄養を送るための
新しい血管をつくるようにシグナルを出す

癌
新しい血管
VEGF
血管

癌細胞に向かって伸びてきた新しい血管から
酸素や栄養を受け取り，癌が増殖する

B）抗VEGF薬が作用した場合

VEGF受容体
チロシンキナーゼ
阻害薬

癌細胞

新しい血管がこれ以上つくられなくなり，
酸素と栄養の供給がストップする

抗VEGF抗体

癌細胞

血管の形が整備され，抗癌薬が癌に届きやすくなる

抗癌薬

●図12　抗VEGF薬の作用機序

B細胞やT細胞をはじめとする白血球の表面には種々の細胞表面分子が発現している．これらは，各分子に特異的なモノクローナル抗体により検出，分類され，番号をつけて整理されている〔**CD（Cluster of Differentiation）分類**〕．分子標的薬として用いられているモノクローナル抗体の標的には，いくつかのCD分子が含まれている．

CD20はすべてのヒトB細胞表面に発現している分子量約30,000のタンパク質である．**リツキシマブ**や**オファツムマブ**は，CD20に対するモノクローナル抗体で，CD20抗原に特異的に結合した後，CD20陽性の血液腫瘍細胞に対して補体依存性および抗体依存性細胞介在性の細胞傷害作用を発揮する（図13）．正常B細胞に発現しているCD20にも結合して，これを傷害するため，白血球数を減少させる．

他に，多発性骨髄腫などの腫瘍細胞に発現しているCD38に対するモノクローナル抗体である**ダラツムマブ**や，慢性リンパ性白血病細胞などに発現しているCD52に対するモノクローナル抗体である**アレムツズマブ**がある．

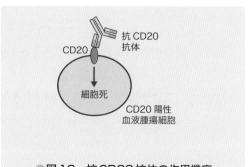

●図13　抗CD20抗体の作用機序

モノクローナル抗体と薬物を共有結合させた，いわゆる**抗体薬物複合体（Antibody-Drug Conugate：ADC）**や，**放射性同位元素標識抗体**は，いわゆるミサイル療法[9]を実現したものである．**ゲムツズマブ オゾガマイシン**は，急性骨髄性白血病細胞に発現しているCD33に対するヒト化モノクローナル抗体（ゲムツズマブ）と抗癌性抗生物質であるγ-カリケアマイシンの誘導体（オゾガマイシン）を化学的に結合させたものである（図14A）．抗CD33モノクローナル抗体はCD33と結合した後，細胞内に取り込まれるため，CD33陽性細胞に選択的に抗癌薬を導入することができる．

イブリツモマブ チウキセタンは，抗CD20モノクローナル抗体のイブリツモマブをキレート薬であるチウキセタンと結合させ，さらにβ線を放出する放射性同位元素であるイットリウム（90Y）で修飾したものである（図14B）．CD20陽性のB細胞に至近距離からβ線を照射して傷害を与える**放射免疫療法**に用いられる．

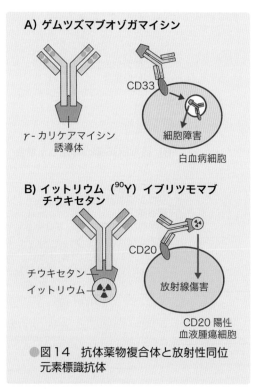

●図14　抗体薬物複合体と放射性同位元素標識抗体

※9　あたかも爆薬を搭載した精密誘導ミサイルのように，抗癌薬（爆薬）を癌細胞特異的抗体（ミサイル）に結合させ，標的をピンポイントで攻撃するというコンセプト．

6 免疫チェックポイント分子など（癌免疫療法）

免疫チェックポイント分子とは，免疫系の過剰な活性化を防ぐためにT細胞や抗原提示細胞などに発現している分子である．主なものとして，活性化T細胞や制御性T細胞に発現している**PD-1**（Programmed cell death 1）や，抗原提示細胞などに発現しているPD-1のリガンドである**PD-L1**や**PD-L2**があげられる．近年，これらに対するモノクローナル抗体が抗癌薬として注目を集めている．

活性化T細胞上のPD-1が抗原提示細胞上のPD-L1と結合すると，T細胞の活性が抑制されることが知られている．PD-L1やPD-L2は，悪性黒色腫や大腸癌，肺癌などの癌細胞でも発現しており，癌組織に遊走してくるT細胞上のPD-1と癌細胞上のPD-L1やPD-L2が結合すると，T細胞の活性が抑制され，癌細胞を攻撃できなくなる．このようにして，癌細胞は免疫機構による排除を回避し，増殖していく．**ニボルマブ**[10]に代表される抗PD-1モノクローナル抗体や，**アベルマブ**などの抗PD-L1抗体は，このPD-1とPD-L1やPD-L2との相互作用を抑制し，T細胞を増殖・活性化させてその細胞傷害活性を増強することにより，抗癌作用を発揮する（図15）．

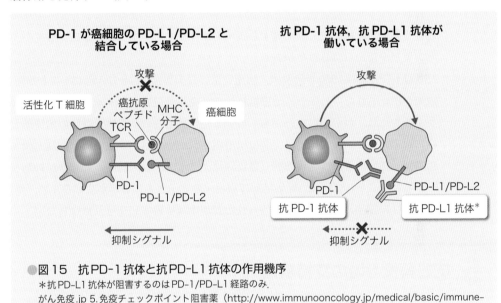

●図15　抗PD-1抗体と抗PD-L1抗体の作用機序
＊抗PD-L1抗体が阻害するのはPD-1/PD-L1経路のみ．
がん免疫.jp 5. 免疫チェックポイント阻害薬（http://www.immunooncology.jp/medical/basic/immune-checkpoint-inhibitor.html）をもとに作成．

7 プロテアソーム

ボルテゾミブは，プロテアソーム[11]を阻害することで，癌細胞に対してアポトーシス誘導，増殖抑制，血管新生抑制により抗癌作用を示す．また，NF-κB[12]の活性化を阻害して，骨髄腫細胞と骨髄ストローマ細胞の接着阻害やIL-6分泌の抑制を引き起こし，骨髄腫細胞などの増殖を抑制する．

※10 わが国で開発された抗PD-1モノクローナル抗体医薬品である．商品名はオプジーボであり，こちらの方が有名であろう．

※11 タンパク質の分解を行う酵素複合体のことで，すべての真核細胞の細胞質および核内に存在する．癌細胞ではプロテアソームへの依存度が高くなっている．

※12 転写因子とよばれる遺伝子の発現を調節する一群のタンパク質の1つ．この活性が高まると癌細胞は死ににくくなり，増殖や転移を起こしやすくなる．

多くの分子標的薬は，下痢や，痤瘡様皮疹，手足症候群，爪囲炎などの皮膚障害を引き起こす．また，心毒性，間質性肺炎，腸管穿孔，動静脈血栓症，出血などにより，致命的になることもある．

モノクローナル抗体では，アナフィラキシーショックやインフュージョンリアクション（急性輸注反応）とよばれる症状が起きることがある．投与開始直後〜24時間以内に発症するが，特に初回投与開始後30分〜2時間以内のことが多い．症状は発熱，悪寒，悪心，頭痛，疼痛，皮膚掻痒感，発疹，咳嗽などの軽度のものから，アナフィラキシー様症状，気管支痙攣，重度の血圧低下，急性呼吸促進症候群など，生命に危険を及ぼすようなものまである．推奨投与速度を守り，注意深く患者の状態を観察する必要がある．

5 その他の抗癌薬

腎癌や，多発性骨髄腫，慢性骨髄性白血病，悪性黒色腫などに対して，生体に備わっている免疫系を活性化して，癌に対する抵抗力を強化する**インターフェロン**製剤やインターロイキン製剤が用いられることがある．

サリドマイドは1960年代初頭，胎児に重い先天異常[※13]を引き起こすことが明らかとなり，販売が中止された．しかし，治療抵抗性の多発性骨髄腫に対する有効性を示す臨床成績が数多く報告され，わが国においても，再発または難治性の多発性骨髄腫の治療薬として臨床の場に戻ってきた．作用機序は完全には解明されていないが，血管新生抑制，サイトカイン産生抑制，細胞接着因子発現抑制，免疫調節，アポトーシス誘導，細胞増殖抑制などが関与していると考えられている．妊娠早期に服用すると子どもに奇形が生じるため，処方の際には，妊娠女性に投与しないよう，定められた管理手順を遵守しなければならない．

6 抗癌薬投与時の支持療法

抗癌薬や放射線治療は，多くの場合，正常な組織にもダメージを与えるため，患者に悪心・嘔吐をはじめとする多彩な副作用が現れる．また，癌そのものも進行すると疼痛などを引き起こす．これらの症状は，患者の生活の質（QOL）を悪化させるだけでなく，治療を困難にすることで患者の予後を悪化させる．そこで，癌の治療による副作用や癌に伴う症状を予防・軽減するために**支持療法**が行われる．代表的な支持療法を図16にまとめた．

[※13] 無肢症，海豹肢症，奇肢症などの四肢奇形などの症状を呈する病態で，サリドマイド奇形とよばれる．

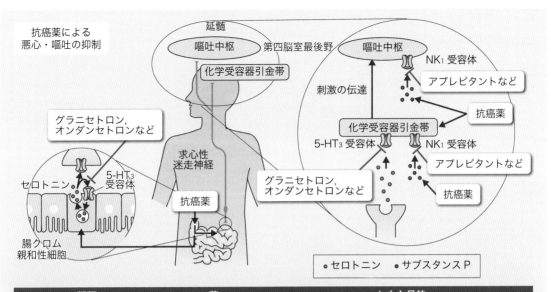

抗癌薬による
悪心・嘔吐の抑制

延髄
嘔吐中枢　第四脳室最後野　　嘔吐中枢

化学受容器引金帯

グラニセトロン,
オンダンセトロンなど

NK₁ 受容体

アプレピタントなど

刺激の伝達

抗癌薬

化学受容器引金帯

セロトニン

5-HT₃
受容体

5-HT₃ 受容体　　　NK₁ 受容体

アプレピタントなど

求心性
迷走神経

グラニセトロン,
オンダンセトロンなど

抗癌薬

抗癌薬

腸クロム
親和性細胞

● セロトニン　　● サブスタンス P

種類	薬	おもな目的
有機硫黄化合物	メスナ	イホスファミド投与またはシクロホスファミド投与に伴う泌尿器系障害（出血性膀胱炎, 排尿障害等）の発現抑制
葉酸誘導体	ホリナート	葉酸代謝拮抗薬の毒性軽減
G-CSF 製剤	フィルグラスチム	癌化学療法の好中球減少症の改善
キサンチンオキシダーゼ阻害薬	フェブキソスタット	癌化学療法に伴う高尿酸血症の予防
尿酸分解酵素	ラスブリカーゼ	
NK₁受容体遮断薬	アプレピタント	抗悪性腫瘍薬投与に伴う消化器症状（悪心・嘔吐）（遅発期含む）の予防
	ホスアプレピタントメグルミン	
5-HT₃受容体遮断薬	グラニセトロン	抗悪性腫瘍薬投与に伴う消化器症状（悪心・嘔吐）の予防
	オンダンセトロン	
副腎皮質ステロイド薬	デキサメタゾン	抗悪性腫瘍薬投与に伴う消化器症状（悪心・嘔吐）の予防
抗不安薬	ロラゼパム	抗悪性腫瘍薬投与に伴う予測性嘔吐の改善
	アルプラゾラム	
ムスカリン性受容体遮断薬	アトロピン	抗悪性腫瘍薬投与に伴う下痢の改善
オピオイド受容体刺激薬	ロペラミド	
副腎皮質ステロイド薬	メチルプレドニゾロン	免疫チェックポイント阻害薬（抗PD-1抗体など）投与に伴う大腸炎の改善
抗 TNF α 抗体製剤	インフリキシマブ	

●図16　抗癌薬投与時の支持療法
癌性疼痛に対する支持療法に関しては，4章-12-**5**参照.

まとめ

□ 抗癌薬は，アルキル化薬，代謝拮抗薬，抗癌性抗生物質，微小管阻害薬，ホルモン類，白金製剤，トポイソメラーゼ阻害薬，分子標的治療薬，サイトカイン，サリドマイド関連薬などに分類される.

□ 分子標的治療薬とは，特定の生体分子を標的とする抗癌薬のことである.

□ 分子標的治療薬には，モノクローナル抗体と小分子のキナーゼ阻害薬などがある.

□ 抗癌薬を用いる際には，副作用を予防・軽減するために，適切な支持療法を行わなければならない.

14
章

抗癌薬

付　録　薬の一般名⇔商品名 対応表

本書内の薬の名称は一般名で統一されています．本付録では，代表的な薬について，医療現場で用いられている商品名を紹介します．本表にまとめているのは，先発品と後発品の独自の商品名のみです．それは，厚生労働省より，後発（ジェネリック）医薬品の名称は「一般名＋剤形（錠剤，カプセル剤など）＋含量＋会社名」に統一するとの通達が出されているからです．したがって，一部の後発品に残っている独自の商品名は，近いうちに消滅すると思われます．配合剤には後発品独自の商品名が残りますが，日本ジェネリック医薬品・バイオシミラー学会は，商品名の乱立を防ぐため，統一ブランド名称を商標登録し，学会保有商標の使用を有償で許諾することで，配合剤の後発品の商品名の統一を図っています．

*：効能により商品名が異なるものを示す．

2章　自律神経系に作用する薬

一 般 名		商 品 名
交感神経系に作用する薬		
アドレナリン受容体刺激薬		
	ノルアドレナリン	ノルアドリナリン
	アドレナリン	エピペン，ボスミン
	ドパミン	イノバン
	エフェドリン	エフェドリン塩酸塩，ヱフェドリン「ナガヰ」
	イソプレナリン	プロタノール，イソメニール
	メタンフェタミン	ヒロポン
α₁刺激薬	フェニレフリン	ネオシネジン
α₂刺激薬	ナファゾリン	プリビナ
	クロニジン	カタプレス
	グアナベンズ	ワイテンス
	メチルドパ	アルドメット
	チザニジン	テルネリン，モトナリン
β₁刺激薬	デノパミン	カルグート，デノパミール
	ドブタミン	ドブトレックス
β₂刺激薬	サルブタモール	サルタノール，ベネトリン
	ツロブテロール	ベラチン，ホクナリン
	プロカテロール	メプチン
	サルメテロール	セレベント
	フェノテロール	ベロテック
	インダカテロール	オンブレス
	ホルモテロール	オーキシス
	クレンブテロール	スピロペント
	リトドリン	ウテメリン
β₃刺激薬	ミラベグロン	ベタニス
	ビベグロン	ベオーバ
アドレナリン受容体遮断薬		
α遮断薬	フェントラミン	レギチーン
α₁遮断薬	プラゾシン	ミニプレス
	テラゾシン	ハイトラシン，バソメット
	ブナゾシン	デタントール
	タムスロシン	ハルナール，パルナック
	ナフトピジル	フリバス
	シロドシン	ユリーフ
	ウラピジル	エブランチル
β遮断薬	プロプラノロール	インデラル
	カルテオロール	ミケラン
β₁遮断薬	メトプロロール	ロプレソール，セロケン
	アテノロール	テノーミン

一般名		商品名
	ビソプロロール	メインテート，ビソノテープ
	ランジオロール	オノアクト*，コアベータ*
	ベタキソロール	ケルロング*，ベトプティック*
α・β遮断薬	ラベタロール	トランデート
	カルベジロール	アーチスト
	ニプラジロール	ハイパジール
	レボブノロール	ミロル
交感神経遮断薬		
	レセルピン	アポプロン
	メチロシン	デムサー
副交感神経系に作用する薬		
副交感神経興奮様薬		
直接型	アセチルコリン	オビソート
	ピロカルピン	サラジェン*，サンピロ*
	ベタネコール	ベサコリン
間接型	ジスチグミン	ウブレチド
	ピリドスチグミン	メスチノン
	ネオスチグミン	ワゴスチグミン
	アンベノニウム	マイテラーゼ
	エドロホニウム	アンチレクス
副交感神経興奮効果抑制薬		
非選択的抗コリン薬	アトロピン	アトロピン硫酸塩，硫酸アトロピン「ホエイ」
	トロピカミド	ミドリンM
	シクロペントラート	サイプレジン
	ピペリドレート	ダクチル，ダクチラン
	トルテロジン	デトルシトール
	オキシブチニン	ポラキス，ネオキシ
	フェソテロジン	トビエース
	プロピベリン	バップフォー
	ブチルスコポラミン	ブスコパン
	プロパンテリン	プロ・バンサイン
	N-メチルスコポラミン	ダイピン
	チメピジウム	セスデン
	メペンゾラート	トランコロン
	トリヘキシフェニジル	アーテン，セドリーナ，パーキネス
	ビペリデン	アキネトン
選択的抗コリン薬	ピレンゼピン	ガストロゼピン
	イプラトロピウム	アトロベント
	チオトロピウム	スピリーバ
	アクリニジウム	エクリラ
	ウメクリジニウム	エンクラッセ
	ソリフェナシン	ベシケア
	イミダフェナシン	ステーブラ，ウリトス
機能抑制薬	ボツリヌス毒素	ナーブロック，ボトックス，ボトックスビスタ
自律神経節に作用	ニコチン	ニコチネルTTS

3章 体性神経系に作用する薬

一般名		商品名
局所麻酔薬		
エステル型	コカイン	コカイン塩酸塩
	プロカイン	塩酸プロカイン，ロカイン，プロカニン，塩プロ
	テトラカイン	テトカイン
アミド型	リドカイン	キシロカイン，アネトカイン
	ブピバカイン	マーカイン
	レボブピバカイン	ポプスカイン
	ロピバカイン	アナペイン
	ジブカイン（サリチル酸Na配合）	ジカベリン，ネオビタカイン，ジブカルソー，ビーセルファ
	プロピトカイン	エムラ，シタネスト-オクタプレシン
	オキセサゼイン	ストロカイン

一般名		商品名
神経筋遮断薬		
競合性遮断薬	ベクロニウム	ベクロニウム
	ロクロニウム	エスラックス
脱分極性遮断薬	スキサメトニウム（サクシニルコリン）	スキサメトニウム，レラキシン

4章　中枢神経系に作用する薬

一般名		商品名
統合失調症治療薬		
定型抗精神病薬		
フェノチアジン系	クロルプロマジン	コントミン，ウインタミン
ブチロフェノン系	ハロペリドール	セレネース，ハロマンス，ネオペリドール
ベンズアミド系	スルピリド	ドグマチール
その他	ゾテピン	ロドピン
	ピモジド	オーラップ
	モサプラミン	クレミン
	オキシペルチン	ホーリット
（悪性症候群に対して）	ダントロレン	ダントリウム
非定型抗精神病薬		
SDA	リスペリドン	リスパダール，リスパダールコンスタ
	ペロスピロン	ルーラン
	ブロナンセリン	ロナセン
	パリペリドン	インヴェガ，ゼプリオン
MARTA	オランザピン	ジプレキサ
	クエチアピン	セロクエル，ビプレッソ
	クロザピン	クロザリル
DPA	アリピプラゾール	エビリファイ
	ブレクスピプラゾール	レキサルティ
	フルフェナジン	フルメジン，フルデカシン
気分障害治療薬		
抗うつ薬		
三環系	イミプラミン	トフラニール，イミドール
	クロミプラミン	アナフラニール
	ノルトリプチリン	ノリトレン
四環系	ミアンセリン	テトラミド
	セチプチリン	テシプール
	マプロチリン	ルジオミール
SSRI	パロキセチン	パキシル
	フルボキサミン	ルボックス，デプロメール
	セルトラリン	ジェイゾロフト
	エスシタロプラム	レクサプロ
SNRI	ミルナシプラン	トレドミン
	デュロキセチン	サインバルタ
NaSSA	ミルタザピン	レメロン，リフレックス
その他	トラゾドン	レスリン，デジレル
気分安定薬		
	炭酸リチウム	リーマス
睡眠薬		
ベンゾジアゼピン受容体作動薬	トリアゾラム	ハルシオン，ハルラック
	フルニトラゼパム	サイレース
	ゾルピデム	マイスリー
	ゾピクロン	アモバン
	エスゾピクロン	ルネスタ
	ペントバルビタール	ラボナ
	アモバルビタール	イソミタール
メラトニン受容体刺激薬	ラメルテオン	ロゼレム
オレキシン受容体遮断薬	スボレキサント	ベルソムラ

一般名		商品名
抗不安薬		
ベンゾジアゼピン系	クロチアゼパム	リーゼ
	エチゾラム	デパス
	フルタゾラム	コレミナール
	ロラゼパム	ワイパックス
	アルプラゾラム	コンスタン，ソラナックス
	ブロマゼパム	レキソタン，セニラン
	ジアゼパム	ホリゾン，セルシン，ジアパックス
	クロキサゾラム	セパゾン
	フルジアゼパム	エリスパン
	メダゼパム	レスミット
	クロルジアゼポキシド	バランス，コントール
	オキサゾラム	セレナール
	メキサゾラム	メレックス
	クロラゼプ酸	メンドン
	ロフラゼプ酸エチル	メイラックス
	フルトプラゼパム	レスタス
5-HT$_{1A}$ 部分作動薬	タンドスピロン	セディール
抗アレルギー薬	ヒドロキシジン	アタラックス
抗てんかん薬		
抗てんかん薬		
	カルバマゼピン	テグレトール
	バルプロ酸	デパケン，バレリン
	フェニトイン	ヒダントール，アレビアチン
	エトスクシミド	ザロンチン，エピレオプチマル
	ゾニサミド	エクセグラン*
	ピラセタム	ミオカーム
ベンゾジアゼピン系	ジアゼパム	ホリゾン，セルシン，ダイアップ*
	ニトラゼパム	ベンザリン，ネルボン
	クロナゼパム	ランドセン，リボトリール
	クロバザム	マイスタン
バルビツール酸系	フェノバルビタール	フェノバール，ノーベルバール，ワコビタール，ルピアール
	プリミドン	プリミドン
新世代薬		
	ラモトリギン	ラミクタール
	トピラマート	トピナ
	レベチラセタム	イーケプラ
	ガバペンチン	ガバペン
	ペランパネル	フィコンパ
	ラコサミド	ビムパット
抗パーキンソン病薬		
ドパミン前駆体	レボドパ	ドパストン，ドパゾール
	レボドパ・カルビドパ配合	メネシット，ネオドパストン
	レボドパ・ベンセラジド配合	マドパー，ネオドパゾール，イーシー・ドパール
ドパミンアゴニスト（麦角系）	ブロモクリプチン	パーロデル，パドパリン
	ペルゴリド	ペルマックス，ペルゴリン
	カベルゴリン	カバサール
（非麦角系）	タリペキソール	ドミン
	プラミペキソール	ビ・シフロール，ミラペックス
	ロピニロール	レキップ
	ロチゴチン	ニュープロ
	アポモルヒネ	アポカイン
MAO$_B$ 阻害薬	セレギリン	エフピー
	ラサギリン	アジレクト
COMT 阻害薬	エンタカポン	コムタン
ドパミン遊離促進薬	アマンタジン	シンメトレル
レボドパ賦活薬	ゾニサミド	トレリーフ*
アデノシンA$_{2A}$受容体遮断薬	イストラデフィリン	ノウリアスト
M 遮断薬	トリヘキシフェニジル	アーテン，セドリーナ，パーキネス
	ビペリデン	アキネトン

一 般 名		商 品 名
	プロフェミナン	パーキン
	ピロヘプチン	トリモール
	マザチコール	ペントナ
ノルアドレナリン前駆体	ドロキシドパ	ドプス，ドロキシドパ
認知症治療薬		
中枢性アセチルコリンエステ	ドネペジル	アリセプト
ラーゼ阻害薬	ガランタミン	レミニール
	リバスチグミン	イクセロン，リバスタッチ
NMDA型グルタミン酸受容体遮断薬	メマンチン	メマリー
全身麻酔薬		
吸入麻酔薬		
亜酸化窒素		液化亜酸化窒素，笑気
ハロゲン化麻酔薬	セボフルラン	セボフレン
	イソフルラン	フォーレン
	デスフルラン	スープレン
静脈麻酔薬		
	プロポフォール	ディプリバン
ベンゾジアゼピン誘導体	ミダゾラム	ドルミカム
	ジアゼパム	ホリゾン，セルシン，ジアパックス
フェンサイクリジン誘導体	ケタミン	ケタラール
バルビツール酸誘導体	チオペンタール	ラボナール
	チアミラール	チトゾール，イソゾール
オピオイド	レミフェンタニル	アルチバ
（併用）	ドロペリドール	ドロレプタン
鎮痛薬		
麻薬性鎮痛薬		
	モルヒネ	モルヒネ塩酸塩，アンペック，オプソ
	モルヒネ（徐放剤）	パシーフ，カディアン，MSコンチン，MSツワイスロン，モルペス
モルヒネ類似薬	アヘン	アヘン，アヘンチンキ
	コデイン	コデインリン酸塩
	ジヒドロコデイン	ジヒドロコデインリン酸塩
	オキシコドン	オキファスト，オキノーム，オキシコンチン
	ヒドロモルフォン	ナルラピド，ナルサス，ナルベイン
合成オピオイド鎮痛薬	ペチジン	ペチロルファン，ペチジン塩酸塩
	フェンタニル	ワンデュロ，デュロテップMT
	フェンタニルクエン酸塩	フェンタニル，フェントス，イーフェン，アブストラル
	メサドン	メサペイン
	タペンタドール	タペンタ
	ブプレノルフィン	ノルスパン，レペタン
	ペンタゾシン	ソセゴン
	エプタゾシン	セダペイン
	トラマドール	トラマール，ワントラム
（麻薬拮抗薬）	ナロキソン	ナロキソン塩酸塩
	レバロルファン	ロルファン
解熱鎮痛薬		
サリチル酸誘導体		（11章　抗炎症薬＞非ステロイド性抗炎症薬（NSAIDs）　参照）
パラアミノフェノール誘導体	アセトアミノフェン	アンヒバ，アルピニー，カロナール，アセリオ，ピレチノール
その他	プレガバリン	リリカ
偏頭痛治療薬		
5-HT$_{1A}$部分作動薬	スマトリプタン	イミグラン
麦角アルカロイド	エルゴタミン・カフェイン・イソプロピルアンチピリン配合	クリアミン
予防薬	ロメリジン	ミゲシス
	ジメトチアジン	ミゲリステン

5章 循環系に作用する薬

一般名		商品名
心不全治療薬		
急性心不全治療薬		
β刺激薬		（2章 交感神経系に作用する薬＞アドレナリン受容体刺激薬 参照
PDE阻害薬	アミノフィリン	ネオフィリン，キョーフィリン，アプニション，テオカルヂン
	ミルリノン	ミルリーラ
	オルプリノン	コアテック
カルシウムセンシタイザー	ピモベンダン	アルカルディ
アデニル酸シクラーゼ活性化薬	コルホルシンダロパート	アデール
cAMP誘導体	ブクラデシン	アクトシン
血管拡張薬		（5章 抗狭心症薬 参照
その他	ランジオロール	（2章 交感神経系に作用する薬＞アドレナリン受容体遮断薬 参照
慢性心不全治療薬		
ACE阻害薬		（5章 高血圧薬＞ACE阻害薬 参照
ARB	カンデサルタンシレキセチル	（5章 高血圧薬＞ARB 参照
β₁遮断薬		（2章 交感神経系に作用する薬＞アドレナリン受容体遮断薬 参照
利尿薬		（8章 参照
強心配糖体（ジギタリス類）	ジゴキシン	ジゴキシン，ジゴシン，ハーフジゴキシン
	デスラノシド	ジギラノゲン
	メチルジゴキシン	ラニラピッド
抗不整脈薬		
Na⁺チャネル遮断薬（第Ⅰ群）	キニジン	硫酸キニジン，キニジン塩酸塩
	プロカインアミド	アミサリン
	ジソピラミド	リスモダン
	リドカイン	キシロカイン
	メキシレチン	メキシチール
	アプリンジン	アスペノン
	フレカイニド	タンボコール
	ピルジカイニド	サンリズム
	プロパフェノン	プロノン
β遮断薬（第Ⅱ群）		（2章 交感神経系に作用する薬＞アドレナリン受容体遮断薬 参照
K⁺チャネル遮断薬（第Ⅲ群）	アミオダロン	アンカロン
	ソタロール	ソタコール
	ニフェカラント	シンビット
Ca²⁺チャネル遮断薬（第Ⅳ群）	ベラパミル	（5章 抗狭心症薬 参照
	ジルチアゼム	（5章 抗狭心症薬 参照
	ベプリジル	ベプリコール
抗狭心症薬		
有機硝酸エステル類	ニトログリセリン	ミリルロール，ミオコール，バソレーター，ニトロペン
	ニトログリセリン（貼付剤）	ミリステープ，ニトロダームTTS，ミニトロテープ，メディトランテープ，バソレーターテープ
	硝酸イソソルビド	ニトロール，フランドル
	一硝酸イソソルビド	アイトロール
β遮断薬		（2章 交感神経系に作用する薬＞アドレナリン受容体遮断薬 参照
Ca²⁺チャネル遮断薬	ニフェジピン	アダラート，セパミット，ヘルラート
	アムロジピン	ノルバスク，アムロジン
	シルニジピン	アテレック
	エホニジピン	ランデル
	ジルチアゼム	ヘルベッサー，ヘマキレート
	ベラパミル	ワソラン
冠血管拡張薬	ニコランジル	シグマート
	ジピリダモール	ペルサンチン，ヨウリダモール
	ジラゼプ	コメリアン
	トリメタジジン	バスタレルF
抗高血圧薬		
利尿薬		（8章 参照
β遮断薬		（2章 交感神経系に作用する薬＞アドレナリン受容体遮断薬 参照
ACE阻害薬	カプトプリル	カプトリル，カプトルナ
	エナラプリル	レニベース，エナラート，セリース，スパシオール

一 般 名		商 品 名
	リシノプリル	ロンゲス，ゼストリル
	アラセプリル	セタプリル
	イミダプリル	タナトリル
ARB	ロサルタン	ニューロタン
	カンデサルタンシレキセチル	ブロプレス
	バルサルタン	ディオバン
	テルミサルタン	ミカルディス
	アジルサルタン	アジルバ
Ca^{2+}チャネル遮断薬		（5章　抗狭心症薬　参照
その他		
α$_1$遮断薬		（2章　交感神経系に作用する薬＞アドレナリン受容体遮断薬　参照
α$_2$刺激薬		（2章　交感神経系に作用する薬＞アドレナリン受容体刺激薬　参照
レニン阻害薬	アリスキレン	ラジレス
レセルピン類	レセルピン	（2章　交感神経系に作用する薬＞交感神経遮断薬　参照
血管拡張薬	ヒドララジン	アプレゾリン

6章　消化器系に作用する薬

一 般 名		商 品 名
胃・腸の疾患		
健胃・消化薬		
消化薬	タカジアスターゼ	タカヂアスターゼ
	パンクレアチン	パンクレアチン
	配合健胃薬	S・M，つくしA・M，KM，FK など
	β−ガラクトシダーゼ	ミルラクト，ガランターゼ
胃腸運動調整薬		
	アコチアミド	アコファイド
	アクラトニウム	アボビス
	メトクロプラミド	プリンペラン，テルペラン，プラミール
	ドンペリドン	ナウゼリン
	スルピリド	ドグマチール
	イトプリド	ガナトン
	モサプリド	ガスモチン
	トリメブチン	（6章　IBS治療薬　参照
消化性潰瘍治療薬		
PPI	オメプラゾール	オメプラール，オメプラゾン
	ランソプラゾール	タケプロン，タピゾール
	ラベプラゾール	パリエット
	エソメプラゾール	ネキシウム
	ボノプラザン	タケキャブ
H$_2$遮断薬	シメチジン	タガメット，カイロック
	ファモチジン	ガスター，チオスター，ブロスターM
	ラニチジン	ザンタック
	ロキサチジン	アルタット
	ニザチジン	アシノン
	ラフチジン	プロテカジン
選択的M受容体遮断薬	ピレンゼピン	ガストロゼピン
	チキジウム	チアトン
四級アンモニウム塩合成M遮断薬		（2章　副交感神経に作用する薬＞副交感神経興奮効果抑制薬　参照
プロスタグランジン誘導体	ミソプロストール	サイトテック
胃粘膜保護・修復促進薬	メチルメチオニンスルホニウム	キャベジンU
	ゲファルナート	ゲファルナート
	テプレノン	セルベックス，デムナロン
	アズレンスルホン酸ナトリウム	アズノール
	レバミピド	ムコスタ
抗ペプシン薬	スクラルファート	アルサルミン
	エカベト	ガストローム

一般名		商品名
H. pylori 除菌薬パック	ボノプラザン・アモキシシリン・クラリスロマイシン	ボノサップ
	ボノプラザン・アモキシシリン・メトロニダゾール	ボノピオン

制吐薬

D$_2$遮断薬		（6章　胃・腸の疾患＞胃腸運動調整薬　参照
5-HT$_3$遮断薬	グラニセトロン	カイトリル
	オンダンセトロン	オンダンセトロン
	インジセトロン	シンセトロン
	アザセトロン	アザセトロン塩酸塩
	ラモセトロン	ナゼア（ラモセトロン塩酸塩）*
	パロノセトロン	アロキシ
NK$_1$遮断薬	アプレピタント	イメンド
	ホスアプレピタントメグルミン	プロイメンド
副腎皮質ステロイド	デキサメタゾン	（11章　ステロイド性抗炎症薬　参照
H$_1$遮断薬	ジメンヒドリナート	ドラマミン
	ジフェンヒドラミン・ジプロフィリン配合	トラベルミン

下剤

機械的下剤	電解質配合液	ニフレック，モビプレップ
	リン酸ナトリウム配合錠	ビジクリア
	酸化マグネシウム	マグミット
	クエン酸マグネシウム	マグコロール
	カルメロース（カルボキシメチルセルロース）	バルコーゼ
	ジオクチルソディウムスルホサルシネート	ビーマス，ベンコール
	ラクツロース	モニラック，カロリール，ピアーレ，ラグノス
	マクロゴール4000配合	モビコール
刺激性下剤	ピコスルファート	ラキソベロン，ピコダルム，ファースルー，チャルドール，ヨーピス
	ビサコジル	テレミンソフト
	センナ	アジャストA，アローゼン，ヨーデルS，センナ末
	センノシド	プルゼニド，センノサイド
その他	ルビプロストン	アミティーザ
	エロビキシバット	グーフィス
	ナルデメジン	スインプロイク
	リナクロチド	（6章　胃・腸の疾患＞IBS治療薬　参照

止瀉薬

オピオイド受容体刺激薬	ロペラミド	ロペミン，ロペカルド，ロスポリア，ロペナ
M受容体遮断薬		（2章　副交感神経系に作用する薬＞副交感神経興奮効果抑制薬　参照
収斂薬	タンニン酸アルブミン	タンナルビン
	次硝酸ビスマス	次硝酸ビスマス
	次没食子酸ビスマス	次没食子酸ビスマス，次没食子酸ビスマス原末
吸着薬	天然ケイ酸アルミニウム	アドソルビン
	ベルベリン	フェロベリン，リーダイ，キョウベリン
その他	抗菌薬耐性乳酸菌	エンテロノン-R，ビオフェルミンR，ラックビーR，耐性乳酸菌数

IBS治療薬

合成高分子化合物	ポリカルボフィルカルシウム	コロネル，ポリフル
胃腸運動調整薬	トリメブチン	セレキノン
5-HT$_3$遮断薬	ラモセトロン	イリボー*
M受容体遮断薬	メペンゾラート	（2章　副交感神経系に作用する薬＞副交感神経興奮効果抑制薬　参照
その他	リナクロチド	リンゼス

IBD治療薬

5-アミノサリチル酸製剤	サラゾスルファピリジン	サラゾピリン*
	メサラジン	アサコール，ペンタサ
副腎皮質ステロイド		（11章　抗炎症薬＞ステロイド性抗炎症薬　参照
免疫抑制薬	シクロスポリン	サンディミュン*，ネオーラル*
	タクロリムス	（11章　関節リウマチ治療薬　参照
	アザチオプリン	イムラン，アザニン
抗TNFα抗体		（11章　関節リウマチ治療薬　参照
抗IL-12/23抗体	ウステキヌマブ	（12章　皮膚の疾患治療薬＞乾癬治療薬　参照
JAK阻害薬		（11章　関節リウマチ治療薬　参照

一 般 名		商 品 名
肝胆膵の疾患		
ウイルス性肝炎治療薬		
抗B型肝炎ウイルス薬	テノホビル　ジソプロキシル	テノゼット
	テノホビル　アラフェナミド	ベムリディ
	エンテカビル	バラクルード
	アデホビルピボキシル	ヘプセラ
	ラミブジン	ゼフィックス
抗C型肝炎ウイルス薬	レジパスビル・ソホスブビル配合	ハーボニー
	ダグラタスビル・アスナプレビル・ベクラブビル配合	ジメンシー
	グレカプレビル・ピブレンタスビル配合	マヴィレット
	グラゾプレビル	グラジナ
	シメプレビル	ソブリアード
	ダグラタスビル	ダクルインザ
	エルバスビル	エレルサ
	ソホスブビル	ソバルディ
	リバビリン	レベトール, コペガス
インターフェロン製剤	インターフェロンα	スミフェロン
	インターフェロンβ	フェロン
	ペグインターフェロンα-2a	ペガシス
	ペグインターフェロンα-2b	ペグイントロン
肝機能改善薬	グリチルリチン製剤	強力ネオミノファーゲンシー, グリチロン, グリファーゲン, ケベラ S, ニチファーゲン, アミファーゲンP, キョウミノチン, ネオファーゲン, レミゲン, グリコリン, ヒシファーゲン
	チオプロニン	チオラ
	グルタチオン	タチオン
胆道疾患治療薬		
水利胆薬	デヒドロコール酸	デヒドロコール酸
催胆薬	ウルソデオキシコール酸	ウルソ
	ケノデオキシコール酸	チノ
排胆薬	フロプロピオン	コスパノン
	トレピブトン	スパカール
	パパベリン	パパベリン塩酸塩
膵炎治療薬		
消化酵素阻害薬	ウリナスタチン	ミラクリッド
	ガベキサート	エフオーワイ, メクロセート
	カモスタット	フオイパン
	ナファモスタット	フサン, ロナスタット, コアヒビター
鎮痙薬		
向神経性（四級アンモニウム塩合成M遮断薬）		(2章　副交感神経系に作用する薬＞副交感神経興奮効果抑制薬　参照)
向筋肉性	パパベリン	(6章　肝胆膵の疾患＞胆道疾患治療薬　参照)

7章　呼吸器系に作用する薬

一 般 名		商 品 名
呼吸興奮薬		
中枢		
	ジモルホラミン	テラプチク
	フルマゼニル	アネキセート
	ナロキソン	ナロキソン塩酸塩
	レバロルファン	ロルファン
末梢		
	ドキサプラム	ドプラム
鎮咳薬		
麻薬性		
	コデイン	コデインリン酸塩
	ジヒドロコデイン	ジヒドロコデインリン酸塩
	オキシメテバノール	メテバニール
	モルヒネ	(4章　鎮痛薬＞麻薬性鎮痛薬　参照)

一般名		商品名
非麻薬性		
	デキストロメトルファン	メジコン，アストマリ
	ジメモルファン	アストミン
	ノスカピン	ノスカピン
	チペピジン	アスベリン
	ペントキシベリン	ペントキシベリンクエン酸塩
去痰薬		
気道分泌促進薬		
	グアイフェネシン	フストジル
気道粘膜溶解薬		
	アセチルシステイン	ムコフィリン
	L-エチルシステイン	チスタニン
	ブロムヘキシン	ビソルボン
気道粘液修復薬，気道潤滑薬		
	カルボシステイン	ムコダイン
	フドステイン	クリアナール，スペリア
	アンブロキソール	ムコソルバン，ムコサール，ポノフェン
気管支喘息治療薬		
副腎皮質ステロイド（吸入）	ベクロメタゾン	キュバール
	フルチカゾン	フルタイド
	ブデソニド	パルミコート
	シクレソニド	オルベスコ
	モメタゾン	アズマネックス
β₂刺激薬・副腎皮質ステロイド配合（吸入）	サルメテロール・フルチカゾン配合	アドエア
	ホルモテロール・ブデゾニド配合	シムビコート
副腎皮質ステロイド（注射）		（11章　抗炎症薬＞ステロイド性抗炎症薬　参照）
β₂刺激薬		（2章　交感神経系に作用する薬＞アドレナリン受容体刺激薬　参照）
キサンチン誘導体	テオフィリン	テオドール，ユニコン，ユニフィルLA，テオロング，チルミン，スロービッド，テルバンス
	ジプロフィリン	ジプロフィリン
	プロキシフィリン	モノフィリン
M₃遮断薬		（2章　副交感神経系に作用する薬＞副交感神経興奮効果抑制薬　参照）
抗アレルギー薬		（11章　抗アレルギー薬　参照）
抗体医薬品	オマリズマブ	ゾレア
	メポリズマブ	ヌーカラ
	ベンラリズマブ	ファセンラ

8章　利尿薬と泌尿・生殖器系に作用する薬

一般名		商品名
利尿薬		
チアジド系利尿薬	ヒドロクロロチアジド	ヒドロクロロチアジド
	トリクロルメチアジド	フルイトラン
	ベンチルヒドロクロロチアジド	ベハイド
チアジド系類似利尿薬	メチクラン	アレステン
	インダパミド	ナトリックス，テナキシル
	トリパミド	ノルモナール
	メフルシド	バイカロン
ループ利尿薬	フロセミド	ラシックス，オイテンシン
	ブメタニド	ルネトロン
	アゾセミド	ダイアート
	トラセミド	ルプラック
カリウム保持性利尿薬	スピロノラクトン	アルダクトンA
	エプレレノン	セララ
	カンレノ酸カリウム	ソルダクトン
	トリアムテレン	トリテレン，ジウテレン，トリアムテレン
浸透圧利尿薬	D-マンニトール	マンニットール，マンニットールS
	濃グリセリン（果糖含有）	グリセオール，グリセレブ，グリマッケン，グリポーゼ，ヒシセオール
	イソソルビド	イソバイド，メニレット

一般名		商品名
炭酸脱水酵素阻害薬	アセタゾラミド	ダイアモックス
バソプレシンV₂受容体遮断薬	モザバプタン	フィズリン
	トルバプタン	サムスカ

泌尿器・生殖器作用薬

蓄尿障害治療薬
M遮断薬		（2章 副交感神経系に作用する薬＞副交感神経興奮効果抑制薬 参照
平滑筋弛緩薬	フラボキサート	ブラダロン
β刺激薬		（2章 交感神経系に作用する薬＞アドレナリン受容体刺激薬 参照
抗うつ薬		（4章 気分障害治療薬＞抗うつ薬 参照
その他	デスモプレシン	ミニリンメルト，デスモプレシン
	メスナ	ウロミテキサン

排尿障害治療薬
M刺激薬		（2章 副交感神経系に作用する薬＞副交感神経興奮様薬 参照
コリンエステラーゼ阻害薬		（2章 副交感神経系に作用する薬＞副交感神経興奮様薬 参照
α₁遮断薬		（2章 交感神経系に作用する薬＞アドレナリン受容体遮断薬 参照
PDE5阻害薬	タダラフィル	ザルティア

前立腺肥大症治療薬
抗アンドロゲン薬	ゲストノロン	デポスタット
	クロルマジノン	プロスタール，プロスタット，ロンステロン
	アリルエストレノール	ペリアス，メイエストン
5α-還元酵素阻害薬	デュタステリド	アボルブ*

勃起障害治療薬
	シルデナフィル	バイアグラ
	バルデナフィル	レビトラ
	タダラフィル	シアリス

子宮収縮薬
	オキシトシン	アトニン-O
プロスタグランジン類	ジノプロスト	プロスタルモン・F
	ジノプロストン	プロスタグランジンE₂
	ゲメプロスト	プレグランディン
麦角アルカロイド	エルゴメトリン	エルゴメトリンマレイン酸塩
	メチルエルゴメトリン	メチルエルゴメトリン，パルタンM

子宮弛緩薬
β₂刺激薬	リトドリン	ウテメリン
	イソクスプリン	ズファジラン
M遮断薬	ピペリドレート	（2章 副交感神経系に作用する薬＞副交感神経興奮効果抑制薬 参照
マグネシウム製剤	硫酸マグネシウム・ブドウ糖配合	マグセント，マグネゾール

9章 血液に作用する薬

一般名		商品名
止血薬		
血液凝固促進薬	第Ⅰ因子（フィブリノゲン）	フィブリノゲンHT，タコシール
	第Ⅱa因子（トロンビン）	トロンビン
	第Ⅶa因子（エプタコグアルファ）	ノボセブンHI
	第Ⅷ因子	コージネイト，コバールトリイ，アドベイト，アディノベイト，ノボエイト，イロクテイト，エイフスチラ，ジビィ，コンファクトF，クロスエイトMC
	第Ⅸ因子	PPSB-HT，ノバクトM，クリスマシンM，ベネフィクス，オルプロリクス，イデルビオン，レフィキシア，リクスビス
	第ⅩⅢ因子	フィブロガミンP，ノボサーティーン
	フィトナジオン（ビタミンK₁）	ケーワン，カチーフN
	メナテトレノン（ビタミンK₂）	ケイツー，ケイツーN
	デスモプレシン	デスモプレシン
抗プラスミン薬	トラネキサム酸	トランサミン，リカバリン，ヘキサトロン
血液強化薬	カルバゾクロム	アドナ，タジン，ラノビ
	アドレノクロム	S・アドクノン，S-アドカル
局所止血薬	ゼラチン	スポンゼル，ゼルフォーム，ゼルフィルム
	アルギン酸ナトリウム	アルト
	酸化セルロース	サージセル・アブソーバブル・ヘモスタット

一般名		商品名
抗血小板薬		
	アスピリン	ゼンアスピリン*，バイアスピリン*
	アスピリン・ダイアルミネート配合	バファリン*，アスファネート*，ニトギス*，バッサミン*，ファモター*
TXA₂合成阻害薬	オザグレル（ナトリウム）	カタクロット，キサンボン，オザペン，オキリコン
	イコサペント酸エチル（EPA）	エパデール，エパラ，エパキャップ
5-HT₂受容体遮断薬	サルポグレラート	アンプラーグ
プロスタグランジン類	アルプロスタジルアルファデクス	プロスタンディン，アルテジール
	リポPGE1	パルクス，リプル
	リマプロストアルファデクス	オパルモン，プロレナール
	ベラプロスト	プロサイリン，ドルナー，ケアロードLA，ベラサスLA
P2Y₁₂受容体遮断薬	チクロピジン	パナルジン，マイトジン
	クロピドグレル	プラビックス
	プラスグレル	エフィエント
	チカグレロル	ブリリンタ
PDE3阻害薬	シロスタゾール	プレタール，シロスレット，プレトモール，ホルダゾール，コートリズム
抗凝固薬		
クマリン系	ワルファリン	ワーファリン
ヘパリン類	ヘパリン	ヘパリンナトリウム，ヘパフラッシュ，ヘパフィルド
	ダルテパリン	フラグミン
	パルナパリン	ローヘパ，ミニヘパ
	ダナパロイド	オルガラン
合成抗トロンビン薬	アルガトロバン	ノバスタンHI，スロンノンHI
	ガベキサート	（6章　肝胆膵の疾患＞膵炎治療薬　参照
	ナファモスタット	（6章　肝胆膵の疾患＞膵炎治療薬　参照
	ダビガトランエテキシラート	プラザキサ
合成第Ⅹa因子阻害薬	フォンダパリヌクス	アリクストラ
	エドキサバン	リクシアナ
	リバーロキサバン	イグザレルト
	アピキサバン	エリキュース
血栓溶解薬		
	アルテプラーゼ	グルトパ，アクチバシン
	モンテプラーゼ	クリアクター
	ウロキナーゼ	ウロナーゼ
貧血治療薬		
鉄欠乏性貧血	硫酸鉄	フェロ・グラデュメット
	クエン酸第一鉄ナトリウム	フェロミア
	フマル酸第一鉄	フェルム
	含糖酸化鉄	フェジン
鉄芽球性貧血	ピリドキシン	ビーシックス，ビタミンB₆，ピリドキシン塩酸塩
	ピリドキサール	ピドキサール
巨赤芽球性貧血	ヒドロキソコバラミン	フレスミンS，マスブロン
	シアノコバラミン	シアノコバラミン，ビタミンB₁₂
	葉酸	フォリアミン
腎性貧血	エポエチンアルファ	エスポー
	エポエチンベータ	エポジン
	ダルベポエチンアルファ	ネスプ
再生不良性貧血	プレドニゾロン	（11章　抗炎症薬＞ステロイド性抗炎症薬　参照
	抗ヒト胸腺細胞免疫グロブリン	サイモグロブリン
	シクロスポリン	（6章　胃・腸の疾患＞IBD治療薬　参照
	メテノロン	プリモボラン
	エルトロンボパグ	レボレード
	フィルグラスチム	グラン
溶血性貧血	デキサメタゾン	（11章　抗炎症薬＞ステロイド性抗炎症薬　参照
	プレドニゾロン	（11章　抗炎症薬＞ステロイド性抗炎症薬　参照
	シクロホスファミド	エンドキサン
	アザチオプリン	イムラン，アザニン

10章　代謝性疾患とその治療薬

一般名		商品名
糖尿病治療薬		
インスリン製剤		
	インスリンアスパルト	ノボラピッド
	インスリンリスプロ	ヒューマログ
	インスリングルリジン	アピドラ
	レギュラーインスリン	ヒューマリンR，ノボリンR
	イソフェンインスリン	ヒューマリンN，ノボリンN
	インスリングラルギン	ランタス
	インスリンデテミル	レベミル
	インスリンデグルデク	トレシーバ
経口血糖降下薬		
BG薬	メトホルミン	メトグルコ，グリコラン
	ブホルミン	ジベトン，ジベトス
チアゾリジン誘導体	ピオグリタゾン	アクトス
インクレチン関連薬	リラグルチド	ビクトーザ
	エキセナチド	ビデュリオン，バイエッタ
	リキシセナチド	リキスミア
	デュラグルチド	トルリシティ
	シタグリプチン	グラクティブ，ジャヌビア
	ビルダグリプチン	エクア
	アログリプチン	ネシーナ
	リナグリプチン	トラゼンタ
	テネリグリプチン	テネリア
	アナグリプチン	スイニー
	サキサグリプチン	オングリザ
	トレラグリプチン	ザファテック
	オマリグリプチン	マリゼブ
SGLT2阻害薬	イプラグリフロジン	スーグラ
	ダパグリフロジン	フォシーガ
	ルセオグリフロジン	ルセフィ
	トホグリフロジン	デベルザ
	カナグリフロジン	カナグル
	エンパグリフロジン	ジャディアンス
SU薬	グリクロピラミド	デアメリン
	アセトヘキサミド	ジメリン
	クロルプロパミド	アベマイド
	グリベンクラミド	オイグルコン，ダオニール
	グリクラジド	グリミクロン
	グリメピリド	アマリール
速効型インスリン分泌促進薬	ナテグリニド	スターシス，ファスティック
	ミチグリニド	グルファスト
	レパグリニド	シュアポスト
α-グルコシダーゼ阻害薬	アカルボース	グルコバイ
	ボグリボース	ベイスン
	ミグリトール	セイブル
合併症治療薬		
	エパルレスタット	キネダック
	メキシレチン	メキシチール
	プレガバリン	リリカ
脂質異常症治療薬		
スタチン系薬 （HMG-CoA還元酵素阻害薬）	プラバスタチン	メバロチン，メバレクト
	シンバスタチン	リポバス
	フルバスタチン	ローコール
	アトルバスタチン	リピトール
	ピタバスタチン	リバロ
	ロスバスタチン	クレストール
PCSK9阻害薬	エボロクマブ	レパーサ
	アリロクマブ	プラルエント
MTP阻害薬	ロミタピド	ジャックスタビッド

一般名		商品名
陰イオン交換樹脂	コレスチラミン	クエストラン
	コレスチミド	コレバイン
小腸コレステロールトランスポーター阻害薬	エゼチミブ	ゼチーア
	プロブコール	シンレスタール，ロレルコ
フィブラート系薬	ベザフィブラート	ベザトールSR，ベスタリットL，ミデナールL
	フェノフィブラート	リピディル，トライコア
	クロフィブラート	クロフィブラート
	クリノフィブラート	リポクリン
	ペマフィブラート	パルモディア
ニコチン酸系薬	トコフェロールニコチン酸エステル	ユベラN，ニコ，NE
	ニセリトロール	ペリシット
	ニコモール	コレキサミン
その他	イコサペント酸エチル（EPA）	（9章　抗血小板薬　参照
	オメガ-3脂肪エステル	ロトリガ

急性痛風発作治療薬

	コルヒチン	コルヒチン
非ステロイド性抗炎症薬	（11章　抗炎症薬＞非ステロイド性抗炎症薬（NSAIDs）　参照	
ステロイド性抗炎症薬	（11章　抗炎症薬＞ステロイド性抗炎症薬　参照	

高尿酸血症治療薬

尿酸排泄促進薬	ベンズブロマロン	ユリノーム，ムイロジン
	プロベネシド	ベネシッド
	ブコローム	パラミヂン
尿酸産生阻害薬	アロプリノール	ザイロリック，サロベール，アノプロリン
	フェブキソスタット	フェブリク
	トピロキソスタット	ウリアデック，トピロリック
その他	クエン酸カリウム/クエン酸ナトリウム	ウラリット，トロノーム，ポトレンド，ウタゲン，ウロアシス，クエンメット
	ラスブリカーゼ	ラスリテック

骨粗鬆症治療薬

ビタミン類

活性型ビタミンD₃	アルファカルシドール	ワンアルファ，アルファロール，アルシオドール
	カルシトリオール	ロカルトロール，カルデミン
	エルデカルシトール	エディロール
ビタミンK₂	メナテトレノン	グラケー

ホルモン類

カルシトニン類	エルカトニン	エルシトニン，ラスカルトン，アデビロック
卵胞ホルモン	エストリオール	エストリール，ホーリン
	エストラジオール	ジュリナ，エストラーナ
SERM	ラロキシフェン	エビスタ
	バゼドキシフェン	ビビアント
タンパク質同化ホルモン	メテノロン	（9章　貧血治療薬　参照
副甲状腺ホルモン製剤	テリパラチド	テリボン，フォルテオ

ビスホスホネート

	エチドロン酸	ダイドロネル
	パミドロン酸	パミドロン酸二Na
	アレンドロン酸	ボナロン，フォサマック
	イバンドロン酸	ボンビバ
	リセドロン酸	アクトネル，ベネット
	ミノドロン酸	ボノテオ，リカルボン
	ゾレドロン酸	ゾメタ，リクラスト

抗RANKLモノクローナル抗体

	デノスマブ	プラリア

その他

	イプリフラボン	オステン
	L-アスパラギン酸カルシウム	アスパラ-CA

11章　抗炎症薬・抗リウマチ薬・抗アレルギー薬

一般名		商品名
抗炎症薬		
ステロイド性抗炎症薬		
	コルチゾール（ヒドロコルチゾン）	コートリル，ソル・コーテフ，パンデル，サクシゾン，ロコイド，水溶性ハイドロコートン
	コルチゾン	コートン
	プレドニゾロン	プレドニン，プレドニゾロン，リドメックス，ユーメトン，スピラゾン
	メチルプレドニゾロン	メドロール
	トリアムシノロン	レダコート，ケナコルト-A，マキュエイド，アフタッチ，ノギロン，トリシノロン
	デキサメタゾン	デカドロン，レナデックス，オルガドロン，エリザス，ボアラ，ソルコート，デキサート，テイカゾン，サンテゾーン，ビジュアリン，D・E・X，オイラゾン
	ベタメタゾン	リンデロン，ベトネベート，アンテベート，サンベタゾン，リノロサール，ベルベゾロン，ケリグロール，ノルコット，デルモゾール，ダイプロセル，ディービーポロン，アンフラベート，サレックス
非ステロイド性抗炎症薬（NSAIDs）		
酸性	サリチル酸	ハフトロン*，サルソニン*，ザルソロン*，ヘパルス*
	アスピリン	アスピリン*
	アスピリン・ダイアルミネート配合	バファリン*，イスキア*
	メフェナム酸	ポンタール
	フルフェナム酸	オパイリン
	ジクロフェナク	ボルタレン，ナボールSR，アデフロニック，ボンフェナック，ベギータ，レクトス
	インドメタシン	インダシン，インテバン，インドメシン，ミカメタン，カトレップ，ハップスター，アコニップ，インサイド，インテナシン，インテナース，ゼムパック，セラスター，ラクティオ，コリフメシン
	アセメタシン	ランツジール
	プログルメタシン	ミリダシン
	スリンダク	クリノリル
	モフェゾラク	ジソペイン
	エトドラク	ハイペン，オステラック
	ナブメトン	レリフェン
	イブプロフェン	ブルフェン，イブリーフ，ベシカム，スタデルム
	フルルビプロフェン	フロベン，ロピオン，アドフィード，ゼポラス，フルルバン，ヤクバン，フループ
	ケトプロフェン	カピステン，セクター，モーラス，ミルタックス，パッペンK
	ナプロキセン	ナイキサン
	プラノプロフェン	ニフラン
	チアプロフェン酸	スルガム
	オキサプロジン	アルボ
	ロキソプロフェン	ロキソニン，ロキフェン，ロキソプロナール，サンロキソ
	ザルトプロフェン	ソレトン，ペオン
	メロキシカム	モービック
	ピロキシカム	フェルデン，バキソ
	アンピロキシカム	フルカム，アンピローム
	ロルノキシカム	ロルカム
中性	セレコキシブ	セレコックス
塩基性	チアラミド	ソランタール
解熱鎮痛薬		
アニリン系	アセトアミノフェン	アルピニー，アンヒバ，カロナール，パラセタ，コカール，ピレチノール
ピリン系	スルピリン	メチロン
関節リウマチ治療薬		
免疫抑制薬	メトトレキサート（MTX）	リウマトレックス，メトレート
	レフルノミド	アラバ
	タクロリムス	プログラフ
	ミゾリビン	ブレディニン
免疫調整薬	金チオリンゴ酸ナトリウム	シオゾール
	オーラノフィン	オーラノフィン
	ペニシラミン	メタルカプターゼ
	ブシラミン	リマチル

一般名		商品名
	サラゾスルファピリジン	アザルフィジンEN*
	イグラチモド	ケアラム
生物学的製剤	インフリキシマブ	レミケード
	アダリムマブ	ヒュミラ
	ゴリムマブ	シンポニー
抗TNF-α薬	セルトリズマブ　ペゴル	シムジア
	エタネルセプト	エンブレル
抗IL-6抗体	トシリズマブ	アクテムラ
	サリルマブ	ケブザラ
抗IL-1抗体	カナキヌマブ	イラリス
T細胞選択的共刺激調節薬	アバタセプト	オレンシア
抗RANKL抗体	デノスマブ	プラリア
JAK阻害薬	トファシチニブ	ゼルヤンツ
	バリシチニブ	オルミエント
抗アレルギー薬		
ケミカルメディエーター産生抑制薬	オザグレル（塩酸塩）	ドナメン
ケミカルメディエーター遊離抑制薬	クロモグリク酸	インタール，リノジェット，ステリ・ネブクロモリン，ノスラン，ルゲオン，シズレミン，クロモリーク，クロモフェン
	トラニラスト	リザベン，トラメラス
	イブジラスト	ケタス
ケミカルメディエーター受容体遮断薬	ジフェンヒドラミン	レスタミンコーワ
	クロルフェニラミン	クロダミン，アレルギン，ネオレスタミンコーワ，ポララミン，ビスミラー
	プロメタジン	ヒベルナ，ピレチア
	ケトチフェン	ザジテン，マゴチフェン，ベナンザ
	メキタジン	ゼスラン，ニポラジン
	フェキソフェナジン	アレグラ
	エピナスチン	アレジオン，アズサレオン，アルピード，ユピテル
	ベポスタチン	タリオン
	オロパダジン	アレロック，パタノール
	セラトロダスト	ブロニカ
	ラマトロバン	バイナス
	プランルカスト	オノン
	モンテルカスト	シングレア，キプレス
Th2サイトカイン産生抑制薬	スプラタスト	アイピーディ
免疫療法薬	標準化スギ花粉エキス	シダトレン，シダキュア
	ヤケヒョウダニエキス・コナヒョウダニエキス配合	アシテア，ミティキュア，治療用ダニアレルゲンエキス

12章　感覚器に作用する薬

一般名		商品名
眼の疾患治療薬		
緑内障治療薬（点眼薬）		
プロスタグランジンF$_{2\alpha}$関連薬	イソプロピルウノプロストン	レスキュラ
	ラタノプロスト	キサラタン
	トラボプロスト	トラバタンズ
	タフルプロスト	タプロス
	ビマトプロスト	レミガン
β遮断薬	チモロール	チモプトール，リズモンTG
	カルテオロール	ミケラン
	ベタキソロール	ベトプティック*
αβ遮断薬	ニプラジロール	ハイパジール，ニプラノール
	レボブノロール	ミロル
α遮断薬	ブナゾシン	デタントール
α$_2$遮断薬	ブリモニジン	アイファガン
炭酸脱水酵素阻害薬	ドルゾラミド	トルソプト
	ブリンゾラミド	エイゾプト
ROCK阻害薬	リパスジル	グラナテック
プロスタグランジンE$_2$関連薬	オミデネパグ	エイベリス

一般名		商品名
M受容体刺激薬	ピロカルピン	サンピロ*
副交感神経刺激様薬	ジスチグミン	ウブレチド
交感神経刺激様薬	ジピベフリン	ピバレフリン
白内障治療薬（点眼薬）		
	ピレノキシン	カタリン，カリーユニ
	グルタチオン	タチオン
角膜治療薬（点眼薬）		
	コンドロイチン硫酸	アイドロイチン，ムコロイド
	ヒアルロン酸	ヒアレイン，アイケア，ヒアロンサン，ティアバランス
ドライアイ改善薬（点眼薬）		
	ジクアホソル	ジクアス
	レバミピド	ムコスタ
耳の疾患治療薬		
難聴の治療薬		
	アデノシン3リン酸	アデホス，トリノシン，ATP
	ニコチン酸アミド・パパベリン配合	ストミンA
めまいの治療薬		
原因除去	アセタゾラミド	（8章 利尿薬 参照
	イソソルビド	（8章 利尿薬 参照
	ベタヒスチン	メリスロン
	ジフェニドール	セファドール
	イソプレナリン	（2章 交感神経系に作用する薬＞アドレナリン受容体刺激薬 参照
	インフェンプロジル	セロケラール
	イブジラスト	（7章 気管支喘息治療薬 参照
対症療法	フェンヒドラミン	
	ジプロフィリン	（7章 気管支喘息治療薬 参照
	ジメンヒドリナート	（6章 胃・腸の疾患＞制吐薬 参照
	メトクロプラミド	（6章 胃・腸の疾患＞胃腸運動調整薬 参照
	クロチアゼパム	（4章 抗不安薬 参照
	ペルフェナジン	トリラホン，ピーゼットシー
皮膚の疾患治療薬		
アトピー性皮膚炎の治療薬		
保湿薬	白色ワセリン	プロペト
	尿素	ケラチナミン，ウレパール，パスタロン，ウリモックス，アセチロール，ベギン，ワイドコール
	ヘパリン	ヘパリンZ*
	ヘパリン類似物質	ヒルドイド
ステロイド系抗炎症薬		（11章 抗炎症薬 参照
免疫抑制薬	タクロリムス	プロトピック*
	シクロスポリン	ネオラール*
抗アレルギー薬		（11章 抗アレルギー薬 参照
抗体	デュピルマブ	デュピクセント
褥瘡治療薬		
	ブロメライン	ブロメライン
	スルファジアン銀	ゲーベン
	白糖・ポビドンヨード配合	ユーパスタ
	アルプロスタジルアルファデクス	プロスタンディン
	トラフェルミン	フィブラスト
	トレチノイントコフェリル	オルセノン
	ブクラデシン	アクトシン
角化症治療薬		
	サリチル酸ワセリン	スピール膏M
	イミキモド	ベセルナ
乾癬治療薬		
活性型ビタミンD製剤	タカルシトール	ボンアルファ，アルファタカシル
	カルシポトリオール	ドボネックス
	マキサカルシトール	オキサロール
免疫抑制薬	シクロスポリン	（6章 胃・腸の疾患＞IBD治療薬 参照
合成レチノイド	エトレチナート	チガソン

一般名		商品名
PDE4阻害薬	アプレミラスト	オデズラ
抗TNFα抗体	インフリキシマブ	(11章 関節リウマチ治療薬 参照
抗IL-12/23抗体	ウステキヌマブ	ステラーラ
抗IL-17A抗体	セクキヌマブ	コセンティクス
	イキセキズマブ	トルツ
抗IL-17受容体A抗体	ブロダルマブ	ルミセフ
脱毛症治療薬		
副腎皮質ステロイド薬		(11章 ステロイド性抗炎症薬 参照
その他	カルプロニウム	フロジン, アロビックス
	フィナステリド	プロペシア
	デュタステリド	ザガーロ*
	ミノキシジル	リアップ, スカルプ, リゲロ, ミノアップ (いずれも一般用医薬品)

13章 感染症治療薬

一般名		商品名
抗菌薬		
β-ラクタム系		
ペニシリン系	ベンジルペニシリン (ペニシリンG)	注射用ペニシリンGカリウム
	ベンジルペニシリンベンザチン	バイシリンG
	アンピシリン	ビクシリン
	アモキシシリン	サワシリン, パセトシン, アモリン, ワイドシリン
	バカンピシリン	ペングッド
	アンピシリン・クロキサシリン配合	ビクシリンS
セフェム系	セファロチン	コアキシン
	セファゾリン	セファメジンα
	セフォチアム	パンスポリン, ハロスポア, セファピコール
	セフメタゾール	セフメタゾン
	セフミノクス	メイセリン
	セフォタキシム	セフォタックス, クラフォラン
	セフメノキシム	ベストロン, ベストコール
	セフタジジム	モダシン, モベンゾシン
	セフピロム	セフピロム硫酸塩
	セフォゾプラン	ファーストシン
	セフェピム	マキシピーム
	セファレキシン	ケフレックス, ラリキシン
	セフロキサジン	オラスポア
	セファクロル	ケフラール, トキケロル
	セフロキシムアキセチル	オラセフ
	セフジニル	セフゾン
	セフジトレンピボキシル	メイアクト
	セフポドキシム プロキセチル	バナン
	セフカペン ピボキシル	フロモックス
カルバペネム系	イミペネム (シラスタチン配合)	チエナム, チエクール, チエペネム
	パニペネム (ベタミプロン配合)	カルベニン
	メロペネム	メロペン
	ビアペネム	オメガシン
	ドリペネム	フィニバックス
	テビペネムピボキシル	オラペネム
ペネム系	ファロペネム	ファロム
モノバクタム系	アズトレオナム	アザクタム
β-ラクタマーゼ配合抗生物質	アンピシリン・スルバクタム配合	ユナシンS, ユナスピン, スルバクシン, スルバシリン, ピスルシン, ピシリバクタ, ユーシオンS
	セフォペラゾン・スルバクタム配合	スルペラゾン, セフロニック, セフォセフ, セフォン, バクフォーゼ, ワイスタール
	ピペラシリン・タゾバクタム配合	ゾシン

一般名		商品名
その他の細胞壁合成阻害薬		
グリコペプチド系	バンコマイシン	塩酸バンコマイシン
	テイコプラニン	タゴシッド
ホスホマイシン		ホスミシン
タンパク質合成阻害薬		
アミノグリコシド系	ストレプトマイシン	硫酸ストレプトマイシン
	カナマイシン	カナマイシン，硫酸カナマイシン
	ゲンタマイシン	ゲンタシン
	アルベカシン	ハベカシン
	フラジオマイシン	ソフラチュール
マクロライド系	エリスロマイシン	エリスロシン
	クラリスロマイシン	クラリス，クラリシッド，マインベース
	アジスロマイシン	ジスロマック
テトラサイクリン系	テトラサイクリン	アクロマイシン
	ドキシサイクリン	ビブラマイシン
	ミノサイクリン	ミノマイシン
リンコマイシン系	リンコマイシン	リンコシン
	クリンダマイシン	ダラシン
ストレプトグラミン系	キヌプリスチン・ダルホプリスチン配合	シナシッド
クロラムフェニコール系	クロラムフェニコール	クロロマイセチン，クロマイ，ハイセチン
オキサゾリジノン系	リネゾリド	ザイボックス
核酸合成抑制薬		
リファマイシン系	リファンピシン	(13章 その他の感染症＞抗結核薬 参照
キノロン系	ピペミド酸	ドルコール
ニューキノロン系	オフロキサシン	タリビッド，オフテクター
	レボフロキサシン	クラビット
	ガレノキサシン	ジェニナック
	シタフロキサシン	グレースビット
サルファ剤	ST合剤（スルファメトキサゾール・トリメトプリム）	バクトラミン，バクタ，ダイフェン
細胞膜機能障害		
ポリペプチド系	ポリミキシンB	硫酸ポリミキシンB
	コリスチン	メタコリマイシン，コリマイシン，オルドレブ
	バシトラシン・フラジオマイシン配合	バラマイシン
サイクリックリポペプチド系	ダプトマイシン	キュビシン
その他の感染症		
抗結核薬		
	イソニアジド	イスコチン，ネオイスコチン，ヒドラ
	ピラジナミド	ピラマイド
	エタンブトール	エサンブトール，エブトール
	パラアミノサリチル酸	ニッパスカルシウム
	デラマニド	デルティバ
	ベダキリン	サチュロ
	リファンピシン	リファジン
	サイクロセリン	サイクロセリン
抗真菌薬		
アゾール系	ミコナゾール	フロリード
	クロトリマゾール	エンペシド，タオン
	フルコナゾール	ジフルカン
	イトラコナゾール	イトリゾール
	ボリコナゾール	ブイフェンド
抗真菌性抗生物質	アムホテリシンB	ファンギゾン，ハリゾン
ポリエンマクロライド系抗生物質	アムホテリジンリポソーム製剤	アムビゾーム
	ピマリシン	ピマリシン
キャンディン系抗生物質	ミカファンギン	ファンガード
	カスポファンギン	カンサイダス
フルオロピリミジン系	フルシトシン	アンコチル
その他	トルナフタート	ハイアラージン

一般名		商品名
	リラナフタート	ゼフナート
	テルビナフィン	ラミシール，テルビー，ネドリール，テビナシール
	ブテナフィン	メンタックス，ボレー
	アモロルフィン	ペキロン

抗ウイルス薬

抗ヘルペスウイルス薬

	アシクロビル	ゾビラックス，ビルレクス，ビクロックス
	バラシクロビル	バルトレックス，バラシクロビル
	ファムシクロビル	ファムビル
	ビダラビン	アラセナ-A，カサール
	アメナメビル	アメナリーフ

抗サイトメガロウイルス薬

	ガンシクロビル	デノシン
	バルガンシクロビル	バリキサ
	ホスカルネット	ホスカビル

抗インフルエンザウイルス薬

	オセルタミビル	タミフル
	ザナミビル	リレンザ
	ラニナミビル	イナビル
	ペラミビル	ラピアクタ
	バロキサビル	ゾフルーザ

抗ヒト免疫不全ウイルス薬

	ドルテグラビル・アバカビル・ラミブジン配合	トリーメク
	エムトリシタビン・テノホビルアラフェナミド配合	デシコビ
	エルビテグラビル・コビシスタット・エムトリシタビン・テノホビルアラフェナミド配合	ゲンボイヤ
	リルピビリン・エムトリシタビン・テノホビルアラフェナミド配合	オデフシイ
	ダルナビル・コビシスタット・エムトリシタビン・テノホビルアラフェナミド配合	シムツーザ
	ビクテグラビル・エムトリシタビン・テノホビルアラフェナミド配合	ビクタルビ
	ラミブジン	エピビル
	リトナビル	ノービア
	ダルナビル	プリジスタ
	アタザナビル	レイアタッツ
	ラルテグラビル	アイセントレス
	ドルテグラビル	テビケイ
	マラビロク	シーエルセントリ

14章 抗癌薬

一般名		商品名

殺細胞性抗癌薬

アルキル化薬

	シクロホスファミド	エンドキサン
	イホスファミド	イホマイド
	ダカルバジン	ダカルバジン
	ニムスチン	ニドラン
	ラニムスチン	サイメリン
	プロカルバジン	塩酸プロカルバジン
	テモゾロミド	テモダール

代謝拮抗薬

葉酸代謝	メトトレキサート	メソトレキセート

一般名		商品名
	ペメトレキセド	アリムタ
	プララトレキサート	ジフォルタ
ピリミジン代謝	フルオロウラシル	5-FU
	テガフール	フトラフール
	テガフール・ウラシル配合	ユーエフティ
	テガフール・ギメラシル・オテラシル配合	ティーエスワン，エスエーワン，エヌケーエスワン，エスワンタイホー，EEエスワン，エスワンケーケー，エスワンエヌビー，エスワンメイジ，テノックス，テメラール
	ドキシフルリジン	フルツロン
	カペシタビン	ゼローダ
	シタラビン	キロサイド
	シタラビンオクホスファート	スタラシド
	ゲムシタビン	ジェムザール，ゲムシタビン
プリン代謝	メルカプトプリン	ロイケリン
	フルダラビン	フルダラ
	ネララビン	アラノンジー
その他	ヒドロキシカルバミド	ハイドレア
	L-アスパラギナーゼ	ロイナーゼ
抗生物質		
アントラサイクリン系	ドキソルビシン	アドリアシン，ドキシル
	ダウノルビシン	ダウノマイシン
その他	マイトマイシン	マイトマイシン
	ブレオマイシン	ブレオ
	ペプロマイシン	ペプレオ
	シロリムス	ラパリムス
	アクチノマイシンD	コスメゲン
微小管阻害薬		
ビンカアルカロイド類	ビンクリスチン	オンコビン
	ビンブラスチン	エクザール
	ビノレルビン	ナベルビン
タキサン類	パクリタキセル	アブラキサン，タキソール
	ドセタキセル	タキソテール，ワンタキソテール
	カバジタキセル	ジェブタナ
その他	エリブリン	ハラヴェン
白金製剤		
	シスプラチン	ランダ，アイエーコール
	カルボプラチン	パラプラチン
	オキサリプラチン	エルプラット
トポイソメラーゼ阻害薬		
I	イリノテカン	トポテシン，カンプト
	ノギテカン	ハイカムチン
II	エトポシド	ベプシド，ラステット
	ソブゾキサン	ペラゾリン
ホルモン療法薬		
抗エストロゲン	タモキシフェン	ノルバデックス
	トレミフェン	フェアストン
	フルベストラント	フェソロデックス
アロマターゼ阻害	アナストロゾール	アリミデックス
	レトロゾール	フェマーラ
抗アンドロゲン	フルタミド	オダイン
	ビカルタミド	カソデックス
	クロルマジノン	プロスタール，プロスタット，ロンステロン
	アビラテロン	ザイティガ
GnRH誘導体	ゴセレリン	ゾラデックス
	リュープロレリン	リュープリン
GnRH受容体遮断薬	デガレリクス	ゴナックス
プロゲステロン誘導体	メドロキシプロゲステロン酢酸エステル	ヒスロンH

A-21

一般名		商品名
分子標的薬		
EGF		
	ゲフィチニブ	イレッサ
	エルロチニブ	タルセバ
	セツキシマブ	アービタックス
	パニツムマブ	ベクティビックス
HER2		
	ラパチニブ	タイケルブ
	トラスツズマブ	ハーセプチン
	ペルツズマブ	パージェタ
	トラスツズマブ　エムタンシン	カドサイラ
BCR-ABL融合タンパク質		
	イマチニブ	グリベック
	ニロチニブ	タシグナ
	ダサチニブ	スプリセル
VEGF		
	ベバシズマブ	アバスチン
	アフリベルセプトベータ	ザルトラップ
VEGF受容体		
	アキシチニブ	インライタ
	ラムシルマブ	サイラムザ
CD20		
	リツキシマブ	リツキサン
	オファツムマブ	アーゼラ
	イブリツモマブ　チウキセタン配合	ゼヴァリンイットリウム（^{90}Y）
CD33		
	ゲムツズマブオゾガマイシン	マイロターグ
CD38		
	ダラツムマブ	ダラザレックス
CD52		
	アレムツズマブ	マブキャンパス
PD-1		
	ニボルマブ	オプジーボ
PD-L1		
	アベルマブ	バベンチオ
プロテアソーム		
	ボルテゾミブ	ベルケイド
	カルフィズゾミブ	カイプロリス
	イキサゾミブ	ニンラーロ
複数のキナーゼ		
	スニチニブ	スーテント
	ソラフェニブ	ネクサバール
	パゾパニブ	ヴォトリエント
	レゴラフェニブ	スチバーガ
その他		
	サリドマイド	サレド
	インターフェロンα	スミフェロン
	インターフェロンβ	フェロン
	ペグインターフェロンα-2b	ペグイントロン
	インターフェロンγ-1a	イムノマックス-γ
	テセロイキン（IL-2）	イムネース

索 引

● 下線は商品名です．書籍内は一般名で統一していますので，→以下の項目を参照してください．また，一般名から商品名を検索するには付録の対応表をご活用ください．

● *は主に付録で言及される用語です．付録から項目の見当をつけ，本書の類似あるいは関連する本文をまず確認してみてください．分類・薬理メカニズムの概要をつかむことで，類書あるいはさらなる専門書の理解もスムーズになります．

INDEX

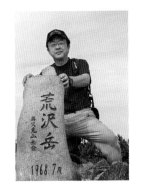

石井 邦雄 (いしい くにお)

1980 年，東京大学大学院薬学系研究科博士課程修了（薬学博士）．慶應義塾大学医学部助手，静岡県立大学薬学部講師・助教授を経て，1997 年より北里大学薬学部教授．2016 年より横浜薬科大学教授，2018 年より同大学学長補佐．1987 ～ 90 年，スタンフォード大学医学部及びノースウエスタン大学医学部で博士研究員として，1997 年にノーベル生理学・医学賞を受賞した F. Murad 博士の下で NO の研究を行う．専門は分子薬理学．最近の研究テーマは眼薬理学で，網膜循環調節機構の解明，網膜循環改善薬の探索，白内障の予防・治療薬の探索，網膜神経障害の予防・治療薬の探索などに興味を持って研究を行っている．趣味は登山と家族や風景の写真撮影．

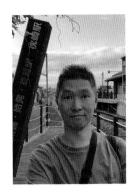

坂本 謙司 (さかもと けんじ)

1999 年，東京大学大学院薬学系研究科生命薬学専攻博士課程修了．博士（薬学）．北里大学薬学部助手，助教，講師，准教授を経て，2019 年 4 月より帝京大学薬学部教授．2006 ～ 08 年に米国 The Jackson Laboratory に訪問研究員として留学．専門は薬理学．近年は緑内障や網膜色素変性症のモデル動物を用い，神経傷害に対する保護薬の探索に興味を持って研究を進めている．鉄道や航空機をはじめとする交通趣味を長年にわたって続けている．

はじめの一歩の薬理学　第2版

2013 年 12 月 15 日　第 1 版第 1 刷発行			
2018 年 2 月 5 日　　　　第 6 刷発行	著　者	石井邦雄, 坂本謙司	
2020 年 1 月 15 日　第 2 版第 1 刷発行	発行人	一戸裕子	
2024 年 2 月 15 日　　　　第 3 刷発行	発行所	株式会社 羊 土 社	

発行所　株式会社 羊 土 社
〒 101-0052
東京都千代田区神田小川町 2-5-1
TEL　　03（5282）1211
FAX　　03（5282）1212
E-mail　eigyo@yodosha.co.jp
URL　　www.yodosha.co.jp/

ⓒ YODOSHA CO., LTD. 2020
Printed in Japan

表紙イラスト　エンド譲
印刷所　　　　株式会社 Sun Fuerza

ISBN978-4-7581-2094-4